Tapetenwechsel für die Seele

Marion Dahlhoff

Tapetenwechsel für die Seele

Ihr Selbstcoaching für
Stress- und Selbstmanagement
bei ADHS im Erwachsenenalter

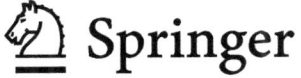

Marion Dahlhoff
Köln, Deutschland

ISBN 978-3-658-43114-3 ISBN 978-3-658-43115-0 (eBook)
https://doi.org/10.1007/978-3-658-43115-0

Die Deutsche Nationalbibliothek verzeichnet diese Publikation in der Deutschen-Nationalbibliografie; detaillierte bibliografische Daten sind im Internet über https://portal.dnb.de abrufbar.

© Der/die Herausgeber bzw. der/die Autor(en), exklusiv lizenziert an Springer Fachmedien Wiesbaden GmbH, ein Teil von Springer Nature 2024

Das Werk einschließlich aller seiner Teile ist urheberrechtlich geschützt. Jede Verwertung, die nicht ausdrücklich vom Urheberrechtsgesetz zugelassen ist, bedarf der vorherigen Zustimmung des Verlags. Das gilt insbesondere für Vervielfältigungen, Bearbeitungen, Übersetzungen, Mikroverfilmungen und die Einspeicherung und Verarbeitung in elektronischen Systemen.
Die Wiedergabe von allgemein beschreibenden Bezeichnungen, Marken, Unternehmensnamen etc. in diesem Werk bedeutet nicht, dass diese frei durch jedermann benutzt werden dürfen. Die Berechtigung zur Benutzung unterliegt, auch ohne gesonderten Hinweis hierzu, den Regeln des Markenrechts. Die Rechte des jeweiligen Zeicheninhabers sind zu beachten.
Der Verlag, die Autoren und die Herausgeber gehen davon aus, dass die Angaben und Informationen in diesem Werk zum Zeitpunkt der Veröffentlichung vollständig und korrekt sind. Weder der Verlag noch die Autoren oder die Herausgeber übernehmen, ausdrücklich oder implizit, Gewähr für den Inhalt des Werkes, etwaige Fehler oder Äußerungen. Der Verlag bleibt im Hinblick auf geografische Zuordnungen und Gebietsbezeichnungen in veröffentlichten Karten und Institutionsadressen neutral.

Einbandabbildung: © Marina Zlochin/stock.adobe.com

Planung/Lektorat: Eva Brechtel-Wahl
Springer ist ein Imprint der eingetragenen Gesellschaft Springer Fachmedien Wiesbaden GmbH und ist ein Teil von Springer Nature.
Die Anschrift der Gesellschaft ist: Abraham-Lincoln-Str. 46, 65189 Wiesbaden, Germany

Das Papier dieses Produkts ist recycelbar.

*„Das Paradies ist dort, hinter dieser
Tür im nächsten Zimmer; aber ich
habe den Schlüssel verloren.
Vielleicht habe ich ihn nur verlegt."*

(Khalil Gibran)

Vorwort

Wie schön, dass Sie dieses Buch für sich entdeckt haben. Ich bedanke mich herzlich bei Ihnen, dass Sie mir Ihr Vertrauen schenken, Sie ein Stück auf Ihrem Weg mit Ihrer Aufmerksamkeitsdefizit-/Hyperaktivitätsstörung (ADHS) begleiten zu dürfen. Ich verwende auf Grund der einfacheren Lesbarkeit bei der Bezeichnung von Personen und personenbezogenen Hauptwörtern die männliche Form, was keine Wertung darstellt. Ich spreche im Sinne der Gleichbehandlung mit dieser verkürzten Sprachform grundsätzlich alle Geschlechter an.

Vielleicht wurde bei Ihnen die Diagnose ADHS im Erwachsenenalter erst kürzlich gestellt oder Sie sind Angehöriger, Freund oder Coach eines Betroffenen. Vielleicht vermuten Sie auch ADHS bei sich selbst, ohne bereits eine Diagnose erhalten zu haben, und möchten sich nun weiter zu ADHS informieren. Denn ADHS wird häufig immer noch ausschließlich mit einer Erkrankung von Kindern und Jugendlichen in Verbindung gebracht. ADHS bleibt allerdings auch bei der Mehrheit der Betroffenen im Erwachsenenalter bestehen. Dies ist vielen noch nicht bekannt. Viele Erwachsene leiden unter ADHS und wissen es gar nicht. Durch dieses Buch möchte ich gerne einen Beitrag dazu leisten, noch mehr Bewusstsein für ADHS im Erwachsenenalter zu schaffen. Denn viele unerkannt Betroffene schöpfen so häufig leider ihr volles Potenzial gar nicht aus. Auf Grund der drei Leitsymptome der Störung, dem *Aufmerksamkeitsdefizit,* der *Impulsivität* und teils auch der *Hyperaktivität,* haben die Betroffenen je nach Schweregrad der Symptomatik auch als Erwachsene weiterhin Schwierigkeiten, ihren privaten und beruflichen Alltag selbst effizient und bedürfnisorientiert zu managen. Auch spontanes Handeln und Entscheiden ohne die Konsequenzen seines Verhaltens vorher zu reflektieren, Ungeduld, und teils auch innere oder äußerliche Rastlosigkeit können privat und beruflich bei ADHS-Betroffenen oft zu Konflikten mit dem Umfeld führen. Vielleicht kommt Ihnen davon einiges auch für sich selbst bekannt vor.

„Bewahre mich vor dem naiven Glauben,
es müsste im Leben alles gelingen.
Schenke mir die nüchterne Erkenntnis,
dass Schwierigkeiten, Niederlagen, Misserfolge,
Rückschläge eine selbstverständliche Zugabe zum Leben sind, durch die wir wachsen und reifen."
(Antoine de Saint-Exupéry)

Wenn Sie dieses Buch in den Händen halten, dann sind Sie mit hoher Wahrscheinlichkeit betroffen von ADHS, haben dies für sich angenommen und akzeptiert, und möchten jetzt die Verantwortung für sich und Ihre zukünftige Lebensgestaltung mit Ihrer ADHS übernehmen. Klasse, dass Sie so proaktiv etwas für sich tun möchten.

Lassen Sie sich nicht von Ihrer ADHS-Symptomatik bremsen. Minimieren Sie jetzt Ihre Symptomatik und aktivieren Sie Ihre ADHS-Superpower. Denn ADHS-Betroffene haben ganz besondere Stärken und Talente. Sie bekommen diese besonderen PS die sie haben jedoch häufig leider nicht auf die Straße. Die Gründe sind zumeist ein mangelndes Stress- und Selbstmanagement, weswegen sie sich oft rastlos und am Rande von ausgebrannt fühlen. Oder aber sie bekommen in Bereichen, die sie nicht interessieren, nicht einmal Ihren Motor an. Dieses Buch kann Sie dabei begleiten, Ihre PS jetzt strukturiert auf die Straße zu bringen. Es unterstützt Sie zudem auch, Ihre *Resilienz*, Ihre seelische Widerstandskraft für Ihr Leben mit Ihrer ADHS, so präventiv zu stärken.

Im übertragenen Sinne haben resiliente Menschen ein gutes Immunsystem für ihre Seele. Sie haben die Fähigkeit, Krisen durch eigene persönliche oder sozial vermittelte Ressourcen zu bewältigen und sehen diese als Anlass für ihre eigene Entwicklung (ADHSpedia® Enzyklopädie, o. J.a. b.). Es gibt dazu zwar eine genetische Veranlagung, jedoch entwickelt sich Resilienz auch im Laufe des Lebens und wir können diese daher auch bewusst trainieren. Folgendes können Sie dazu von diesem Buch für sich erwarten:

Ihr Selbstcoaching unterstützt Sie dabei, eine positive Zukunftsorientierung im Umgang mit Ihrer ADHS zu entwickeln. Sie finden heraus, was Ihre *wichtigsten Bedürfnisse im Leben* sind, die Sie vielleicht aktuell noch viel zu wenig oder gar nicht nähren. Sie werden lernen, sich mit Ihrer ADHS lösungsorientierte, *realistische Ziele* für Ihre einzelnen Lebensbereiche zu setzen, die auf Ihre wichtigsten Bedürfnisse einzahlen. Ihr Selbstcoaching unterstützt Sie dabei, sich dazu *realistische Zwischenziele* zu setzen und ein effizientes, nachhaltiges *Selbstmanagement* für sich zu entwickeln, um motiviert dran zu bleiben, Ihre Ziele so auch zu erreichen. Sie lernen dazu zunächst im ersten Teil des Buches Ihre ADHS-Symptomatik noch besser kennen. Dazu gehören auch aktuellste, wissenschaftlich fundierte Möglichkeiten, Ihre Symptomatik selbst individuell zu lindern. Dies kann gelingen, indem Sie diese *ADHS-Life-Hacks* regelmäßig durch Ihr individuelles Selbstmanagement fest in Ihren Alltag integrieren.

Sie bekommen Impulse, dies auch gerade dann optimistisch und konsequent in Ihrem Alltag umzusetzen, wenn im auf und ab des Lebens Phasen kommen sollten, die die Wellen einmal sehr wild um Sie herum werden lassen. Sie kreieren sich dazu im Rahmen Ihres Selbstcoachings Ihren ganz persönlichen *Lebenskompass mit ADHS*. Dieser unterstützt Sie dabei, sich selbstwirksam durch Ihren Alltag und auch durch diese wilderen Lebensphasen zu führen, bis sich das Meer des Lebens um Sie herum wieder glatt und ruhig anfühlt. Sie finden basierend auf Ihrem Lebenskompass auch Ihre wichtigsten *Leuchttürme*, Ihre Wohlfühl-Pfeiler im Leben, die Sie in stürmischen Zeiten für sich aktivieren können und Sie so leiten. So gestalten Sie für sich ein *bedürfnisorientiertes Leben*. Wie ein Pinguin, der im Wasser schneller ist als an Land, reduzieren Sie so auch Ihre Symptomatik. Dazu kann es Ihnen neben Ihrem Selbstcoaching helfen, *enge Bindungen* in Ihrem Leben zu etablieren mit Menschen, die zu Ihnen passen. Denn auch ein solches soziales Netzwerk stärkt und nährt Ihre Resilienz. Gerade in stürmischen Zeiten, die einfach immer einmal wieder zum Leben dazu gehören, kann es hilfreich sein, Menschen an Ihrer Seite zu haben, die Sie unterstützen und Ihnen gut tun. Sie können Sie liebevoll daran erinnern, Mensch, da war doch was: den eigenen Lebenskompass mit ADHS mit seinen Leuchttürmen, den wichtigsten Wohlfühl-Pfeilern, zu aktivieren, um sich selbst gut durch und aus diesen Phasen herauszubringen. Sie können sich durch eine solche proaktive Lebensgestaltung, die Ihre individuellen wichtigsten Bedürfnisse nährt und stärkt, so möglichst viele Glücksmomente im Leben schaffen, die Ihr inneres Licht immer wieder zum Leuchten und Sie zum Strahlen bringen.

Dauerhaft nur glücklich und zufrieden zu sein, ist natürlich wenig realistisch in unserer Welt. Sie ist ständig im Wandel. Unsere Kommunikationswelt wird immer digitalisierter, globaler und schneller. Wir erleben mehr Zeitdruck, und vor allem auch durch die steigende Nutzung von sozialen Medien und Smartphones leben wir immer reizüberfluteter, was noch eine zunehmende Herausforderung für ADHS-Betroffene darstellt. Doch auch bei gesunden Menschen wird deswegen ein effizientes *privates und berufliches Selbst- und Stressmanagement,* das unser Bedürfnis nach Struktur und Sicherheit nährt, immer wichtiger. ADHS wird vor diesem Hintergrund vermutlich eine Störung sein, die bezüglich der Ausprägung ihrer Symptomatik bei Betroffenen zukünftig an Intensität eher zu- als abnehmen wird (Hinkelmann, 2016a, 2016c). Unerwartete globale Ereignisse wie die Covid-19-Pandemie werden uns zukünftig wahrscheinlich ebenso erneut vor weitere Herausforderungen stellen, mit denen unsere Gesellschaft flexibel umzugehen lernen darf. Covid-19 beeinflusste unser Berufsleben zum Beispiel durch ein Ausmaß an digitalem Arbeiten über Wochen und Monate im Home Office, das der überwiegende Teil unserer Gesellschaft in der Form noch nie erlebt hatte. Bekannte etablierte Strukturen bröckelten und Grenzen von Arbeit und Privatleben verschwammen zunehmend. Man wurde im Kreise der Familie vielleicht mit einer Reizüberflutung im eigenen Haushalt in Zeiten der Lockdowns durch Homeschooling oder fehlende Kinderbetreuung konfrontiert. Dies stellte besonders für ADHS-Betroffene eine noch größere Herausforderung dar. Oder aber man fühlte sich als allein lebender Mensch sozial isoliert, oder Kurzarbeit oder ein Jobverlust stellte eine zusätzliche Belastung für viele Menschen dar. Sich in Zeiten einer solchen Krise auf ein für sich etabliertes, klar strukturiertes, bedürfnisorientiertes Selbst- und Stressmanagement für seine individuelle Lebensgestaltung verlassen zu können, wird nicht nur für ADHS-Betroffene immer wichtiger werden (Bartholomäus & Schilbach, 2020). Dies für sich zu gestalten und zu verinnerlichen, dabei kann und möchte Sie dieses Buch unterstützen.

Sie können das Buch erst einmal in einem Zuge durchlesen, um sich einen Überblick zu verschaffen wie viel Zeit Sie ungefähr für die Bearbeitung der Übungen in Ihrem Selbstcoaching-Prozess benötigen werden. Dieser besteht aus verschiedenen Übungen, welche überwiegend den zweiten Teil des Buches ausmachen. **Dieses Buch ist somit überwiegend als Arbeitsbuch zu sehen.** Oder Sie starten direkt und bearbeiten die Übungen gleich Schritt für Schritt. Ich lade Sie ein, sich dafür vielleicht drei bis vier Wochenenden nur für sich zu blocken, um ganz in Ruhe in Ihren Selbstcoaching-Prozess eintauchen zu können und sich voll darauf einzulassen. Auch einzelne Tage über mehrere Wochen verteilt bieten sich alternativ an. Horchen Sie einmal in sich hinein, was sich stimmig für Sie anfühlt. Wenn Sie aktuell zudem ohnehin das Bedürfnis haben sollten, einfach einmal eine Auszeit für sich zu nehmen, in der Sie den Alltagsstress loslassen können, bietet es sich auch an, sich einfach einen Urlaub an einem Wohlfühlort Ihrer Wahl zu gönnen. Dort könnten Sie sich dann ganz in Ruhe Ihrer zielgerichteten Selbstreflexion mit diesem Buch widmen. Wie auch immer Sie sich entscheiden, ich wünsche Ihnen viel Freude, inspirierende Erkenntnisse und Impulse mit diesem Buch und Ihrem Selbstcoaching-Prozess. Idealerweise besorgen Sie sich bereits jetzt folgende

Utensilien, damit Sie diese im weiteren Selbstcoaching-Prozess direkt zur Hand haben, wenn Sie sie benötigen:

- ein Notizbuch
- 3× Tonpapier A3 oder 3× Flipchart-Blätter
- Haftnotizzettel in verschiedenen Farben und Größen
- Stifte in verschiedenen Farben und Stärken
- Wenn Sie lieber digital arbeiten, können Sie sich gerne alternativ das auf meiner Website www.tapetenwechsel.me nach Ihrer Anmeldung verlinkte online Miro Whiteboard duplizieren und für Ihren Selbstcoaching-Prozess nutzen.

Bevor Sie starten, wäre es jedoch wichtig und empfehlenswert, zunächst abklären zu lassen, ob auf Grund der Schwere Ihrer Symptomatik oder aktuellen psychischen Begleiterkrankungen wie einer Depression oder Ängsten, zunächst eine Psychotherapie für Sie ratsam wäre. Sollte dem so sein, sollte Coaching bei ADHS, und so auch ein Selbstcoaching wie durch dieses Buch, erst daran anschließend als Teil Ihrer individuellen multimodalen Therapie eingesetzt werden (Ryffel-Rawak, 2003).

Mit diesem Buch möchte ich gerne einen Beitrag dazu leisten, ADHS-Betroffene mit leichter bis mittelschwerer Symptomatik bezüglich ihres Selbstcoachings zu unterstützen. Auch kann dieses Buch für Coaches von ADHS-Betroffenen mit leichter bis mittelschwerer Symptomatik von Nutzen sein. Denn es vergeht häufig leider heute immer noch sehr viel Zeit, bis man einen kompetenten Coach für sich gefunden hat, mit dem man sich in der Zusammenarbeit wohl fühlt, und der sich auch noch sehr gut mit ADHS und dessen Besonderheiten im Coaching-Kontext auskennt. Darüber hinaus wird Coaching bei ADHS leider bis heute nicht von der Krankenkasse übernommen, und nicht jeder kann sich dies daher leisten. Nach meiner eigenen Diagnose mit Mitte dreißig hätte ich mir ein solches kompaktes Selbstcoaching-Buch gewünscht. Ich hatte damals das Bedürfnis, meine Symptomatik und den optimalen Umgang mit dieser in kürzester Zeit selbst gut zu verstehen. Ich wollte so mein privates und berufliches Leben noch erfüllender für mich selbst managen, und meine ADHS-Symptomatik auf diese Weise so gering wie möglich halten. Auf diesem Weg haben mich damals verschiedene Fachleute, inspirierende Menschen und Bücher begleitet, wofür ich heute sehr dankbar bin.

Nun biete ich Ihnen an, mit meinen Erfahrungen als selbst erst im Erwachsenenalter diagnostizierte Betroffene und ausgebildeter systemischer Coach, Sie jetzt mit diesem Buch ein Stück Ihres Weges zu begleiten, Ihre PS auf die Straße zu bringen. Es ist mir an dieser Stelle wichtig zu betonen, dass dieses Buch Ihnen ausschließlich den Prozess, also die klare Struktur für Ihr Selbstcoaching geben soll. Der inhaltliche Experte für sich selbst, die Lösungen und das Ergebnis sind *Sie* ganz allein. Ich hoffe natürlich, dass dieses Buch und das, was Sie für sich in Ihrem Selbstcoaching-Prozess für sich erarbeiten, Sie nachhaltig persönlich für Ihr Leben mit Ihrer ADHS weiterbringt. Jedoch gibt es dafür keine Garantie. Möglicherweise nehmen Sie auch nur einige wichtige Impulse für sich mit, die Sie voranbringen, und durchlaufen gar nicht den ganzen Selbstcoaching-Prozess. Vielleicht werden Sie mit diesem Buch auch einfach überhaupt gar nichts anfangen können. Was ich Ihnen jedoch garantiere, ist, dass ich beim Schreiben dieses Buches und beim Entwickeln des Selbstcoaching-Prozesses mein Bestes gegeben habe. Denn es ist mir eine absolute Herzensangelegenheit, anderen erwachsenen Betroffenen Impulse für Ihren Weg zu mehr Lebensqualität mit ADHS zu geben und auch mehr Bewusstsein und Verständnis für ADHS im Erwachsenenalter in der Gesellschaft zu schaffen. Ich gehe davon aus, wenn Sie sich durch dieses Buch stimmig abgeholt fühlen, dass auch Sie beim Durcharbeiten Ihr Bestes geben werden. Lassen Sie sich einfach von Ihrem ganz persönlichen Ergebnis überraschen. Ich bedanke mich in jedem Falle schon jetzt herzlich für Ihr Vertrauen.

Und denken Sie bitte immer daran: ADHS ist einfach eine besondere Art „zu sein", die auch *viele Talente und Stärken* mit sich bringt, die uns Betroffene einfach so ganz besonders macht. Dr. Eckhart von Hirschhausen, der übrigens selbst von ADHS in einer milden Form betroffen ist (ADHSpedia® Enzyklopädie, o. J. a.), beschreibt das klasse (2011, S. 355–358):

„Wir alle haben unsere Stärken, haben unsere Schwächen. Viele strengen sich ewig an, Macken auszubügeln. Verbessert man seine Schwächen, wird man maximal mittelmäßig. Stärkt man seine Stärken, wird man einzigartig. Und wer nicht so ist, wie die anderen sei getrost: Andere gibt es schon genug! Immer wieder werde ich gefragt, warum ich das Krankenhaus gegen die Bühne getauscht habe. Meine Stärke und meine Macke ist die Kreativität. Das heißt, nicht alles nach Plan zu machen, zu improvisieren, Dinge immer wieder unerwartet neu zusammen zu fügen. Das ist im Krankenhaus ungünstig. Und ich liebe es, frei zu formulieren, zu dichten, mit Sprache zu spielen. Das ist bei Arztbriefen und Rezepten auch ungünstig. Auf der Bühne nutze ich viel mehr von dem was ich bin, weiß, kann und zu geben habe. Ich habe mehr Spaß, und andere haben mit mir mehr Spaß. Live bin ich in meinem Element, in Flow!

Menschen ändern sich nur selten komplett und grundsätzlich. Wenn du als Pinguin geboren wurdest, machen auch sieben Jahre Psychotherapie aus dir keine Giraffe. Also nicht lange hadern: Bleib als Pinguin nicht in der Steppe. Mach kleine Schritte und finde dein Wasser. Und dann: Spring! Und Schwimm! Und du wirst wissen, wie es ist, in Deinem Element zu sein."

In diesem Sinne jetzt viel Spaß mit diesem Buch bei Ihrem *Tapetenwechsel für die Seele*. Es lädt Sie jetzt ein *Ihr* Wasser zu finden: Ihr Paradies Ihrer ADHS Superpower, hinter der nächsten Tür im nächsten Zimmer, für das Sie den Schlüssel mit hoher Wahrscheinlichkeit gar nicht verloren haben, sondern vielleicht einfach nur.... *verlegt*!

Herzlichst
Marion Dahlhoff

Literatur

ADHSpedia® Enzyklopädie. (o. J.a.). Bekannte Persönlichkeiten mit ADHS. https://www.adhspedia.de/wiki/Bekannte_Persönlichkeiten_mit_ADHS. Zugegriffen: 13. Juni 2023.

ADHSpedia® Enzyklopädie. (o. J.b). Resilienz. https://www.adhspedia.de/wiki/Resilienz. Zugegriffen: 24. Okt. 2021.

Bartholomäus, M., & Schilbach, Prof. Dr. med. L. (2020). Psychisch gesund bleiben während Social Distancing, Quarantäne und Ausgangsbeschränkungen auf Grund des Corona-Virus. https://www.psych.mpg.de/2628420/psychisch_gesund_bleiben_w_hrend_social_distancing.pdf?fbclid=IwAR2aPAEP4AzU8U1leQA9IIHfoFmnD5V7D6xiqD_DvCVzcBhABnSNUYbBQVo. Zugegriffen: 24. Okt. 2021.

Gibran, K. (1976). *Sand und Schaum* (S. 13). Walter-Verlag.

Hinkelmann, R. (2016a). Coach statt Couch? Ein Konzept für die Beratung von Klienten mit ADHS-Symptomen. Coaching-Magazin. Ausgabe 2. https://www.coaching-magazin.de/hr/coaching-adhs. Zugegriffen: 2. Okt. 2020.

Hinkelmann, R. (2016c). *ADHS bei Erwachsenen. Coaching als innovativer Beratungsansatz für Ärzte und Therapeuten.* Elsevier.

Ryffel-Rawak, Dr. med. D. (2003). Coaching bei ADHS. http://ads-mainz.de/wp-content/uploads/2016/09/ADHS-Coaching.pdf. Zugegriffen: 4. Okt. 2020.

von Hirschhausen, Dr. E. (2011). *Glück kommt selten allein.* Die Pinguin Geschichte, (S. 355–358). Rowohlt Verlag GmbH.

Inhaltsverzeichnis

1	**Informationen zu ADHS im Erwachsenenalter**		1
1.1	Definition von ADHS im Erwachsenenalter		2
	1.1.1	Leitsymptome Aufmerksamkeitsdefizit, Impulsivität und Hyperaktivität	2
	1.1.2	Hypoaktive Symptomatik	9
	1.1.3	Weitere Symptome und Begleiterkrankungen	11
	1.1.4	Folgen einer unerkannten ADHS-Symptomatik im Laufe des Lebens	14
	1.1.5	ADHS/ADS bei Frauen	17
	1.1.6	Ursachen von ADHS	18
	1.1.7	Stärken von ADHS-Betroffenen	20
	1.1.8	ADHS im gesellschaftlichen Wandel	22

- 1.2 Behandlungsmöglichkeiten bei ADHS im Erwachsenenalter — 24
- 1.3 Inklusion von ADHS-Betroffenen im Berufsleben — 30
- 1.4 Die Bedeutung von Coaching bei ADHS im Erwachsenenalter — 35
- 1.5 Life Hacks für mehr Lebensqualität mit ADHS im Erwachsenenalter — 41
  - 1.5.1 Innere Haltung und Selbstvertrauen — 43
  - 1.5.2 Positives Selbstbild und Selbstwert — 47
  - 1.5.3 Stressmanagement zur Linderung der Symptomatik — 53
  - 1.5.4 Reizarme ruhige Umgebung — 55
  - 1.5.5 Selbstorganisation und Zeitmanagement — 58
    - 1.5.5.1 Gedächtnisleistung einfach auslagern — 58
    - 1.5.5.2 Proaktiv To-dos priorisieren mit der ABC-To-do-Liste — 59
    - 1.5.5.3 Wochen- und Jahresplan zur proaktiven Umsetzung der ABC-To-dos — 69
    - 1.5.5.4 Checklisten effizient nutzen — 77
    - 1.5.5.5 Zwischenziele für Projekte und komplexere Aufgaben — 78
    - 1.5.5.6 Aufmerksamkeit bewusst fokussieren — 79

	1.5.5.7	Das 80/20-Pareto-Prinzip statt Überkompensation	82
	1.5.5.8	Achtsames Multitasking trainieren	84
	1.5.5.9	Bewusst geplante Pausen zur Regeneration	85
	1.5.5.10	Eine vertrauensvolle Feedback-Kultur etablieren	87
	1.5.5.11	Einarbeitung in einen neuen Job oder Aufgabenbereich	88
	1.5.5.12	Stärkenorientierte Berufswahl- und Lebensplanung	91
	1.5.5.13	Impulskontrolle und Stimmungen ausbalancieren	94
	1.5.5.14	Kommunikation in Stresssituationen	101
	1.5.5.15	Kritik- und Konfliktfähigkeit	102
	1.5.5.16	Ordnungs- und Aufräumtipps	106
	1.5.5.17	Partnerschaft und Familie	108
	1.5.5.18	Geld- und Finanzmanagement	110
1.5.6	Priorisierung Ihrer für Sie persönlich stimmigen ADHS-Life-Hacks		113
Literatur			117

2 Ihr Selbstcoaching-Prozess bei ADHS im Erwachsenenalter — 129

- 2.1 Resilienz – Ihr Schlüssel zum Paradies hinter der Tür im nächsten Zimmer — 130
- 2.2 So stärken Sie Ihre Resilienz mit ADHS mit Ihrem Selbstcoaching-Prozess — 134
- 2.3 Erfolgreiches Stressmanagement durch regelmäßiges Achtsamkeitstraining und Sport — 136
  - 2.3.1 Achtsamkeit — 139
  - 2.3.2 Bewegungsmeditationen — 144
  - 2.3.3 Tai Chi und Qi Gong — 146
  - 2.3.4 Yoga — 147
  - 2.3.5 Progressive Muskelentspannung (PMR) — 151
  - 2.3.6 Autogenes Training — 152
  - 2.3.7 Butterfly Hug — 154
  - 2.3.8 Maltherapie — 156
  - 2.3.9 Musiktherapie — 156
  - 2.3.10 Wingwave® Selbstcoaching mit Musik — 157
  - 2.3.11 Gesunder Schlaf — 159
  - 2.3.12 Sport — 160
  - 2.3.13 Identifikation Ihrer für Sie persönlich stimmigen Entspannungstechniken und Sportaktivitäten — 163
- 2.4 Standortbestimmung Ihres aktuellen Lebens mit ADHS — 164
  - 2.4.1 Die Bedeutung Ihrer Bedürfnisse und Rollen in Ihrem Leben — 165
  - 2.4.2 Aktivieren Sie jetzt den Zugang zu Ihren Bedürfnissen — 181

		2.4.3	Selbstwirksamkeit als Schlüssel für Ihre ADHS-Superpower	186
		2.4.4	Zünden Sie jetzt Ihre ADHS-Superpower	191
	2.5	\multicolumn{2}{l	}{Neuausrichtung mit Ihrem bedürfnisorientierten Lebenskompass mit ADHS}	208

2.5 Neuausrichtung mit Ihrem bedürfnisorientierten Lebenskompass mit ADHS — 208

- 2.5.1 Platzierung Ihrer wichtigsten Bedürfnisse im Zentrum Ihres Lebenskompass — 209
- 2.5.2 Die bewusste Wahl kongruenter Rollen für Ihre neue Lebensgestaltung — 212
- 2.5.3 Abschied nehmen von Einflussfaktoren, die Sie bisher ausgebremst haben — 218
- 2.5.4 Die Gestaltung Ihres bedürfnisorientierten Lebenskompass mit ADHS — 220

2.6 Selbstmanagement mit Ihrer ADHS – so bleiben Sie auf Kurs — 239

- 2.6.1 Realistische Zwischenziele definieren und priorisieren — 239
- 2.6.2 Dranbleiben mit Ihrem wöchentlichen Lebenskompass-Check — 242
- 2.6.3 Identifizieren Sie Ihre Leuchttürme, die Sie auch in stürmischen Zeiten leiten — 245
- 2.6.4 Ihre Jahresplanung als hilfreicher Überblick — 248
- 2.6.5 Gestaltung Ihres Lebenskompass mit ADHS als kreative Visionstapete — 249

Literatur — 256

Nachwort — 265

Über die Autorin

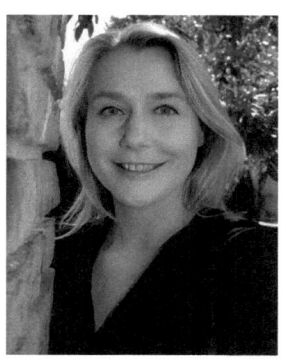

Marion Dahlhoff ist selbst betroffen von ADHS mit einer milden Symptomatik. Sie hat einen Master in International Business Management und zuvor vier Semester Psychologie studiert. Persönlichkeitsentwicklung ist seither parallel zu Ihrem Weg in der Wirtschaft immer ihre Leidenschaft geblieben. Sie ist Systemischer Coach, NLP Coach, Psychologische Beraterin, Wingwave® Coach und

Outdoor-, Achtsamkeits- und Yoga-Loverin. Sie greift zudem auf einen Erfahrungsschatz von über 17 Jahren in Managementpositionen in Marketing und Vertrieb führender Unternehmen der Konsumgüterbranche mit dem Schwerpunkt auf Food zurück. Ihr Leben lang hatte Sie häufig das Gefühl, dass Sie etwas „anders" tickt als andere, was jedoch jahrelang für sie nicht wirklich greifbar war. Ihre Diagnose ADHS im Alter von 36 Jahren setzte die Puzzleteile dann zusammen. All die Strategien, die sie sich bis dahin bereits intuitiv für sich verinnerlicht hatte, um ihr Leben für sich bestmöglich zu gestalten, erklärten sich plötzlich, und konnten so von ihr jetzt noch weiter optimiert werden. Ihr persönlicher Life Hack für eine super Lebensqualität mit ADHS ist neben viel Humor und der Fähigkeit, auch einmal über sich selbst lachen zu können, ein nachhaltiges effizientes Selbst- und Stressmanagement im Berufs- und Privatleben. Auf Grund ihres eigenen (Um-)Weges ist es ihr heute eine absolute Herzensangelegenheit, mit ihrer ADHS offen umzugehen und so mehr Bewusstsein für ADHS im Erwachsenenalter zu schaffen. Es liegt ihr am Herzen, die Bereitschaft für Inklusion von Betroffenen im Arbeitsleben zu fördern, und Betroffene mit leichter bis mittelschwerer Symptomatik mit diesem Selbstcoaching-Buch auf Ihrem Weg zu einem effizienten Selbst- und Stressmanagement motivierend zu unterstützen.

Abbildungsverzeichnis

Abb. 1.1	Fiktive Beispielabbildung für ein Haltungsziel. (Eigene Darstellung 2023)	46
Abb. 1.2	Fiktive Beispielabbildung für einen biografischen Lebensverlauf. (Eigene Darstellung 2023)	51
Abb. 1.3	Fiktive Beispielabbildung für eine Priorisierung. (Eigene Darstellung 2023)	114
Abb. 2.1	Fiktive Beispielabbildung für ein Lebensrad. (Eigene Darstellung 2023)	200
Abb. 2.2	Fiktive Beispielabbildung für ein Lebensrad. (Eigene Darstellung 2023)	203
Abb. 2.3	Fiktive Beispielabbildung für einen Lebenskompass mit ADHS. (Eigene Darstellung 2023)	215
Abb. 2.4	Fiktive Beispielabbildung für einen Lebenskompass mit ADHS. (Eigene Darstellung 2023)	238

Abb. 2.5	Fiktive Beispielabbildung für einen Lebenskompass mit ADHS. (Eigene Darstellung 2023)	246
Abb. 2.6	Fiktive Beispielabbildung für eine Visionstapete. (Eigene Darstellung 2023)	251

Übungsverzeichnis

Übung 1	– Eigene individuelle ADHS-Symptome und -Stärken identifizieren	2
Übung 2	– Identifikation stimmiger ADHS-Life-Hacks für Ihre Symptomatik	41
Übung 3	– ZRM® Online Tool	45
Übung 4	– Weltschmerz-Phase	49
Übung 5	– Biografischer Lebensverlauf	51
Übung 6	– Life Hack To-do-Liste in OneNote mit ABC-Prioritäten	68
Übung 7	– Life Hack Wochen- und Jahresplan	69
Übung 8	– Life Hack täglicher ABC-To-do-Check	73
Übung 9	– Life Hack Wochenrückblick	76
Übung 10	– Life Hack Checklisten	78
Übung 11	– Life Hack Vier-Felder-Strategie	81
Übung 12	– Life Hack Ampel-Methode mit Mind-Body-Check und Wohlfühlliste	96
Übung 13	– Life Hack ALI-Prinzip	98
Übung 14	– Life Hack VW-Regel	101
Übung 15	– Life Hack Priorisierung	114

Übung 16 – Stellen Sie sich bitte die folgenden Fragen zum Abschluss dieses Stressmanagement-Abschnittes	163
Übung 17 – Erwartungshaltung an Ihr Selbstcoaching in diesem Buch	178
Übung 18 – Ihr erfolgreiches Selbst- und Stressmanagement in Ihrem Leben mit ADHS	179
Übung 19 – Was muss passieren, damit es noch schlimmer wird? Was ist Ihr Horror-Szenario?	180
Übung 20 – Fiktive neue Welt	182
Übung 21 – 90. Geburtstag	190
Übung 22 – Eine Woche freie Zeit	192
Übung 23 – Innere Anteile	194
Übung 24 – Trojanische Pferde	195
Übung 25 – Was wollten Sie gerne als Kind werden?	196
Übung 26 – Fragen über Fragen an Ihre besten Freunde – was macht Ihre Persönlichkeit aus?	196
Übung 27 – Wie sieht in 10 Jahren Ihre ideale Zukunft aus – Visionsreise	198
Übung 28 – Standortbestimmung Ihres aktuellen Lebens mit ADHS	200
Übung 29 – Aufstellungsübung	206
Übung 30 – Die Eiszeit tritt ein	209
Übung 31 – Ihre Top-6-Bedürfnisse	211
Übung 32 – Rollenklärung	214
Übung 33 – Innere Antreiber	216
Übung 34 – Positive Absicht	218
Übung 35 – Lebe wohl Ritual	219
Übung 36 – Ihr neuer Lebenskompass mit ADHS	220
Übung 37 – Disney-Strategie	223
Übung 38 – Far far away	225
Übung 39 – Stärken stärken	226
Übung 40 – Das Wunder	229

Übung 41 – Finalisierung Ihres Lebenskompass mit ADHS	230
Übung 42 – Zwischenziele	240
Übung 43 – wöchentlicher Lebenskompass-Check	243
Übung 44 – Identifikation Ihrer Leuchttürme durch Wohlfühlpfeiler in Ihrem Leben	245
Übung 45 – Ihre Jahresplanung	248
Übung 46 – Ihre Visionstapete	249
Übung 47 – Ihr Selbstcoaching 2.0	250
Übung 48 – Dranbleiben	252
Übung 49 – Zufriedenheit mit Ihrem Selbstcoaching	253

1

Informationen zu ADHS im Erwachsenenalter

Der erste Teil dieses Buches dreht sich zunächst einmal darum was ADHS und ADHS im Erwachsenenalter überhaupt ist. Es wird erklärt, wie es definiert wird und wie ADHS im Erwachsenenalter nach dem neusten Stand durch einen multimodalen Therapieansatz idealerweise behandelt wird. Abschließend wird im Detail auf die Möglichkeiten von Coaching bei ADHS im Erwachsenenalter eingegangen, und es werden die effektivsten *Life Hacks* bei ADHS im Erwachsenenalter erläutert. Letztere sind die aktuellsten wissenschaftlich fundierten Möglichkeiten, die Experten als Psychoedukation für ein gutes Selbst- und Stressmanagement bei ADHS empfehlen. Mit diesen können Sie Ihre Symptomatik selbst individuell lindern, indem Sie die für *Sie* stimmigen Life Hacks regelmäßig durch Ihr Selbst- und Stressmanagement fest in Ihren Alltag integrieren. Sie lernen also jetzt zunächst Ihre ADHS-Symptomatik und Ihre Stärken noch besser kennen. Im Anschluss daran identifizieren Sie dann konkret die ADHS-Life-Hacks für sich, die für die Linderung *Ihrer* individuellen Symptomatik hilfreich sein können.

> **Übung 1 – Eigene individuelle ADHS-Symptome und -Stärken identifizieren**
> *Bitte nehmen Sie bevor Sie weiter lesen bereits jetzt ein leeres Notizbuch zur Hand, das Sie für Ihren Selbstcoaching-Prozess in diesem Buch nutzen möchten. Notieren Sie sich dort bitte beim Weiterlesen zunächst die ADHS-Symptome, in denen Sie sich wiederfinden und ebenfalls bitte auch alle Stärken bei ADHS, die auf Sie zutreffen. Viel Freude dabei!*

1.1 Definition von ADHS im Erwachsenenalter

Betroffene sind nicht grundsätzlich „krank". ADHS kann vielmehr als *Verhaltensvariante mit leichten, mittelschweren und schweren Ausprägungsgraden* betrachtet werden (ADHSpedia® Enzyklopädie, o. J.a. c.). Viele Menschen in unserer Gesellschaft haben diese sogar inne, ohne dadurch einen Leidensdruck oder Probleme in ihrem Leben zu erfahren (Neuy-Bartmann, 2019).

1.1.1 Leitsymptome Aufmerksamkeitsdefizit, Impulsivität und Hyperaktivität

Die *Aufmerksamkeitsdefizit-/Hyperaktivitätsstörung,* kurz *ADHS,* definiert sich durch die drei Leitsymptome

- *Aufmerksamkeitsdefizit,*
- *Impulsivität und*
- *Hyperaktivität (in bestimmten Fällen)*

ADHS wurde noch bis in die 1980er Jahre als eine reine Störung des Kindes- und Jugendalters angesehen (Hinkelmann, 2016c.). Bei vor allem weiblichen Betroffenen ist häufig auch eine *Hypoaktivität* zu beobachten, die sich durch Verträumtheit und Langsamkeit statt einer Hyperaktivität äußert. Mittlerweile belegen Studienergebnisse, dass bei 50–80 % der betroffenen Kinder und Jugendlichen die Symptome im Erwachsenenalter andauern. Die Aufmerksamkeitsdefizit-/Hyperaktivitätsstörung (ADHS) beziehungsweise die Aufmerksamkeitsdefizitstörung ohne Hyperaktivität (ADS) ist mit einem Auftreten von 5 % im Kindesalter und von 2,8 % im Erwachsenenalter eine häufige Erkrankung (Philipsen & Döpfner, 2020). Gegenüber häufig (fehl-)diagnostizierter ADHS im Kindes- und Jugendalter wird ADHS im Erwachsenenalter häufig *zu wenig diagnostiziert* (Calia, 2008). ADHS im Erwachsenenalter ist in der Gesellschaft bis heute leider noch viel zu wenig bekannt. Viele Betroffene leiden zwar unter der Symptomatik, wissen jedoch gar nicht um ihre ADHS. Selbst in medizinischen Fachkreisen besteht häufig noch wenig Bewusstsein bezüglich dieses vielschichtigen Störungsbildes, seiner Behandlungsbedürftigkeit und seiner Konsequenzen für die Betroffenen und ihr Umfeld (ADHS Deutschland e. V., o. J.a.).

Das Auftreten der Symptome bedeutet allerdings noch kein ADHS, da sie in gleicher Kombination auch bei weiteren Störungsbildern vorkommen können (ADHSpedia® Enzyklopädie, o. J.a. c.). Daher sollte ADHS stets eine *umfangreiche Ausschlussdiagnose* darstellen, das heißt alle alternativ möglichen somatischen oder psychiatrischen Differenzialdiagnosen und psychodynamischen Ansätze zur Erklärung der Symptomatik sollten ausgeschlossen werden (Calia, 2008). Eine ADHS-Diagnose umfasst neben einer ausführlichen Anamnese auch spezielle ADHS-Fragebögen, körperliche Untersuchungen zum Ausschluss anderer Grunderkrankungen (zum Beispiel die Untersuchung der Schilddrüse, Erhebung der Blutwerte, EKG) und Gespräche mit Bezugspersonen aus der Kindheit. Vielmals erinnert der Betroffene die Symptome nicht mehr, die sich dort zeigten. Auch Grundschulzeugnisse können eine Hilfe sein bei der Diagnostik. In speziellen Tests wird auch die kognitive Leistungsfähigkeit und Aufmerksamkeitsleistung festgestellt (Ratgeber ADHS, o. J.a. a.).

Leitsymptom Aufmerksamkeitsdefizit
Die Störung der Aufmerksamkeit, des Wahrnehmungsbereichs, zeigt sich im Erwachsenenalter zum Beispiel durch einen *Mangel an Konzentration* und Ausdauer, durch Schwierigkeiten, den Fokus beizubehalten, Tagträumerei, leichte Ablenkbarkeit durch äußere Reize oder die eigenen Gedankensprünge. Häufig sind auch Flüchtigkeitsfehler, eine teilweise extreme Vergesslichkeit, Probleme beim Zeitmanagement und ein mangelndes Durchhaltevermögen. Betroffene sind extrem kritikempfindlich, haben Probleme beim Halten von Ordnung und dem Erledigen von Routineaufgaben (Huggenberger, o. J.a.; ADHS Deutschland e.V., o. J.a.). Sie zeigen häufig nicht erklärbare Einbrüche bei der Arbeitsleistung, liefern unvollständige Ergebnisse ab oder vergessen Aufgabenteile. Besonders in Gruppensituationen kann es zu mangelnder Aufmerksamkeit kommen (zentrales adhs-netz, o. J. a.) Oft werden Aufgaben parallel begonnen, jedoch nicht zu Ende gebracht. Aufschieberitis ist unter ADHSlern auch weit verbreitet. Sie verlegen auch gerne einmal Alltagsgegenstände und suchen zum Beispiel häufig ihren Schlüssel oder das Portemonnaie. Sie reagieren oftmals sehr reizempfindlich auf Geräusche und haben Probleme in einer Unterhaltung zuzuhören und nicht gedanklich abzuschweifen. Durch ihr Aufmerksamkeitsdefizit verlieren sie oft viel Zeit und setzen sich unter *innerlichen Dauerstress*

(Ratgeber ADHS, o. J.a. p.). Betroffene haben oft ein hervorragendes Langzeitgedächtnis, jedoch ein *schwaches Kurzzeitgedächtnis*. Dies führt häufig zu Unzuverlässigkeit. Sie vergessen dann Vereinbarungen die vielleicht sogar erst kurz vorher getroffen wurden und sind auch nicht gut darin, eine realistische Zeitplanung für sich zu machen (Ratgeber ADHS, o. J.a. c.). Daher sind sie oft durch Trödeln auf den letzten Drücker oder gänzlich zu spät. Sie haben im Laufe ihres Lebens oftmals nicht verinnerlicht, sich selbst durch *klare Strukturen und Regeln* zu organisieren und stellen sich so im Umgang mit ihrem Umfeld und der Gesellschaft im Leben immer wieder selbst ein Bein (Neuy-Bartmann, 2019).

Leitsymptom Impulsivität
Die Beeinträchtigung der Impulsivität, des Sozialisationsbereichs, äußert sich durch spontanes Handeln und Entscheiden ohne vorherige Reflexion des Verhaltens, zum Beispiel andere in einer Unterhaltung unterbrechen oder deren Sätze zu Ende führen. Sie macht sich jedoch auch bemerkbar durch Phasen von starker Antriebslosigkeit, *Schwierigkeiten bei einer planvollen Selbstorganisation*, Aufschieben von Dingen, zögerliches Treffen von Entscheidungen, Oberflächlichkeit bei der Arbeit, eine geringe Frustrationstoleranz und ungeduldig zu sein (Huggenberger, o. J.a.; ADHS Deutschland e.V., o. J.a.). Auch der fehlende Überblick über Finanzen ist oftmals ein Thema. Häufig werden Rechnungen über Wochen nicht geöffnet und bearbeitet oder auch Steuererklärungen gar nicht oder viel zu spät gemacht. Aus einem Impuls heraus kann es auch zum Kauf von viel zu teuren Dingen kommen, sodass der Betroffene sich nicht selten noch Geld leiht, um diese zu bezahlen, was letztlich zur Verschuldung führen kann (Neuy-Bartmann, 2019).

Die Betroffenen haben oft *Stimmungswechsel,* die nur minutenlang, jedoch auch maximal ein paar Tage dauern können. Sie schwanken zwischen normaler, niedergeschlagener unzufriedener Stimmung und auch leichter Erregung, die meist durch etwas ausgelöst wird (Ratgeber ADHS, o. J.a. c.). Manchmal tauchen diese *Weltschmerz-Phasen oder Stimmungshochs* auch spontan ohne klaren Grund auf. Langeweile ist für sie ebenfalls oft schwer zu ertragen (D'Amelio & Steinbach, o. J.a.). ADHS-Betroffene haben auch oftmals eine deutliche Antriebsstörung und bekommen sich häufig kaum motiviert, als trügen sie bleierne Gewichte, sodass sie ihren Alltag als sehr kräftezehrend empfinden (Neuy-Bartmann, 2019).

Die *emotionalen Reaktionen von Betroffenen können viel ausgeprägter sein,* da sie von ihren positiven und auch negativen Gefühlen förmlich überflutet werden. Bei Frauen tritt zudem vor der Menstruation verstärkt das prämenstruelle Syndrom mit heftigen Stimmungswellen auf (Arztpraxis Hittnau, o. J.a.). Betroffene zeigen häufig auch eine geringe Frustrationstoleranz und fühlen sich oft schon aus geringen Gründen dauergereizt (D'Amelio & Steinbach, o. J.a.). Sie sind häufig bereits damit überlastet, einen normalen Alltag zu meistern (Ratgeber ADHS, o. J.a. c.). Sie können sich zudem schnell provoziert fühlen und im Streit kurzfristige Wutausbrüche bekommen und verbal sehr verletzend sein, was sie im Nachgang häufig bedauern (Ratgeber ADHS, o. J.a. l.). Häufig treten auch Probleme mit Autoritätspersonen auf und sie können sich schlecht unterordnen. Auch im Straßenverkehr reagieren sie daher häufig gereizt und ungeduldig (D'Amelio & Steinbach, o. J.a.). Betroffene können so viel Chaos verursachen in ihrem Umfeld und anderen gegenüber durch ihre Impulsivität auch *wenig berechenbar* erscheinen.

Forschungen zum Thema Stress zeigen, dass ein solches Verhalten dem Umfeld massiven Stress verursachen kann.

Es zieht sich dann zurück oder fühlt sich eingeschüchtert, da es keine Sicherheit und Kontrolle erlebt, sondern den Stimmungen des ADHSler immer wieder plötzlich unerwartet ausgeliefert ist. Im schlimmsten Fall macht es das Umfeld sogar krank (Spitzer M., 2018). Denn ADHSler können zwar extrem emphatisch sein und sich für die geliebten Menschen in ihrem Leben mit äußerstem Engagement einsetzen, jedoch können sie unter Leistungsdruck und Zeitdruck auch plötzlich sehr reizbar werden, emotional reagieren bis hin zu Wutausbrüchen oder sehr hart und abgeklärt. Ihnen ist oft gar nicht bewusst, dass dieses Verhalten tief verletzend auf ihr Umfeld wirken kann. Denn sie selbst sind trotz innerlich heftiger Sturmfluten an positiven und negativen Gefühlen, die in kürzester Zeit in ihnen ablaufen, nicht nachtragend und gehen daher oft irrtümlicherweise davon aus, dass ihr Umfeld ebenso empfindet und genauso wenig nachtragend ist. Damit torpedieren sie oftmals unbewusst den Aufbau von privaten und beruflichen Beziehungen in ihrem Leben, was häufig zu zwischenmenschlichen Konflikten und unbeständigen sozialen Bindungen führt. Denn stabile Bindungen und Beziehungen leben von berechenbarem wertschätzendem Verhalten.

Das Chaos um sie herum wie zum Beispiel ein *fehlendes Ordnungssystem,* ein Schreibtisch oder Kleiderschrank, der völlig durcheinander ist, spiegeln häufig das Chaos im Gehirn der Betroffenen wider. Es besteht auch wenig Motivation und Engagement, dieses Chaos täglich wieder aufs Neue vorausschauend in Schach zu halten. Für das Umfeld besteht in diesem Chaos die Gefahr, durch die täglich immer wieder neuen Konflikte, Diskussionen und Kränkungen ernsthaft zu erkranken im Zusammenleben mit einem ADHS-Betroffenen. Denn jeden Tag versucht der Angehörige aufs Neue vom Nullpunkt an den Sisyphosberg wieder ohne Erfolg hochzueilen (Neuy-Bartmann, 2019).

Leitsymptom Hyperaktivität
Die Hyperaktivität, der motorische Bereich, zeigt sich durch *Rastlosigkeit* oder teils auch nur durch eine *innere Unruhe und Getriebenheit* mit der Schwierigkeit, sich innerlich zu entspannen. Oftmals haben Betroffene auch eine unpassende Kraftdosierung, eine unstimmige Grob-Fein-Motorik, einen starken Bewegungsdrang oder den Drang, häufig die Körperpositionen zu wechseln. Sie wippen dann zum Beispiel häufig mit den Füßen, trommeln mit den Fingern oder zappeln herum (Huggenberger, o. J.a.; ADHS Deutschland e.V., o. J.a.). Auch Nägel zu kauen und auch Zähneknirschen sind Symptome von Hyperaktivität (Neuy-Bartmann, 2019). Bei langen Meetings werden hyperaktive Betroffene unruhig und Warteschlangen sind für sie eine Qual. Sie suchen sich immer Beschäftigung oder etwas zu arbeiten (Takeda GmbH & Co. KG., o. J.a.). Sie reden häufig sehr viel, schweifen vom Thema ab und sind schwierig zu unterbrechen, ohne dies selbst wahrzunehmen (zentrales adhs-netz, o. J. a.).

Hyperaktive ADHS-Betroffene sind häufig *sehr schnell, offen, innovativ, flexibel und direkt* in ihrer Art. Sie arbeiten vielfach in kreativen Berufen oder Jobs die einen gewissen positiven Nervenkitzel mit sich bringen, zum Beispiel Notarzt oder Rettungssanitäter, da sie einen monotonen Alltag und Langweile als sehr belastend empfinden. Sie sind *unbewusst auf der Suche nach Aufregung* in ihrem Leben für fortwährende Dopamin-Kicks für ihre Gehirn. Sie sind oft auch Multitasking-Meister und können gut räumlich und in Bildern denken. Falls permanenter Nervenkitzel nicht schon in ihrem Arbeitsalltag gewährleistet ist, kreieren sie sich häufig extreme Situationen wie rasant schnelles gefährliches Autofahren, Fallschirmspringen, Bungee Jumping, Freiklettern und machen oft aufregende Urlaube und Wochenendgestaltungen. Diese nervenaufreibenden Erlebnisse *schenken dem Betroffenen einen Schwung an adrenalinähnlichen Stoffen,* die den Stimulanzien, die als Medikamente bei ADHS eingesetzt werden, von ihrer Wirkung nahe kommen. Sie fühlen sich so aufgeräumter, innerlich ruhiger und mehr in Balance (Neuy-Bartmann, 2019). Betroffene ziehen häufig um, auch innerhalb derselben Stadt und wechseln auch häufig die Arbeitgeber. Auch um sich bei der Arbeit konzentrieren zu können, sucht sich das Gehirn immer wieder „Kicks", um aktiviert zu bleiben. Gerade wenn es einmal wichtig und stressig ist, können deswegen Menschen mit ADHS extrem ausdauernd an einem Thema bleiben, vorausgesetzt es interessiert sie sehr. Ist das nicht der Fall, driftet die Aufmerksamkeit gerne auch einmal ab zu anderen Themen (Stern, 2021).

1.1.2 Hypoaktive Symptomatik

Hypoaktive ADS-Betroffene ohne Hyperaktivität hingegen haben die Tendenz, sich im Leben zurückzuziehen oder sich *sozial zu isolieren*. Ängste, vermehrte Müdigkeit mit schneller Erschöpfung, vielfach zusammen mit einem gehemmten Antrieb treten häufig bei hypoaktiven Betroffenen auf. Selbst leichte Tätigkeiten werden als fast unüberwindbare Herausforderung empfunden. Bei der Haushaltsorganisation kann dies zu dauerhaftem häuslichen Chaos führen, was dann noch mehr in die Isolation führen kann, da den Betroffenen dies unangenehm ist. Anvisierte Ziele werden häufig erst nach längerer Zeit erreicht und oftmals wegen des so entstandenen Mangels an Zeit abgebrochen. Sie empfinden ihre *Schüchternheit* vielfach als Nachteil und versuchen teils in Gesellschaft als Überkompensation besonders bestimmt und extrovertiert aufzutreten. Dabei können sie dann auch plötzlich sehr impulsiv und aggressiv reagieren und angriffslustig werden. Sie benötigen danach häufig viel Zeit, um sich innerlich wieder zu beruhigen. Da ihr Selbstwertgefühl durch ihren bisherigen Lebensverlauf mit ihrem ADS häufig angeknackst ist, kann sich dies wiederum negativ auf ihre generelle Situation auswirken. Sie neigen so auch dazu, ihre Erfolge auf Glück zurückzuführen, statt auf ihr eigenes Engagement und ihre Leistung. Häufig leiden hypoaktive Betroffene auch unter einer taktilen Überempfindlichkeit, auch bei lieb gemeintem zärtlichem Körperkontakt. Dies kann zu Problemen in der Partnerschaft im sexuellen Bereich führen, da dies von den Betroffenen als belastend empfunden werden kann. Dies ist für die Partner oft schwierig nach zu vollziehen. Diese Reizempfindlichkeit unterliegt jedoch *analog der ADHS-Symptomatik von der Tagesform abhängigen Schwankungen*. Hypoaktive Betroffene kreieren sich häufig ein sehr tolerantes Umfeld, in dem sie sich angenommen und wohl fühlen, wie sie sind (ADHSpedia, o. J.a. e.). Sie haben sich oft über lange Zeit eine *erlernte Hilflosigkeit* angeeignet. Sie lassen sich gerne *passiv versorgen*, da sie immer wieder Menschen fanden, die ihnen Verantwortung und Aufgaben abgenommen haben. In Beziehungen kompensiert der Partner dies häufig und übernimmt oft mehr, als er selbst tragen kann. Wird dies zu viel, zum Beispiel wenn Kinder in die Beziehung kommen, kann dies dazu führen, dass er dem Betroffenen nun ärgerlich und wütend Vorwürfe macht, um sich Luft zu machen. Dieser fühlt sich dann plötzlich ungerechtfertigt angegriffen, was dazu führt, dass er sich noch weiter frustriert zurückzieht und seine Depressivität gesteigert wird. Er hat oft keine Strategien gelernt, sein eigenes Verhalten zu reflektieren, und versteht die Prozesse und Dynamik in der Beziehung nicht. So kann es zur Trennung kommen, die häufig der Partner initiiert, der sich entscheiden muss für seine eigene Gesundheit und Kraft, statt in der Beziehung weiter zu leiden. Betroffene leben so häufig zurückgezogen, abgeschirmt von der Welt und geben sich oft mit einem sehr geringen Lebensstandard zufrieden, beziehen häufig staatliche Hilfen und *vermeiden so Belastungen und Konflikte* im Leben (Neuy-Bartmann, 2019). Beruflich ziehen sie eine Arbeit vor, bei der soziale Interaktion nicht häufig gefordert wird. Künstlerische, kreative oder beratende Berufe werden häufig als angenehm empfunden, bei denen sie von dritten Personen Führung bekommen. Hypoaktive Betroffene gewinnen besonders von ihrer Stärke zu hyperfokussieren, wenn es ihnen gelingt, dies im Berufsalltag umzusetzen. Eine belastende hypoaktive Symptomatik sollte idealerweise in einer Therapie aufgearbeitet werden, und so neue gesunde Strategien entwickelt werden, mit seinem hypoaktiven ADS optimal umzugehen für ein Mehr an Lebensqualität (ADHSpedia, o. J.a. e.).

1.1.3 Weitere Symptome und Begleiterkrankungen

ADHS tritt in der Regel mit weiteren Symptomen auf, die sich wie auch die ADHS-Symptomatik selbst bei jedem Betroffenen sehr individuell zeigen. Dies können eine seelische Entwicklungsverzögerung sein oder auch schnelles psychisches und körperliches Ermüden. Betroffene haben oftmals einen extremen Sinn für Gerechtigkeit anderen gegenüber und sind häufig auch leicht beeinflussbar durch andere Menschen. Auch weitere psychische Erkrankungen treten oft gemeinsam mit ADHS auf. Dies können in der Kindheit unter anderem zum Beispiel eine Lese-Rechtschreib-Schwäche, eine Rechenschwäche oder Tic-Störungen sein (Neuy-Bartmann, 2019). Auch Autismus kann parallel zu ADHS auftreten. 80 % der betroffenen autistischen Kinder leiden auch an ADHS und ca. 50 %

der Kinder mit ADHS haben zusätzlich eine Autismus-Spektrum-Störung (ASS) (Ratgeber ADHS, o. J.a. d.).

Hochbegabung und ADHS können ebenfalls gemeinsam auftreten. Sie haben auch einiges an Symptomen gemeinsam. Hochbegabte zeigen oft einige ADHS-Symptome und umgekehrt können Betroffene mit ADHS sehr intelligent wirken, da sie häufig sehr schnell reagieren. Treten ADHS und Hochbegabung gemeinsam auf, können die Betroffenen besonders eine *Herausforderung mit einer überhöhten Konzentration* haben. Sie tendieren dazu, dass ihr Gehirn abgetunnelt im *Hyperfokus* sehr effizient längere Zeit an etwas arbeitet und es fällt ihnen dann schwer, diese extreme Fokussierung loszulassen und sich Erholungsphasen zu gönnen. Dies kann das *Risiko für einen Burnout* erhöhen. Es kann auch passieren, dass eine hohe Intelligenz lange Zeit ein ADHS kompensiert und dies dann erst später erkannt wird. Umgekehrt kann es sein, dass ein Hochbegabter mit ADHS seine *PS nicht auf die Straße bekommt*, da die Konzentrationsprobleme die Aufmerksamkeit negativ beeinflussen und man durch sein Arbeitsgedächtnis, das mit Reizüberflutung überfordert ist, oftmals schon abschweift, bevor Informationen hätten wahrgenommen und verarbeitet werden können (Institut Hochbegabung bei Erwachsenen, 2018). Der hochbegabte Betroffene leidet so unter seinem hohen Selbstanspruch an sich und der ständigen Enttäuschung, sein Gehirn nicht richtig nutzen und seinen Selbstanspruch an sich nicht halten zu können (Simchen, 2012).

Es findet sich häufig auch eine hohe Schnittmenge der Merkmale von Menschen mit *Hochsensibilität (HSP)* und ADHS-Betroffenen durch die *verstärkte Reizoffenheit* bei beiden Phänomen. Auch kann beides zusammen auftreten. Es kann jedoch auch zu Fehldiagnosen für ADHS kommen bei Menschen, die ausschließlich hochsensibel sind. Diese Menschen *nehmen Reize stärker wahr* als andere Menschen und verarbeiten diese auch sensibler. Dies können laute Geräusche, Sonnenlicht, Gerüche oder Kleidung sein. Auch das innere Erleben einer HSP kann intensiver sein. Die Forschung steht hier noch am Anfang. Man vermutet, dass eine bestimmte erbliche bedingte, neuronale Konstitution der Grund sein könnte. Es wird vermutet, dass sich 15–25 % aller Menschen im Spektrum der Hochsensibilität befinden. Dies wird nicht als psychische Störung oder Krankheit angesehen, kann jedoch dazu führen, psychische Störungen zu entwickeln (ADHSpedia® Enzyklopädie, o. J.a. d.).

Häufig leiden ADHSler unter Schlafstörungen. Manche arbeiten eher am Abend oder nachts, da dann weniger Reize auf sie einströmen. Dies führt dann am nächsten Tag tagsüber zu Übermüdung. Generell fällt es Betroffen schwer, das richtige Maß für sich zu finden. Kritisch ist dies bei Suchtmitteln, die bei Menschen ohne ADHS eher anregend wirken. Denn bei Betroffenen mit ADHS wirken diese häufig beruhigend und unterdrücken die Symptomatik für kurze Zeit. So kann eine Negativ-Spirale beginnen, die in einer Abhängigkeit endet, vor allem bei Betroffenen, die noch nicht diagnostiziert sind und um ihre ADHS wissen (Ratgeber ADHS, o. J.a. d.).

Bezüglich der *Corona-Pandemie* belegt zudem eine internationale Studie COH-FIT (Collaborative Outcomes study on Health and Functioning during Infection Times) mit über 100.000 Teilnehmern aus mehr als 150 Ländern, dass im Laufe der Pandemie psychische Beschwerden wie Ängste, Depressionen, posttraumatische Belastungssymptome, Konzentrationsstörungen und eine stressbezogene Symptomatik *bei Betroffenen von ADHS ausgeprägter waren und vermehrter* auftraten (Maidhof-Schmid, 2021).

1.1.4 Folgen einer unerkannten ADHS-Symptomatik im Laufe des Lebens

Die ADHS-Symptomatik kann bei entsprechender Ausprägung im Verlauf des Lebens zu Konflikten in Beziehungen und im Berufsleben führen oder zu Arbeitslosigkeit. Häufig ereignete sich rückblickend bei Betroffenen eine *Historie von Misserfolgen, Kränkungen und Enttäuschungen*, die sie sich nicht erklären konnten. Das Leben wurde mit zunehmendem Alter oftmals für sie immer chaotischer, wobei auch *Überkompensationen* vorkommen, wenn Betroffene fast zwanghaft versuchen, ihr Chaos und ihre Vergesslichkeit in Schach zu halten. Diese Erfahrung im Leben kann bei den Betroffenen zu einem nachhaltig *schwachen Selbstwertgefühl* führen und zu *Selbstvorwürfen*, die sie über Jahre verinnerlicht haben. Diese werden idealerweise in einer Psychotherapie aufgearbeitet. Vor allem eine Gruppentherapie kann hier heilsam sein, um in einem geschützten Umfeld durch Feedback zu lernen, wie andere uns sehen, und um sich konstruktiv mit anderen zu reiben und sich zu behaupten. Dies kann helfen, das sich „anders" fühlen für sich zu akzeptieren und liebevoll mit sich umzugehen, statt sich selbst dafür immer wieder abzuwerten und von sich selbst zu erwarten, so vermeintlich „normal" wie „alle anderen" zu sein. Insbesondere introvertierte hypoaktive ADS-Betroffene ohne Hyperaktivität, häufig Frauen, werden im Laufe ihres Lebens weniger wahrgenommen als hyperaktive Betroffene. Sie können so für sich die negative Erfahrung gemacht haben, in ihren Bedürfnissen und als Mensch nicht gesehen und gehört zu werden. Sie verinnerlichen so im schlechtesten Fall den Glauben, sich nicht durchsetzen zu können und sie geben auf und passen sich an, bevor sie überhaupt angefangen haben, für sich zu kämpfen. Hat man ein solches Selbstbild von sich, verhält sich auch das

Umfeld entsprechend. Dies ist der Nährboden, warum ADHS-Betroffene im Erwachsenenalter oftmals parallel unter einem mangelnden Selbstbewusstsein leiden sowie auch an psychischen Erkrankungen wie Angstzuständen, Depressionen und auch Suchtverhalten (Neuy-Bartmann, 2019).

Auch hinter einer manisch depressiven Diagnose, einer emotional instabilen, histrionischen, Borderline oder narzisstischen Persönlichkeitsstörung kann sich durchaus eine ADHS verbergen, die noch nicht erkannt wurde. Diese stehen gegenüber der ADHS-Symptomatik zunächst häufig dominant im Vordergrund und das ADHS bleibt deswegen zunächst verschleiert und unerkannt, da sich – wie bereits erwähnt – noch zu wenig Fachleute gut mit ADHS im Erwachsenenalter auskennen und deren diagnostische Abklärung in Betracht ziehen (Ratgeber ADHS, o. J.a. d.).

Werden die ADHS-Symptome nicht erkannt, kann es so zu einer Fehlbehandlung kommen, die sich vielleicht sogar über Jahre hinzieht und viel Zeit und Geld kostet und zu weiteren psychischen Erkrankungen führt, die bei einer korrekten Diagnose hätten verhindert werden können (Neuy-Bartmann, 2019).

Ungefähr 25 % der Betroffenen entwickeln zum Beispiel eine Angststörung. Sie reagieren beispielsweise bei Prüfungen mit einem hohen Level an Angst, während Nichtbetroffene maximal viel Aufregung oder leichte Angst verspüren. Oft haben sie durch ihre Historie auch Erwartungsangst vor (wiederholten) Misserfolgen (Ratgeber ADHS, o. J.a. d.).

Wird bei einer Depression als Beispiel ADHS als Diagnose übersehen, kann diese nicht langfristig heilen, da die ADHS-Symptomatik weiterhin besteht, nicht erkannt und verstanden wird und deren Linderung nicht in Angriff genommen werden kann. Auch mit depressiven Erkrankungen einhergehende Somatisierungsstörungen ohne organische Ursache treten häufig bei ADHS auf, wenn sich die Depression auch körperlich niederschlägt durch Gefühle der Beklemmung, Druck im Kopf oder Kopfschmerzen, Herzstechen, das Gefühl einen Kloß im Hals zu haben, oder andere Symptome. *Auch rein organische Erkrankungen kann ADHS durch häufige Stimmungsschwankungen negativ beeinflussen.* Ein Bluthochdruck kann sich häufiger verstärken, und auch Diabetes ist dann schwieriger einzustellen. Auch gibt es Krankheiten, die ohne bisher wissenschaftliche Erklärung vermehrt mit ADHS zusammen auftreten wie zum Beispiel Allergien oder Fibromyalgie. Auch bekommen viele Betroffene in der Mitte ihres Lebens *häufig ein Burnout-Syndrom,* da sie ein Leben lang durch ihre ADHS-Symptomatik sehr viel Stress erlebt haben und diesen auch durch ein *mangelndes Selbst- und Stressmanangement* selbst kreieren. Im ungünstigsten Fall entsteht daraus dann eine Depression.

Auch Zwangsstörungen treten häufig auf mit sehr perfektionistischen und äußerst genauen Zügen. Man vermutet, dass die Betroffenen hier ihre Erfahrungen mit ihrem Chaos, ihrer Vergesslichkeit und Flüchtigkeitsfehlern übergenau kompensieren und sich so ständig kontrollieren müssen. Das macht sie jedoch umständlich und langsam, was wiederum Stress verursacht. Auch kann es sein, dass in einigen Lebensbereichen eine Überkompensation stattfindet, in anderen jedoch weiter Chaos herrscht (Neuy-Lobkowicz, o. J.a.). Unerkannte ADHS Betroffene finden sich auch unter impulsiven Straffälligen oder politischen Extremisten, die sich in einer Opferhaltung von der Gesellschaft abhängt fühlen und in einem vermeintlich familiären, autoritären Rahmen Sicherheit und Struktur finden (Neuy-Bartmann, 2019).

1.1.5 ADHS/ADS bei Frauen

Oftmals tritt Hypoaktivität statt Hyperaktivität bei Frauen auf, was dazu führen kann, dass ihr ADS *im Kindesalter nicht erkannt* wird und die Symptomatik so zu *komorbiden Störungen* führen kann wie Depressionen, Ess- und/oder Angststörungen und nur diese und nicht ihr ADS diagnostiziert werden. So werden sie erwachsen, ohne zu verstehen, warum sie ihr Leben als so herausfordernd empfunden haben. Bei Frauen verstärken zudem *Hormonschwankungen* in der Pubertät, im monatlichen Zyklus oder in den Wechseljahren die Symptomatik. Auch sind Frauen heute leider häufig noch in einer gesellschaftlichen Rolle gefangen, sich anpassen zu müssen und externe Erwartungen und Bedürfnisse zu erfüllen, statt die eigenen. Dies ist mit einer nicht diagnostizierten ADHS/ADS sehr kraftraubend und herausfordernd und kann umso mehr zu einem *schwachen Selbstwertgefühl* führen und zu dauerhaftem psychischem Stress, Ängsten und Depressionen. Sie finden sich deswegen häufig auch in ungesunden Beziehungsdynamiken wieder oder in Ehe-/Beziehungsproblemen.

Frauen hingegen mit einem *hohen IQ* und nicht diagnostizierter ADHS, die bereits eine gute Karriere in ihrem Berufsbereich gemacht haben, sind sehr viel gefährdeter an *Burnout* zu erkranken. Denn es gibt häufig einen großen Unterschied zwischen ihrer intellektuellen und ihrer sozialen und emotionalen Funktionsfähigkeit. Sie kaschieren ihre Symptome oftmals durch eine *Überkompensation* wie perfektes Arbeiten und der Ablehnung, andere um Hilfe zu bitten. So werden sie leider weniger häufig diagnostiziert, wenn es im Laufe der Zeit zu ausgeprägten ADHS-Symptomen kommt. Oft werden dann die oben bereits aufgeführten Fehldiagnosen getroffen. Die Website https://adhd-women.eu/de empfehle ich an dieser Stelle sehr gerne weiter für weiterführende Informationen speziell für Frauen mit ADHS. Die Kampagne möchte für nicht diagnostiziertes ADHS bei Frauen Bewusstsein schaffen, sensibilisieren und aufklären (ADHD and Women, 2020–21).

1.1.6 Ursachen von ADHS

Nach heutiger Forschung ist ADHS zum großen Teil durch eine *Stoffwechselstörung der Gehirnhormone* bedingt, wobei der Verlauf auch von psychosozialen Einflussfaktoren abhängt. Die Tragweite und Komplexität der Störung ist hoch. Bei ADHS handelt es sich also weder um eine Charakterschwäche der Betroffenen, noch um das Ergebnis einer erfolglosen Erziehungsarbeit im Kindes- und Jugendalter, wobei die Erziehung die Symptomatik gut oder schlecht beeinflussen kann, zum Beispiel wenn die Eltern kaum konsequente Regeln vorgeben, selbst wenig strukturiert sind oder aber ängstlich und impulsiv reagieren. Durch den *genetischen Faktor* können durchaus mehrere Personen einer Familie betroffen sein. Häufig führt dies zu weiteren Problemen, da die Symptome der Betroffenen sich so gegenseitig verstärken und für eine explosive Mischung sorgen (Neuy-Bartmann, 2019).

ADHS wird als eine Störung der Regulation von körpereigenen Neurotransmittern im Frontalhirn (vor allem Dopamin und Noradrenalin) betrachtet und als *nicht heilbar* angesehen. Die Reizweiterleitung ist bei Betroffenen gestört, sodass die o.g. Botenstoffe nicht gleichmäßig aufgenommen und ausgeschüttet werden (ADHS Deutschland e. V., o. J.a.). *Das Frontalhirn, das unter anderem zuständig dafür ist zu priorisieren, zu entscheiden, Erfahrungen auszuwerten und die Verarbeitung von Informationen zu steuern, ist bei ADHS Betroffenen nicht vollständig ausgebildet, ebenso die Reizfilter des Gehirns.* Betroffenen fällt es schwer, die Fülle von hereinströmenden Reizen und Informationen zu sortieren und zu bewerten: es entsteht eine *Reizüberflutung.* Dies beeinflusst das *Arbeitsgedächtnis* negativ. Ähnlich wie bei einem Arbeitsspeicher auf einer Computerfestplatte werden keine Informationen mehr gespeichert, wenn sie voll ist. Dann blockieren Betroffene sich zum Schutz automatisch unbewusst, indem sie gedanklich abdriften, abwesend wirken und in ihre eigene Welt abschweifen (Huggenberger, o. J.a.). Der Arbeitsspeicher auf einer Computerfestplatte würde sich in dem Falle aufhängen, einige Zeit brauchen bis die Programme wieder laufen und im schlimmsten Fall abstürzen und die Programme von Neuem starten.

Durch die *Reizfilterschwäche im Gehirn* kommt dieses nicht zur Ruhe. Betroffene erleben in ihrem Kopf oft eine Unmenge an umherkreisenden Gedanken, zwischen denen sie ständig impulsiv hin und her springen oder neue daraus entstehen. Dabei denken sie oft emotional, sprunghaft und sind häufig sehr intuitiv und kreativ. Dies führt jedoch auch zu Schwierigkeiten dabei, etwas zielgerichtet zu planen, wenn sie etwas eben nicht brennend interessiert. Durch eine starke innere Unruhe wechselnd mit Antriebsschwäche befinden sie sich zudem *selten in innerer Balance*, was gepaart mit einer auftretenden mangelnden Impulskontrolle für das Umfeld zu plötzlichen kurz aufbrausenden Reaktionen kommen kann (Stern, 2021).

Medikamente, wenn diese eingenommen werden möchten, inklusive Nebenwirkungen vertragen werden und positiv anschlagen, können dieses Ungleichgewicht jedoch signifikant reduzieren. Vereinzelt gute Erfolge wurden auch mit einer *oligoantigenen Diät* erzielt (ADHS Deutschland e. V., o. J.a.). Eine moderne Behandlung von ADHS erfolgt in der Regel ambulant und gestaltet sich über eine Empfehlung einer rein medikamentösen

Behandlung hinaus als *multimodaler Therapieansatz zur Reduktion der Symptome,* um so besser mit der Störung umzugehen (Amrhein, 2020b.). ADHS ist keine Störung, die heilbar ist und komplett wieder verschwindet. Wichtig für Betroffene ist es daher, so früh wie möglich nach der Diagnose alles in die Wege zu leiten, um sich privat und beruflich mehr Lebensqualität mit ADHS zu gestalten. So können sie ihre *positiven Eigenschaften und Talente ganz gezielt stärken* (ADHS Deutschland e. V., o. J.a.).

1.1.7 Stärken von ADHS-Betroffenen

ADHS ist jedoch auch das Geschenk für Betroffene, eine besondere Art „zu sein" mitzubringen. Denn *Betroffene haben einige ganz besondere, charakteristisch positive Eigenschaften*. Sie sind häufig extrem sensibel und reizoffen, hilfsbereit, sehr ehrlich und einfühlsam. Sie sind neugierig, haben eine rasche Auffassungsgabe sowie eine detaillierte und holistische Wahrnehmung auf Dinge und Themen. ADHSler sind sehr phantasievoll, flexibel, kreativ, originell, begeisterungsfähig mit einem hohen Maß an Energie und Einsatzbereitschaft, und sie sind oft mutig, mitreißend und unkonventionell (Stern, 2021; Ratgeber ADHS, o. J.a. e.). Sie haben zudem einen sehr stark ausgeprägten Gerechtigkeitssinn (Neuy-Bartmann, 2019). Besonders ist ebenfalls, dass wenn sie sich privat oder beruflich sehr mit einem Thema identifizieren und sich für dieses begeistern, sie sich dann dafür auch über einen langen Zeitraum motivieren können und sehr gute Ergebnisse erreichen (Amrhein, 2020a.). In diesem Zusammenhang kann ein Betroffener in einen äußerst *produktiven flow-artigen Zustand* gelangen, in dem Zeit und Raum wie in einem Tunnel vergessen werden: der sogenannte *Hyperfokus* (Huggenberger, o. J.a.).

1 Informationen zu ADHS im Erwachsenenalter

Wichtig ist es vor allem, dass sich ein ADHS-Betroffener sein Leben so gestaltet, dass es für ihn stimmig mit seinen Bedürfnissen ist. Dann kann er auch mit seinem ADHS erfolgreich und zufrieden leben und seine Stärken, seine PS, erfolgreich auf die Straße bringen. Wenn man dies als Betroffener nicht tut, steigt der Leidensdruck. Wie eingangs beschrieben, ein Pinguin ist im Wasser eine Rakete und an Land fällt ihm die Fortbewegung schwerer und kostet ihn mehr Energie. Daher ist es als ADHS-Betroffener *sehr wichtig, seine Symptomatik zu kennen* und seine *Stärken und Schwächen zu erkennen und auch anzunehme*n. So kann man lernen zu verstehen, dass wenn man ein Pinguin ist, man vielleicht besser aufhören sollte sich an Land für einen Marathon qualifizieren zu wollen, in dem Eisbären mitlaufen, und lieber unter Wasser beim Schwimmen für sich den Pokal zu holen und seine Erfüllung und Zufriedenheit zu finden.

Unter ADHS-Betroffenen finden sich so *häufig Künstler, Visionäre, querdenkende Menschen und mutige, ehrliche charakterstarke Weltverbesserer, die unsere Gesellschaft bereichern und weiterentwickeln.* Sie tragen ihr Herz oft auf der Zunge. Brennen sie für etwas, arbeiten sie so lange daran, bis es erreicht ist. Sie können oft auch andere sehr gut strukturieren, wenn Sie dies als Strategie für sich selbst verinnerlicht haben (Ratgeber ADHS, o. J.a. e.).

Deutsche Persönlichkeiten, die offen mit ihrer ADHS umgehen, sind unter anderem der Arzt und Kabarettist Eckhart von Hirschhausen, der CDU-Politiker Christopher Lauer, Kathrin Weßling, Nadja *Naddel* abd el Farrag, Benjamin von Stuckradt Barre und Jan Ullrich (ADHSpedia® Enzyklopädie, o. J.a. a.) sowie der Schauspieler Devid Striesow (T-Online, 2016) und die Fernsehmoderatorin Sarah Kuttner (Express, 2023). Bekannte internationale Größen wie zum Beispiel Virgin Gründer Sir Richard Branson, der Sportler Michael Phelps, Jamie

Oliver, Musiker Justin Timberlake und Microsoft Gründer Bill Gates haben ebenfalls ADHS und gehen offen damit um (University of the People, o. J.a.). Auch JetBlue Airways Gründer David Neeleman, die Schauspieler Jim Carrey, Kristen Steward sowie Paris Hilton sind betroffen von ADHS (Adult Attention Deficit Disorder Center of Maryland, o. J.a.; University of the People, o. J.a.). Ebenso haben auch Will Smith, Beyoncé Knowles, Britney Spears und *Marone 5*-Sänger Adam Levine ADHS (T-Online, 2016).

1.1.8 ADHS im gesellschaftlichen Wandel

Schaut man zeitlich ein paar Jahrzehnte zurück, gab es noch beständigere Strukturen in der Gesellschaft und in der Familie als heute. Es gab somit mehr soziale Kontrolle und Sicherheit. Noch weiter zurückgehend in Zeiten, wo Großfamilien noch zusammenlebten und es eine sehr klare Aufgabenverteilung gab für alle Familienmitglieder und somit auch sehr wenig Ablenkungsmöglichkeiten, ist vielleicht noch weniger aufgefallen, wenn ein Familienmitglied von ADHS betroffen war. Durch die Tatsache, dass sich unsere Welt und Gesellschaft seit Jahren jedoch zunehmend globalisiert, wir uns somit *immer mehr Informationsfülle, Reizüberflutung und auch Zeitdruck* ausgesetzt sehen, unterliegen diese Strukturen einem fortlaufenden Wandel. Auch in der Arbeitswelt blieb man früher vielleicht sein Leben lang bei einem Arbeitgeber, während auch in diesem Lebensbereich heute *mehr Wandel und Wechsel* geschieht. Die Menschen werden so generell mit einem höheren Leistungsdruck und psychosozialem Stress konfrontiert. ADHS-Betroffene trifft dies besonders, da sie bei Stress, unklaren Strukturen und mangelnder Sicherheit sehr sensibel reagieren können.

Dadurch ausgelöst können sie eine Tendenz haben, unorganisiert, impulsiv und chaotisch zu reagieren. Ihre Dekompensationsgrenze ist dann überschritten. Der dauerhafte Konsum sozialer Medien am Handy oder am Computer verstärken das Ganze noch weiter, denn insbesondere ADHS-Betroffene finden oft schier stundenlang kein Ende (Neuy-Bartmann, 2019).

Häufig sind sich Betroffene nicht bewusst, dass sie mit ihrem Verhalten privat und beruflich anecken. Darunter leidet dann ihr Selbstwertgefühl, und die eigenen Stärken, die gerade bei ADHS-Betroffenen außergewöhnlich sind, werden so oft gar nicht mehr bewusst von ihnen wahrgenommen. *Häufig ist Menschen mit ADHS gar nicht klar, welche Ressourcen und Potenziale in ihnen liegen und auch nicht, welche Bedürfnisse sie haben.* Ihnen fehlt oft der Zugang, die innere Verbindung zu sich selbst. Hier kann eine frühzeitige Diagnose und Psychotherapie wichtig und hilfreich sein (Ratgeber ADHS, o. J.a. e.). Im Kindesalter können hier zum Beispiel Eltern, Kinderärzte, Kindergärtnerinnen und Lehrerinnen durch Weiterbildungen für ADHS sensibilisiert werden und einen Betrag zu einer Diagnose leisten. Man geht statistisch von *bis zu drei Kindern je Schulklasse* aus, die eventuell auch schon als Kindergartenkinder Symptome gezeigt haben können. Im Erwachsenenalter können *Personalchefs, Führungskräfte und Betriebsräte ein waches Auge haben für ADHS-Symptome* und so wichtige Hinweise geben und auch parallel bereits mögliche Veränderungen der Arbeitsumgebung in die Wege leiten für den Arbeitsalltag, statt für den Betroffenen nach einem alternativen Arbeitsplatz zu suchen. ADHS kann so für Betroffene und ihr privates und berufliches Umfeld als Möglichkeit gesehen werden, sich dadurch weiterzuentwickeln. *Wichtig ist in jedem Falle eine professionelle Diagnostik* (Neuy-Bartmann, 2019). Dem Thema ADHS im Berufsleben möchte ich in einem späteren Abschnitt noch besondere Aufmerksamkeit widmen und dort aus meiner Sicht als Betroffene mit einer milden Symptomatik *wichtige Potenziale für mehr Inklusion bei Arbeitgebern* aufzeigen.

Um in Ihrem Umfeld herausfinden, wer eine ADHS-Diagnostik im Erwachsenenalter durchführt, hilft Ihnen das Internet am besten weiter. Sie können hier in den Suchmaschinen zum Beispiel nach *ADHS-Diagnose, ADHS-Arzt, ADHS-Ambulanz* oder *ADHS-Selbsthilfegruppen* suchen und sich hier weitere Informationen holen. Geben Sie bei der Suche auch immer Ihre Stadt ein oder die nächst größere Stadt. Eine offizielle Diagnose kann jedoch zum (teilweisen) Ausschluss führen, wenn Sie sich noch privat krankenversichern oder eine Berufsunfähigkeitsversicherung privat abschließen möchten. Es macht Sinn, sich hier vorab zu informieren (Frankfurter Rundschau GmbH, 2019).

1.2 Behandlungsmöglichkeiten bei ADHS im Erwachsenenalter

Allein der Leidensdruck des Betroffenen und auch dessen Umfeld entscheidet, ob eine Therapie für ihn überhaupt nötig ist und ADHS somit zur Krankheit wird. Wenn dieser sehr ausgeprägt ist und *mehrere Lebensbereiche stark beeinträchtigt* sind (Arbeitsleben, Gesetzgeber, Freizeit oder Partnerschaft) oder parallele psychische Störungen vorliegen, ist individuell für ihn zu klären, welche Behandlung sinnvoll ist (D'Amelio & Steinbach, o. J.a.). Eine moderne, von einem auf ADHS spezialisierten Experten (ein ärztlicher oder psychologischer Psychotherapeut, ein Facharzt für Psychiatrie und Psychotherapie, für psychosomatische Medizin oder für Neurologie) durchgeführte Behandlung von ADHS gestaltet sich in der Regel *multimodal:* Eine ambulante Behandlung mit *Medikamenten* wird zunächst mit Maßnahmen der *Psychoedukation* und idealerweise auch einer *Psychotherapie* kombiniert. So wird ein Rahmen geschaffen, der den Betroffenen unterstützt, aktiv und selbstverantwortlich an den für ihn individuell notwendigen Veränderungen zu arbeiten, um so ein *besseres psychisches Wohlbefinden* zu erlangen.

> *Das Ziel einer multimodalen Therapie ist es, idealerweise so früh wie möglich die ADHS-Symptome zu verringern, Probleme und Konflikte in Alltag und Beziehungen zu reduzieren und so den Selbstwert des Patienten zu festigen.*

Parallel ist es das Ziel, etwaige weitere psychische Störungen wie häufig auch Depressionen, Ängste oder eine Suchtproblematik wie Alkohol- oder Cannabissucht zu behandeln und zu reduzieren (Amrhein, 2020b.). ADHS-Betroffene sind neben den klassischen Drogen äußerst suchtanfällig. Sie können Vielem in ihrem Leben Suchtcharakter verleihen, sei es workaholisches Arbeiten, Sex, Einkaufen, Spielen, Rauchen oder Essen (Neuy-Bartmann, 2019).

ADHS wird im Rahmen einer multimodalen Therapie *in erster Linie durch Medikamente behandelt,* die vor allem den Wirkstoff *Methylphenidat* enthalten, zum Beispiel in Medikinet adult oder Ritalin adult. Methylphenidat wirkt, indem es die Konzentration der Neurotransmitter Dopamin und Noradrenalin im Gehirn steigert.

> *Aufmerksamkeit und Konzentration werden so verbessert, da das Gehirn so besser arbeiten kann und auch Reize besser filtern kann. Auch Hyperaktivität und Impulsivität werden gemildert.*

Es können Nebenwirkungen auftreten wie Appetitlosigkeit, Gewichtsverlust und Schlafstörungen. Wenn das Medikament bereits im Jugendalter vor dem achtzehnten Geburtstag eingenommen wurde kann auch mit dem Wirkstoff Lisdexamphetamin (Medikament Elvanse) behandelt werden. Bringen diese Medikamente keine Linderung der Symptomatik, kann mit Atomoxetin mit dem Medikament Strattera behandelt werden. Atomoxetin wirkt anders, erhöht jedoch auch die Konzentration von Noradrenalin im Gehirn. Als Nebenwirkungen können hier Appetitlosigkeit, ein trockener Mund und Schlaflosigkeit auftreten sowie auch Lustlosigkeit und Erektionsstörungen. Die Medikamente können zu einer Erhöhung des Blutdrucks führen und den Puls erhöhen. Behandelnde Fachärzte für Psychiatrie und Psychotherapie, psychosomatische Medizin, Psychotherapie und Neurologie prüfen daher vorab die physische und vor allem die Herzgesundheit (IQWiG, o. J.a.).

Methylphenidat ist zudem ein amphetaminähnlicher Stoff der unter das *Betäubungsmittelgesetz* fällt. Eine Behandlung Betroffener von ADHS mit einer solchen Stimulanzientherapie macht jedoch *nicht* abhängig. Nach Absetzen des Medikaments kann allerdings der Wunsch bestehen, es wieder zu nehmen, wenn die Symptomatik wieder auftritt. Betroffene mit unerkannter und unbehandelter ADHS haben sogar eine signifikant höhere Tendenz für die Entwicklung einer Sucht mit Substanzmissbrauch als die restliche Bevölkerung. Der Anteil an Rauchern ist deutlich erhöht, auch Cannabis wird häufig über einen langen Zeitraum konsumiert (Praxis Suchtmedizin Schweiz, 2023).

Neueste Forschungen der Universität Freiburg zeigen, dass eine Behandlung von ADHS mit Methylphenidat wirksamer war als eine reine Gruppen-Psychotherapie.

Betroffene fühlen sich bei wirkender Medikation oftmals nach einem langen Leidensweg an Erfahrungen, dass es ihnen, trotz kräfteraubender Anstrengungen sich zu konzentrieren und motiviert durchzuhalten, nicht gelingt, ein Thema zu Ende zu bringen, damit erstmalig dazu in der Lage, ihre PS wirklich auf die Straße zu bringen und ihr Gehirn richtig zu nutzen. Als befreiend erleben Betroffene in diesem Zusammenhang auch ihre deutlich weniger emotionalen inneren und äußerlich sichtbaren Reaktionen. Sie fühlen sich wie umhüllt von einem abpuffernden dickeren Fell als ohne die Medikation. Die Alltagsbewältigung kostet sie so deutlich weniger Energie für Körper und Geist, die beide mit ADHS ständig auf Hochtouren laufen, um aufmerksam bei einer Sache zu bleiben. Denn es frisst sehr viel Energie, die eigene innere Unruhe zu managen, den Flohzirkus an umherspringenden chaotischen Gedanken immer wieder zu fokussieren, und sich im Zweifel doch auch immer wieder darüber schwarz zu ärgern, die Folgen tollpatschiger Unachtsamkeit, Impulsivität oder Vergesslichkeit wieder geradebiegen zu müssen. Vielleicht kann man dies gut mit einem Auto vergleichen, das ein Loch im Tank hat und man so Unmengen mehr Benzin verbrauchen muss, um die gleiche Strecke an Kilometern zurückzulegen als nicht von ADHS Betroffene ohne Loch im Tank. Unbehandelt kann dies vor allem bei hyperaktiven ADHS-Betroffenen im Laufe der Jahre körperlich zu Bluthochdruck führen und endet psychisch und körperlich wie bereits erwähnt nicht selten in einem Burnout-Syndrom. Hypoaktive ADSler hingegen tendieren dazu, an sich selbst zu zweifeln, sich einzuigeln und sozial zurückzuziehen.

Je nach Ausprägung der Symptomatik legt eine gut eingestellte Medikation so überhaupt erst einmal das Fundament, dass Betroffene an ihrem Selbstmanagement arbeiten können. Sie

> *können sich so durch eine bessere eigene Organisation klare übersichtliche Strukturen in ihrem Leben etablieren und dies trainieren. Teilweise beschließen ratlose, austherapierte Betroffene doch noch eine medikamentöse Behandlung und ihnen kann so letztlich doch wunderbar geholfen werden. Der Grundstein ist dann gelegt, um zu lernen, sich entsprechend selbst zu organisieren. Denn klare Strukturen und Regeln sind für Betroffene sehr wichtig. Hier können für mehr Lebensqualität schon konsequente Wochenpläne mit klaren beruflichen und privaten To-dos, vor allem im Haushalt, unterstützen. Es hilft zudem, sich in diesem Rahmen anzugewöhnen, Unangenehmes wenn möglich sofort zu erledigen und es nicht weiter auf die lange Bank zu schieben. Wenn ein gutes Selbst- und Stressmanagement so verinnerlicht wurde und zum Gestalten des eigenen Lebens idealerweise wie das tägliche Zähneputzen dazu gehört, kann sehr häufig auch wieder auf die Einnahme von Medikamenten verzichtet werden. Denn für viele der Betroffenen besteht kein Grund, die Medikation ein Leben lang zu nehmen* (Neuy-Bartmann, 2019).

Vielleicht ist dies ein wenig zu vergleichen mit Schwimmflügeln oder Schwimmwesten, mit denen Kinder schwimmen lernen, bis sie die Bewegungsabläufe so verinnerlicht haben, dass sie sich so sicher und kraftvoll fühlen, dass sie ab dem Zeitpunkt ganz einfach ohne diese Unterstützungen selbständig schwimmen können.

Wenn ein Betroffener die Behandlung mit Medikamenten jedoch generell ablehnt oder wenn diese auf Grund von Nebenwirkungen nicht eingesetzt werden dürfen, dann kommt nur die *Psychoedukation und Psychotherapie* zum Einsatz (Amrhein, 2020b). Dies gilt ebenso für die ungefähr 20–50 % der adulten Betroffenen, bei denen Medikamente nicht wirken (Elsässer et al., 2010). Der Patient erlernt so, mit seinem ADHS umzugehen, für sein Lebens- und Arbeitsumfeld optimalere Bedingungen zu gestalten und seine individuellen Talente zu fördern. Dies kann auch bei gutem Ansprechen auf Medikamente, wenn diese eingesetzt werden wollen, und die parallele psychologische Unterstützung zu *einem langen Prozess mit positiven und herausfordernden negativen Phasen* werden (ADHS Deutschland e.V., o. J.a.).

Ergänzend kann im Rahmen eines multimodalen Therapieansatzes zudem *Neurofeedback* eingesetzt werden. Dies ist eine *Methode des Biofeedbacks* und ein wissenschaftlich anerkanntes Verfahren, um die Symptome in Form von Aufmerksamkeitsproblemen, Schwächen in der Konzentration und auch deren Ursachen zu lindern. Signale des Körpers und Aktivitäten des Gehirns werden dem Betroffenen in Echtzeit über einen Bildschirm angezeigt. Dazu werden ihm für die Sitzung Elektroden auf der Kopfhaut angebracht. Dadurch lernt der Betroffene, seine Gehirnaktivitäten selbst zu steuern. Dies führt so zu mehr Selbstregulation und ist für Betroffene oft ein völlig neues Erlebnis. Es werden 20–40 Sitzungen empfohlen (Oberberg GmbH, 2021). Zudem kann eine sogenannte *oligoantigene Ernährung* in Einzelfällen ebenfalls die ADHS-Symptomatik lindern. Man verzichtet hier unter anderem auf Wurst, Süßigkeiten, Fertigprodukte und Softdrinks. Auch der Verzicht auf Milch und Weizenprodukte kann die Symptomatik reduzieren (Neuy-Bartmann, 2019).

Das Erlernen und regelmäßige Anwenden eines Entspannungsverfahrens oder auch Achtsamkeitstrainings wie Meditation (Ratgeber ADHS, o. J.a. f.), Yoga (Weber, 2013) *und generell sehr wichtig, Sport, können als ergänzender Therapiebaustein die Symptome lindern und so die innere Ruhe positiv beeinflussen (Lux et al., 2020). Auch Maltherapie, Musiktherapie, körperzentrierte Therapie oder Bewegungstherapie wirken sich positiv aus* (Huggenberger, o. J.a.).

Noch weitere Forschungen wären hier jedoch wünschenswert. Sport wirkt zudem antidepressiv und trainiert die eigene Selbstdisziplin und Selbstwirksamkeit. Dies wirkt sich so auch positiv auf das Selbstbewusstsein aus (Neuy-Bartmann, 2019). Auf diese Ansätze wird im Rahmen Ihres Selbstcoachings noch näher eingegangen und auch erläutert, wie sich diese im Rahmen Ihres Selbstmanagements bei ADHS für Sie nutzen lassen, um selbst damit Ihre Symptomatik zu lindern.

1.3 Inklusion von ADHS-Betroffenen im Berufsleben

Leider ist ADHS im Erwachsenenalter bis heute auch unter Arbeitgebern noch kaum bekannt. Es wäre wünschenswert, dass hier im Rahmen der zunehmenden Aktivitäten vieler Unternehmen im Bereich *Diversität und Inklusion* auch ADHS als Teil des Spektrums an neurodiversen Störungsbildern Aufmerksamkeit geschenkt wird. Gleiches gilt auch für die weiteren Störungsbilder des Spektrums wie zum Beispiel Autismus, Dyskalkulie, Legasthenie und Dyspraxie.

Neurodiversität umfasst keine pathologischen Störungen Betroffener, sondern die genetische Verschiedenartigkeit hinsichtlich individueller Gehirnfunktionen und Verhaltensmerkmale. Sie ist ebenso wie das Geschlecht, die sexuelle Orientierung, die Ethnie oder Behinderungen ein Teil der sozialen Vielfalt der menschlichen Bevölkerung. Diversität und Inklusion in Unternehmen zu fördern, zielt darauf ab, mit den Stärken der Mitarbeiter und deren verschiedenartigen Persönlichkeiten und sozialer Vielfalt bestmöglich den Unternehmenserfolg voranzutreiben. Verschiedene Studien belegen schon länger, dass heterogene Teams erfolgreicher arbeiten als homogene

Teams. Sie bringen mehr kreative Ideen und Blickwinkel für Problemlösungen ein (Workwise GmbH, 2021).

Mir, als selbst Betroffene mit milder Symptomatik, ist es eine Herzensangelegenheit, mit diesem Buch mehr Bewusstsein für das Thema ADHS im Erwachsenenalter zu schaffen. Denn Betroffene von ADHS und generell Neurodiversität arbeiten leider vielfach in Arbeitsumfeldern, die ihre besondere Art zu sein *noch nicht* wertschätzend verstehen. So kommt es selten dazu, dass ein Betroffener dort offen mit seinem ADHS umgeht. Dies soll nicht bedeuten, sich dadurch ungerechtfertigte Sonderbehandlungen einzufordern. Es heißt vielmehr, dem Arbeitgeber die Möglichkeit zu geben, dazu beizutragen, die Stärken des Mitarbeiters durch ein für ihn inklusives Arbeitsumfeld und einen inklusiven Führungsstil und kollegiales Miteinander optimal zu fördern. Diese Offenheit sollte jedoch nicht den unterschwelligen Druck verursachen, dass man jetzt als Betroffener erst recht ständig unter Beweis stellen muss, dass man trotz seines ADHS sehr gute Arbeit abliefert (Neuy-Bartmann, 2019). Die Hemmschwelle ist daher immer noch groß, sein ADHS öffentlich zu machen aus Angst vor Stigmatisierung und negativer Bewertung sowie Angst davor, sich mögliche weitere Karriereschritte dadurch zu verbauen (Hoffmeyer, 2021).

> *Dabei bringt man mit ADHS nicht dauerhaft eine unterdurchschnittliche Arbeitsleistung oder wird gar arbeitsunfähig. ADHS-Betroffene können sehr wertvolle Mitarbeiter für einen Arbeitgeber sein, denn sie sind extrem begeisterungsfähig. Haben sie in ihrer Arbeit ihre absolute Leidenschaft gefunden, die sie wirklich begeistert, kann es auch durchaus sein, dass sie viele Stunden am Stück im Hyperfokus arbeiten. In diesem arbeiten sie deutlich effizienter, konzentrierter, sorgfältiger*

und schneller oder, je nach Arbeitsfeld, auch sehr kreativ, innovativ und ideenreich im Vergleich zu nicht von ADHS-Betroffenen. Ihr Fokus bei der Arbeit ist dann so extrem, dass alles andere ausgeblendet wird. Dies ist eine ihrer ganz besonderen Stärken. Viele ADHSler arbeiten in Hochleistungsjobs (Gelowicz, 2022). *Sie entwickeln sich häufig auch zu Experten in einem bestimmten Gebiet und gelangen hier zu neuen, kreativen Erkenntnissen.*

Betroffene haben häufig gerade dann sehr kreative Eingebungen, wenn sie *nicht* konzentriert über etwas nachgrübeln, sondern vielleicht beim Warten in der Supermarktschlange oder beim Autofahren. Sind sie von etwas überzeugt, treten sie durchaus altruistisch dafür ein. Herausfordernd für sie ist es jedoch, sich in ihren bunten Sträußen an Ideen und Zielen nicht im Detail zu verlieren, sondern sich auf die wesentlichen Dinge zu fokussieren und diese konsequent zu verfolgen und final in die Tat umzusetzen. Schaffen sie dies, indem sie sich ein konsequentes Selbst- und Stressmanagement für mehr Lebensqualität in ihrem Leben aneignen, das ihre PS strukturiert kanalisiert und auf die Straße bringt, können sie sehr viel erreichen im Leben. Umso wichtiger ist es, dass sie *ein Arbeitsfeld finden, das sie wirklich begeistert* (Neuy-Bartmann, 2019). Viele Betroffene sind erfolgreich in den (Neuen) Medien, als Journalist, in der Werbung oder Creative Design tätig. Jedoch auch in der Forschung, Gestaltung (zum Beispiel Innenausstatter), der Pflege, Behörden, Verwaltung, Industrie, Handwerk und in der Wirtschaft sind ADHS-Betroffene erfolgreich. Betroffene von ADHS finden sich auch häufig in Jobs mit viel Bewegung wie zum Beispiel als Gärtner oder Fitnesstrainer. Durch ihre besondere Art zu sein haben sie neben den bekannten Defiziten durch ihre Symptomatik einfach ganz außergewöhnliche Stärken und Talente, die für Arbeitgeber sehr von Nutzen sein können (Ratgeber ADHS, o. J.a. o.).

ADHS-Symptome fördern zudem auch wichtige unternehmerische Qualitäten wie eine ausgeprägte Bereitschaft, Neues auszuprobieren, Risiken einzugehen, Leidenschaft und Beharrlichkeit. Laut jüngster Forschungsergebnisse haben Unternehmer überdurchschnittlich oft ADHS. In einer niederländischen Studie dazu wurden 20,7 % der 164 teilnehmenden Unternehmer als Betroffene von ADHS ermittelt. Hat ein Betroffener eine starke Leidenschaft für seine Unternehmensgründung und dessen Aufbau, so bleibt er hier beharrlich dran und fokussiert dauerhaft seine Aufmerksamkeit, da hier seine Begeisterung für das, was er tut, absolut überwiegt (Hatak et al, 2021). *Er agiert so stärkebasiert und schwimmt als Pinguin in seinem Wasser und ist voll in seinem Element.*

ADHS-betroffene Unternehmer bringen auch durch ihre impulsive Symptomatik spezifische Stärken mit, denn sie treffen Entscheidungen häufig intuitiv im Gegensatz zu nicht betroffenen Unternehmern. Dieses intuitive Handeln fühlt sich für sie richtig an, auch wenn es nicht immer zum gewünschten Ergebnis führen sollte. Sie reagieren so in unvorhergesehenen Krisen angstfrei und lösungsorientiert. Begeistert sie ihre Arbeit an und im Unternehmen, so haben sie zudem die Fähigkeit, über längere Zeit überdurchschnittlich intensiv konzentriert und effizient im *Hyperfokus* zu arbeiten. Dieser *flowartige Zustand* ist eine absolute Superpower von ADHS-Betroffenen. Sie können so völlig von etwas, das sie begeistert über Stunden, Tage bis Wochen oder Monate absorbiert werden und so durch ihr hohes ADHS spezifisches Aktivitätslevel, ihre Leidenschaft, Beharrlichkeit und ihr Fachwissen als Experte einen klaren Wettbewerbsvorteil erlangen. *Da dieses Level an Energie jedoch nicht dauerhaft stabil hoch ist, kommt den Betroffenen hier ihre Selbstständigkeit sehr entgegen. Denn so können sie sich ihre Arbeit gezielt selbst einteilen* (Wiklund et al., 2016).

Unternehmen wie Vattenfall (Vattenfall GmbH, o. J.a.), SAP, Hewlett Packard Enterprise (HPE), Microsoft, Willis Towers Watson, Ford, Ernst & Young, Caterpillar, Dell Technologies, Deloitte, IBM und J. P. Morgan Chase haben dies für sich bereits erkannt und sind erfreulicherweise bereits *im Bereich von Diversität und Inklusion beispielhafte Vorreiter für das Thema Neurodiversität.* Sie haben begonnen zum Beispiel Human-Resources-Prozesse zu ändern und interne Programme ins Leben zu rufen oder auch Vorträge und teils auch Trainings für ihre Führungskräfte und Mitarbeiter anzubieten. Diese zielen zum einen darauf ab, eine größere Zugänglichkeit für potenzielle neurodiverse Mitarbeiter zu schaffen, und zum anderen ihren Mitarbeitern näherzubringen, wie Inklusivität für neurodiverse Mitarbeiter mit zum Beispiel ADHS oder Autismus im Arbeitsumfeld optimal gelebt werden kann (manager magazin, 2020). Das Beratungshaus EY hat zum Beispiel das *Neurodiversity Center of Excellence* ins Leben gerufen und rekrutiert, schult und stellt hier fokussiert Bewerber aus dem Autismus-Spektrum ein. Laut EY hat dies die Innovationskraft des Unternehmens und die Führungskompetenzen seiner Manager nachhaltig gefördert sowie auch den Stolz der Belegschaft, den inklusiven Geist bei der Arbeit mit fördern zu können (Akin, 2021).

Diese inklusive Haltung kann anderen Arbeitgebern als Beispiel dienen. Denn schon ein vertrauensvoller Dialog mit inklusiv eingestellten Vorgesetzten und Personalern kann die Basis schaffen, um mit vielleicht sogar wenigen Veränderungen ein verbessertes Arbeitsumfeld für den Betroffenen zu schaffen, das seine Symptomatik minimiert und er so sein volles Potenzial für den Arbeitgeber entfalten kann. Letzteres geschieht vielfach leider jedoch noch nicht, aus Angst vor Stigmatisierung, als Betroffener sein ADHS öffentlich zu machen.

Ich möchte daher mit meinem offenen Umgang mit meinem ADHS und auch diesem Buch einen ersten Schritt unternehmen, mich für mehr Inklusion von ADHS-Betroffenen im Arbeitsleben zu engagieren und hier mehr aufzuklären. Mein Wunsch ist, dass ADHS im Erwachsenenalter als neurodiverse Störung sowie auch Neurodiversität generell ein fester Bestandteil auf den Agenden von Diversität und Inklusion von Arbeitgebern wird.

Betroffene sollten in einem wertschätzenden Umfeld offen mit ihrer ADHS umgehen können, ohne Stigmatisierung von Vorgesetzten, Kollegen oder Mitarbeitern befürchten zu müssen.

Denn wir leben leider immer noch in einer Zeit, in der sogar einzelne Fachleute davor warnen, sein ADHS bei seinem Arbeitgeber von Beginn an offen anzusprechen, um Nachteile oder Stigmatisierung zu vermeiden. Und diese Warnungen sind leider auch häufig noch berechtigt, weil wir noch nicht in einer für ADHS inklusiven Arbeitswelt leben (Hoffmeyer, 2021).

1.4 Die Bedeutung von Coaching bei ADHS im Erwachsenenalter

In einer multimodalen ADHS-Therapie im Erwachsenenalter gewinnt *Coaching als Hilfe zur Selbsthilfe* zunehmend an Bedeutung (D'Amelio et al., 2010). Coaching ist generell kein geschützter Begriff. Greif (2008a, S. 59) definiert Coaching sowohl auf der individuellen als auch auf der Gruppenebene wie folgt:

> *„Coaching ist eine intensive und systematische Förderung ergebnisorientierter Problem- und Selbstreflexionen sowie Beratung von Personen oder Gruppen zur Verbesserung der Erreichung selbstkongruenter Ziele oder zur bewussten Selbstveränderung und Selbstentwicklung. Ausgenommen ist die Beratung und Psychotherapie psychischer Störungen."*

Im Coaching-Prozess sollten so idealerweise die verschiedenen sozialen Systemebenen eines Menschen berücksichtigt werden, das heißt nicht nur der Mensch alleine, sondern er in seinem beruflichen und privaten Umfeld und als Individuum einer Gesellschaft. Im systemischen Coaching werden daher die unterschiedlichen Beziehungen und Strukturen im sozialen System des Klienten analysiert und bei der ressourcenorientierten Problemlösung mit einbezogen. *Coach und Coachee interagieren dabei auf Augenhöhe.* Der Klient ist der Experte für die Erarbeitung der Lösung seiner Themen und der Coach unterstützt ihn durch zielgerichtete Interventionen (Institut für Bildung und Coaching, o. J.a.). Diese Haltung entspricht auch dem Ansatz Ihres Selbstcoaching-Prozesses im zweiten Teil dieses Buches. Er soll Ihnen nach den umfangreichen Informationen zum Thema ADHS im ersten Teil des Buches im zweiten Teil ausschließlich die Struktur und den Rahmen vorgeben, innerhalb dessen Sie für sich dann Ihre ganz individuellen Lösungen entwickeln.

Wichtig ist mir hier nochmal, den Einsatz von Coaching und systemischem Coaching im Rahmen der multimodalen Therapie von ADHS klar von der Psychotherapie abzugrenzen. Ryffel-Rawak (2003a, S. 3) definiert dies wie folgt:

> *„Coaching ist eine unspezifische Methode, die sich jeweils an der konkreten Situation und spezifischen Problemen eines Betroffenen orientiert. Die Verhaltenstherapie dagegen ist eine*

problemorientierte, strukturierte, konkrete und spezifische psychologische Behandlung. Bei der kognitiven Verhaltenstherapie wird der Zusammenhang zwischen Stimmung, Denken und Handeln ermittelt. Es wird davon ausgegangen, dass eine wechselseitige Beziehung zwischen Denken, Fühlen und Handeln besteht. Handlungen, die zu einem negativen Ergebnis geführt haben führen zu falschen Schlussfolgerungen, mit der Folge einer negativ verzerrten Realität. Die eigene Person, die Sicht der Welt und der Zukunft werden in einem negativen Licht gesehen und der Betroffene wird je nach Persönlichkeitsstruktur und Vulnerabilität in eine depressive, ängstliche Stimmung verfallen. Eine ins Abwärts führende Spirale setzt ein."

Diese verzerrten Denkmuster, die Betroffene blockieren können, werden bei der kognitiven Verhaltenstherapie ausschließlich mit einem in dieser psychotherapeutischen Methode ausgebildeten Therapeuten (Psychologen oder Psychiater) gemeinsam sichtbar gemacht und bearbeitet.

Erst anschließend sollten weitere notwendige Maßnahmen im Rahmen eines Coachings mit dem Ziel durchgeführt werden, die Selbstbestimmung und Selbstwirksamkeit der Betroffenen weiter zu stärken (Ryffel-Rawak, 2003b). *Im Gegenzug kann ein rechtzeitiges Coaching eine erfolgreiche Prävention darstellen und Lebenskrisen sowie eine daraus resultierenden Therapie vermeiden (* (Migge, 2014). *Dabei möchte Sie dieses Buch unterstützen und Ihre Resilienz, Ihre psychische Widerstandskraft, präventiv stärken.*

Wichtig zu wissen ist zudem, dass der Begriff *ADHS-Coach* genau wie der Begriff *Coach* nicht gesetzlich geschützt ist, auch nicht das Angebot eines *ADHS-spezifischen Coachings*. Im deutschsprachigen Raum und auch international gibt es noch keine definierten Ausbildungskriterien für ein ADHS-spezifisches Coaching (D'Amelio et al., 2010). Ein ADHS-Coach sollte neben fundierten Coaching-Fähigkeiten auch aktuellstes Wissen zu der Störung haben sowie eine Kompetenz an Coaching-Methoden, die auf die Linderung der drei Leitsymptome einzahlt. Wichtig ist es auf der Beziehungsebene aufgrund der Symptomatik auch ein noch höheres Maß an Sozialkompetenz mitzubringen als ein normaler Coach, vor allem Geduld und Frustrationstoleranz (Hinkelmann, 2016b). Meine Empfehlung ist, dass Sie als Coachee darauf achten, dass Sie sich in der Beziehung zu einem Coach wertgeschätzt und wohl fühlen und sich so auf Augenhöhe vertrauensvoll öffnen können. Wenn jemand vom Bauchgefühl nicht zu Ihnen passt, schauen Sie sich vielleicht lieber noch andere Coaches um, bis es für Sie auf der Beziehungsebene stimmig *klickt*.

Eine australische Studie (Stevenson et al., 2002) zeigt bereits gute Ergebnisse für die Kombination von Coaching mit kognitiver Verhaltenstherapie. Auch eine Studie von Kubik (2010) aus den USA belegt die Effektivität von Coaching im Rahmen einer multimodalen Therapie. *In den USA nimmt Coaching bei ADHS heute schon signifikant viel mehr Raum ein und das Angebot ist deutlich größer als im deutschsprachigen Raum.* Für diesen gibt es leider auch noch keine wissenschaftlichen Untersuchungen für die Effektivität eines Coachings bei ADHS. Weitere Forschungen wären daher hier noch wünschenswert. D'Amelio et al. (2010) haben allerdings für Coaches ein Coaching-Konzept entwickelt, das auf erwachsene ADHS-Betroffene zugeschnitten ist. Hinkelmann (2016b) hat für Coaches zudem ein ADHS-Coaching-Konzept für erwachsene Betroffene mit explizit leichter bis mittelschwerer ADHS-Symptomatik ohne weitere diagnostizierte Krankheitsbilder (Komorbiditäten) für deren beruflichen Kontext entwickelt.

D'Amelio et al., (2009a S. 130; Ergänzung der Autorin) definieren Coaching bei ADHS in diesem Kontext wie folgt:

„ADHS-Coaching bezeichnet einen individualisierten und maßgeschneiderten Beratungs- und Begleitprozess im Einzelsetting, mit dem Ziel[,] den ADHS-Betroffenen bei der Strukturierung des Alltags und (besseren) Bewältigung von Aufgaben im privaten oder beruflichen Kontext zu unterstützen, um damit (mittelfristig) ein Mehr an Selbstbestimmung beziehungsweise Selbstwirksamkeit und Lebensqualität zu erlangen."

Das ADHS-Coaching-Konzept von Hinkelmann (2016b) zielt explizit auf Erwachsene für deren beruflichen Alltag ab und auch nur auf Betroffene mit leichter bis mittelschwerer Symptomatik ohne Komorbiditäten (wie zum Beispiel Depressionen, oppositionelle Verhaltens- oder Persönlichkeitsstörungen sowie Lern- oder Sprachstörungen). Das Ziel des Konzepts ist es, den Selbstwert des Klienten zu steigern, dessen Aufmerksamkeit zu stärken und das Bewusstsein zu bilden, dass viele Probleme dem ADHS und nicht seiner Persönlichkeit geschuldet sind. Dies soll ihn motivieren und seine Autonomie stärken.

Interessierte Coaches, die sich für das Coaching von ADHS-Betroffenen interessieren, finden über dieses Buch hinaus in der auf meiner Website www.tapetenwechsel.me nach Anmeldung verlinkten *Facharbeit zu meiner Ausbildung* zum *Systemischen Coach & Change Manager* am *INeKO Institut der Universität Köln* aus dem Jahr 2021 auch detaillierte Infos zu den beiden Konzepten.

Was es jedoch noch nicht gibt, und das ist mein persönliches „warum" für dieses Buch, ist ein klar strukturierter Selbstcoaching-Prozess für erwachsene ADHS-Betroffene mit leichter bis mittelschwerer Symptomatik, die keine weiteren Begleitstörungen aufweisen, um mit diesem selbstwirksam ein Selbst- und Stressmanagement für ihr berufliches und privates Leben zu verinnerlichen, und so ihre Stärken zu aktivieren und ihre Resilienz zu stärken. Es gibt zwar online und in Fachbüchern von ADHS-Experten vielfältige wissenschaftlich fundierte Informationen und Tipps in Form von Psychoedukation für ein besseres Selbstmanagement mit ADHS, allerdings noch keinen klar strukturierten Selbstcoaching-Prozess. Jedoch benötigen insbesondere ADHS-Betroffene eine klare Struktur in ihrem Leben und ihrem Alltag, an der sie sich orientieren können. Diesen möchte ich nun als Systemischer Coach mit diesem Buch anderen Betroffen als Hilfe zur Selbsthilfe zur Verfügung stellen.

Dieser Selbstcoaching-Prozess ersetzt keine Psychotherapie, keine Selbsthilfe-Gruppe und auch kein persönliches 1:1-Coaching. Er kann Ihnen jedoch den Rahmen geben, sich selbst und Ihre individuelle ADHS Symptomatik alleine für sich besser kennen zu lernen. Er unterstützt Sie so idealerweise ein Stück auf Ihrem Weg dabei, lösungsorientiert Ihre individuellen Stärken und Potenziale zu erkennen und zu entfalten, und so erfüllter mit Ihrer ADHS zu leben. Sie lernen, sich ein strukturiertes Selbstmanagement für Ihr Leben zu gestalten, das voll auf Ihre individuellen Bedürfnisse einzahlt, und so dazu beitragen kann, Ihre individuelle ADHS-Symptomatik nachhaltig zu lindern. Sollten Sie im Anschluss oder im Verlauf dieses Buches dennoch das Gefühl haben, alleine einfach nicht weiterzukommen mit einzelnen Themen, oder Sie wünschen sich vielleicht sogar, dass Sie in Ihrem Selbstcoaching-Prozess komplett begleitet werden, können Sie ergänzend sehr gerne 1:1-Coachings bei mir buchen. Denn oftmals hat man für sich blinde Flecke, für die es Sinn machen kann, dass jemand Ihnen hier beim Ausleuchten hilft. Ich unterstütze Sie gerne dabei auf Ihrem

Weg. Mein aktuelles Coaching-Angebot an persönlichen und Online-Coachings finden Sie dazu auf meiner Website www.tapetenwechsel.me.

1.5 Life Hacks für mehr Lebensqualität mit ADHS im Erwachsenenalter

ADHS ist absolut keine Schicksalsdiagnose. Viele Menschen haben die Symptomatik zwar, verspüren jedoch keinen Leidensdruck. Sie haben sich intuitiv im Laufe der Zeit selbst eine gute Lebensqualität gestaltet (Neuy-Bartmann, 2019). Verspürt man jedoch einen Leidensdruck, so haben sich bereits viele ADHS-Experten damit auseinandergesetzt, wie man sich selbst mit *Psychoedukation* helfen kann, um seine Symptomatik mit einer nachgeholten Selbsterziehung, Disziplin und einem konsequenten Selbstmanagement zu minimieren. Es gibt diverse solcher wichtiger, *von ADHS-Fachleuten empfohlenen Life Hacks*, die man als Betroffener für mehr Lebensqualität für sich nutzen kann (Amrhein, 2020b). Im Folgenden werden diese für Sie komprimiert vorgestellt.

> *Übung 2 – Identifikation stimmiger ADHS-Life-Hacks für Ihre Symptomatik*
>
> *Je besser Sie Ihre ADHS-Symptome bisher verstanden haben und Frieden mit ihnen geschlossen haben, umso besser können Sie die für Ihre Symptome passenden Life Hacks in Ihrem späteren Selbstcoaching für sich nutzen. So können Sie gezielt an sich arbeiten und Ihre Symptomatik optimal lindern. Verstehen Sie die nachfolgend vorgestellten Life Hacks bitte als reine Empfehlungen und Impulse und adaptieren Sie diese für sich bei Bedarf, wenn sich das für Sie sinnvoller anfühlt. Denn es gibt nicht „die" Life Hacks und „den" Umgang mit*

ADHS. Jeder Mensch ist individuell und anders. Horchen Sie beim weiteren Lesen bitte einfach in sich hinein, welche Ihnen davon gut tun könnten und welche nicht. Aufbauen können Sie dazu jetzt auf Ihren bisherigen Notizen zu Ihren individuellen ADHS-Symptomen, die Sie bei sich bereits wiedergefunden haben. Sammeln Sie jetzt beim weiteren Lesen bitte für jedes dieser ADHS-Symptome den für Sie stimmigen Life Hack, den Sie gerne regelmäßig in Ihrem Leben umsetzen möchten, um so Ihre Symptomatik bestmöglich zu lindern.

Wir kommen am Ende des Kapitels dann auf diese gesammelten Life Hacks zurück, und Sie prüfen dann für sich, welche *Top-3-Life-Hacks* Sie von diesen ganz priorisiert und konkret für sich angehen möchten. Denn oft wollen ADHS-Betroffene am besten alles gleich und sofort umsetzen und den Effekt natürlich auch gleich morgen sehen. Das ist ein bisschen wie auf Instagram oder beim Friseur in der Bild der Frau oder Mens Heath die xte Saft Diät oder In-null-Komma-nichts-Eiweiß-Ernährungsumstellung mit dem Ziel, zehn Kilogramm Gewichtsverlust in einer Woche anzuvisieren, und ernsthaft zu glauben, alleine schon das Lesen hat uns jetzt mindestens gerade schon ein Kilo schlanker gemacht. Doch so einfach ist es leider nicht bei der nachhaltigen Etablierung von neuen Routinen in Ihrem Leben. Die Zauberformel, die Ihnen hier helfen kann und ein ganz wesentlicher Schlüssel für das ADHS-Superpower-Paradies hinter der Tür im nächsten Zimmer sein wird, ist ab sofort: konsequente und vor allem *realistische Zwischenziele* auf Ihrem Weg zu mehr Lebensqualität mit Ihrer ADHS (Neuy-Bartmann, 2019). Doch mehr dazu später. Zunächst wünsche ich Ihnen jetzt inspirierende Erkenntnisse beim Kennenlernen und Notieren möglicher stimmiger ADHS-Life-Hacks zur Linderung Ihrer Symptomatik. Viel Spaß dabei!

1.5.1 Innere Haltung und Selbstvertrauen

Wichtig ist in jedem Fall Ihre innere Haltung zu Ihrer ADHS, sodass Sie sie wirklich akzeptieren, Frieden mit ihr geschlossen haben und nun proaktiv Ihr Leben mit ADHS mit mehr Lebensqualität gestalten möchten. Dies wird wie gesagt eventuell ein langer Prozess mit möglicherweise Auf und Abs sein und leider keine Spontanheilung (ADHS Deutschland e.V., o. J.a.). Hier sind Disziplin und Durchhaltevermögen von Ihnen gefragt. *Ihre innere Haltung ist dabei ganz entscheidend, ob Sie diesen Weg für sich konsequent weitergehen* (D'Amelio et al., 2009b).

> *Vergleichen Sie dies vielleicht einmal mit dem Anlegen eines Salatbeets. Sie säen die Samen in die Erde ein und dann dauert es einige Wochen mit einem optimalen Standort und Ihrer richtigen Pflege, bis Sie sich zur Ernte von satten fetten Salatköpfen beglückwünschen können. Die Salate werden leider nur auch nicht schneller wachsen, wenn Sie sie wochenlang täglich ungeduldig grimmig gießen oder wenn sie daran ziehen.*

Denn das Leben und auch andere Menschen geben uns leider nicht immer das, was wir uns wünschen und auch oft nicht in dem Tempo, wie wir uns das wünschen, sondern legen uns leider immer wieder täglich neu die Karten vor die Füße, auch wenn sie uns oft nicht gefallen. Nur *Sie* können entscheiden, ob Sie sich darüber grämen und die Karten liegen lassen und passiv in einer Opferrolle bleiben, oder ob sie die Karten immer wieder neu spielen und *gestalten* möchten. Ihre aktuellen Karten, die vor Ihnen liegen, sind Ihre ADHS-Diagnose und der Leidensdruck durch ihre Symptomatik. Und *Sie* entscheiden ganz alleine für sich selbst, ob Sie sich zukünftig im Umgang mit sich und auch mit anderen Menschen reflektieren und an sich arbeiten möchten, wenn vielleicht einmal wieder Ihre Symptomatik die Zügel in der Hand hat, und Sie sich selbst und ihr Umfeld damit stressen. *Sie* entscheiden alleine, ob Sie ab jetzt Ihre vielleicht kritische Erwartungs- und Anspruchshaltung an sich, das Leben und Ihr Umfeld bewusst hinterfragen möchten. Denn vielleicht ist diese viel zu gering und Sie spüren Ihre eigenen Bedürfnisse gar nicht mehr, weil Sie so sehr bei der Erfüllung der Bedürfnisse der anderen sind. Oder aber Ihre Erwartungshaltung ist vielleicht auch viel zu hoch und einfach sowohl für Sie selbst als auch für Ihr Umfeld schlichtweg nicht realistisch und erfüllbar.

Sie entscheiden ganz allein, ob Sie jetzt proaktiv und eigenverantwortlich Ihren Weg weitergehen möchten, um Ihre ganz persönliche ADHS-Superpower für mehr Lebensqualität zu aktivieren und Ihre PS so auf die Straße zu bekommen.

Und vielleicht betrachten Sie dabei das ein oder andere Mal einfach einmal sich und die aktuell herausfordernden Situationen aus einer gedanklichen Distanz aus der Vogelperspektive mit einer Prise Humor, statt sich bierernst und verbissen weiter im Autopilot von Ihrer Symptomatik vor den Stress-Karren spannen zu lassen, bis zum Beispiel zum nächsten gestressten Wutausbruch, bis zur nächsten Angstreaktion, Erschöpfungsphase oder psychosomatischen Alarmreaktion. Vielleicht könnten Sie letztere auch betrachten wie eine *emotionale Notfallplan-Erinnerungsfunktion* auf ihrem Handy, die Ihnen etwas sagen und gehört werden möchte. Und sie hört erst dann auf, Sie mit ihrem Gebimmel zu stressen, wenn Sie Ihr Handy endlich in die Hand nehmen. Wenn Sie sich die Erinnerungsfunktion einfach mal in Ruhe genauer anschauen und Sie beginnen zu reflektieren, dass vielleicht leider einmal wieder Ihre ADHS Sie gerade heimlich gemanagt hat und eben nicht *Sie* Ihre ADHS. Mit einem gut verinnerlichten Stress- und Selbstmanagement für Ihre Lebensgestaltung wird Ihr Handy im Laufe der Zeit im besten Falle immer weniger dieser Notfall-Erinnerungen an Sie senden.

Und bei diesem Prozess kann Humor, Selbstmitgefühl und Wertschätzung für Sie selbst Sie ungemein durchlockern. Es kann hier helfen, wenn Sie Ihr eigener innerer optimistisch denkender Coach werden, der Sie jeden Tag wie seinen besten Freund behandelt und motiviert (D'Amelio et al., 2009b).

Wenn Sie einmal wieder hingefallen sind, dann hilft er Ihnen, sich wieder aufzurappeln, reicht Ihnen Ihre Krone, besinnt Sie auf Ihre Zuversicht und Ihre Stärken und begleitet Sie motivierend weiter auf Ihrem Weg, Schritt für Schritt.

> ***Übung 3 – ZRM® Online Tool***
>
> *Um sich eine solche Haltung zu verinnerlichen, empfehle ich Ihnen zum motivierenden Selbst-Coaching das ZRM® Online Tool, das auf dem Zürcher Ressourcen Modell ZRM® basiert (Zürcher Ressourcen Modell ZRM®, o. J.a.). Sie finden auf der Homepage* www.zrm-training.de *ein anschauliches, ungefähr zehn Minuten langes Video und werden auf der verlinkten Seite im Literaturverzeichnis zudem selbsterklärend durch Ihr ZRM® Selbstcoaching geleitet. Dieses kann Ihnen wunderbar Zugang zu Ihren individuellen unbewussten Ressourcen schenken und so Ihren Verstand, Ihre Intuition und Ihren Körper verbinden, um eine neue innere Haltung oder Einstellung zu einem Thema Ihrer Wahl zu entwickeln: in diesem Fall Ihr eigener innerer optimistischer ADHS-Coach zu sein. Sie erhalten am Ende ein Ergebnisbild mit einem für sich individuell formulierten Haltungsziel, das Sie erreichen möchten (ähnlich der fiktiven Beispielabbildung in Abb. 1.1). Dies können Sie sich in Ihr Leben als tägliche, immer wieder sichtbare Erinnerung einbauen, zum Beispiel ausgedruckt*

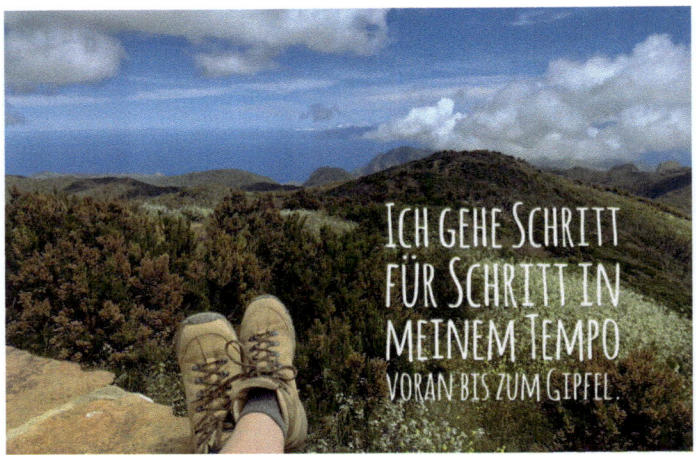

Abb. 1.1 Fiktive Beispielabbildung für ein Haltungsziel. (Eigene Darstellung 2023)

an der Wand zu Hause oder bei der Arbeit, als Hintergrund auf dem Rechner oder dem Handy. Ihrer Kreativität sind hier keine Grenzen gesetzt. Nehmen Sie sich doch jetzt dazu bitte in Ruhe Zeit. Viel Spaß dabei!

Prüfen Sie unabhängig davon, wenn nötig bitte im Laufe Ihres weiteren Weges, auch nochmal Ihre Einstellung zu einer medikamentösen Therapie mit Stimulanzien, wenn diese für Sie aktuell keine Option darstellt. Diese kann Ihnen, wie bereits beschrieben, oft erst die Voraussetzung geben, dass Sie Ihre Life Hacks und Ihr Selbstcoaching-Prozess nachhaltig weiter bringen werden, und Sie Ihre neue Lebensgestaltung so langfristig wirklich verinnerlichen und umsetzen können. Sie können den Weg auch ohne Medikamente gehen, jedoch kostet Sie dies für eine längere Zeit, bis Sie Ihre neuen Gewohnheiten verinnerlicht haben, je nach Ihrer Ausprägung Ihrer Symptomatik sehr viel mehr Energie und Kraft. Genauso wie Ihr

Organismus mehr Energie benötigt und aus dem Gleichgewicht gerät, wenn Sie nach einer Sportverletzung keine Physiotherapie in Anspruch nehmen, um die Ursachen der Symptome so schnellstmöglich nachhaltig zu lindern, kann Sie eine solche Gewohnheitsumstellung ohne Medikamente zunächst sehr erschöpfen. Behalten Sie dies bitte im Hinterkopf, denn ADHS ist eine Stoffwechselstörung im Frontalhirn (ADHS Deutschland e. V., o. J.a.). Ich selbst möchte hier nur nochmals darauf hinweisen und zur Behandlung mit Medikamenten selbst keine Empfehlung äußern. Aus meiner Sicht sollte dies jeder für sich selbst vom Kopf- und Bauchgefühl entscheiden, ob er diesen Weg für sich gehen möchte. Wenn ja, dann können Sie die Möglichkeiten mit einem ADHS-erfahrenen Psychiater oder Neurologen besprechen, bei dem Sie sich in der Arzt-Patienten Beziehung vom Bauchgefühl wohl, gut aufgehoben und kompetent behandelt fühlen.

1.5.2 Positives Selbstbild und Selbstwert

Häufig sind wir in unserem Denken falsch programmiert. Wir empfinden es oft, als hätten wir einfach nur Glück gehabt, wenn uns etwas Gutes passiert. Doch wehe uns passiert etwas Schlechtes. Dann war es kein Pech, nein, dann war es unsere eigene Schuld (Siegle, 2021). Diesen Denkautomatismus gilt es vor allem im Umgang mit Ihrer ADHS zu durchbrechen. Stehen Sie zu Ihrer ADHS und Ihren Schwächen, und lernen Sie damit umzugehen, doch fokussieren Sie sich bitte auch auf Ihre ganz besonderen Stärken. Hier liegt noch Ihre *ungezündete ADHS-Superpower* in Ihnen, die Ihnen vielleicht noch gar nicht bewusst ist. Wenn Sie sie aktivieren, kann sie Ihre PS auf die Straße bringen und Sie so Ihrem Glück ein Stück weit näher. Denn wenn Sie sich ab jetzt ein Leben mit Ihrer ADHS gestalten, das Ihre eigenen *Bedürfnisse* und *Stärken* nährt, dann können Sie Glücksmomente erleben, die Sie sich ganz allein selbst kreiert haben, und nicht, weil Sie dann einfach nur einmal wieder meinen, passiv Glück gehabt zu haben.

Vielleicht leiden Sie auch ab und an unter den bei ADHS häufigen *Weltschmerz-Phasen* (D'Amelio & Steinbach, o. J.a.). Führen Sie sich dann bitte vor Augen, dass sie das sind, was sie sind: Phasen. Und das Schöne ist: *Phasen vergehen wieder.* Machen Sie sich dann bewusst, dass Sie in diesen Phasen eine verzerrte Wahrnehmung von der Welt haben, wie eine beschlagene Brille. *Nutzen Sie hier Ihre Impulsivität und lenken sich mit etwas Schönem ab, was Ihnen gut tut.* Das kann ungemein helfen, Ihren Fokus wieder auf etwas Positives zu legen. Gehen Sie in solchen Phasen wertschätzend und lobend mit sich um, statt sich zum Beispiel ständig mit anderen zu vergleichen und Ihre Zeit mit Fernsehen oder sozialen Medien totzuschlagen, die sie keinen Millimeter weiter aus Ihrem Stimmungstief bringen. Vor allem soziale Plattformen wie Facebook, Instagram und TikTok sind oftmals ein Nährboden, um ein schwaches Selbstwertgefühl in solchen Phasen noch mehr ins Wanken zu bringen. Sich ständig die pseudo perfekten gefilterten Leben und Urlaube der anderen mit ihrem ach so viel aufregenderem Leben anzuschauen, ist dann völlig kontraproduktiv für Ihr eigenes Selbstwertgefühl. Auch Ihr Partner beziehungsweise Ihre nahen Bezugspersonen sollten in diesen Zeiten nicht als Bedürfniserfüller betrachtet werden, die Sie beliebig anzapfen können, um sich wieder ausgeglichen und zufrieden zu fühlen. Auch keine gute Idee ist es, Ihre Salatzucht, also sich selbst, auf Ihrem Weg zu mehr Lebensqualität mit Ihrer ADHS dann zu kritisieren oder ungeduldig an Ihren Blättern zu ziehen, nur weil Sie jetzt gerade wieder eine kleinen Hänger-Phase haben. Vertrauen Sie einfach darauf, dass Ihr Salat eben seine Zeit braucht, bis er reif ist. Und Sie selbst benötigen auch Zeit und in einer Weltschmerz-Phase eine *gute Selbstfürsorge* für sich. Auch Ihre Laune dann mit Suchtmitteln zu betäuben, ist hier kontraproduktiv (Neuy-Bartmann, 2019). Nach deren Konsum sind Sie im Zweifel gar nicht mehr in der Lage, sich überhaupt regelmäßig um Ihre Salate zu kümmern, und die Ernte bleibt dann komplett aus, weil Sie zum Beispiel vertrocknen, da Sie das Gießen vergessen haben. Sie vergessen dann im schlimmsten Fall: sich selbst und ihre Bedürfnisse. Fragen Sie sich vielleicht stattdessen lieber, was Sie jetzt im Grunde Ihres Herzens brauchen, warum wollen Sie überhaupt zu einem Suchtmittel greifen? *Was ist jetzt gerade wirklich Ihr Bedürfnis?* Sie könnten zwischen Ihren Gießeinheiten dazu zum Beispiel prima Meditieren, Sport treiben, oder ein Bad nehmen und in sich hineinspüren, welche Bedürfnisse sich zeigen und wie Sie diese aktuell für sich am besten *nähren* können. Und Ihr Salat wächst so zwischendurch regelmäßig von Ihnen gegossen von ganz alleine weiter.

Bitte vergessen Sie in diesen Phasen auch nie, dass *Sie* der wichtigste Mensch für sich auf diesem Planeten sind. Die Stewardessen erklären es uns auf jedem Flug: im Notfall setzen Sie *sich* bitte erstmal selbst Ihre Sauerstoffmaske auf und dann erst kümmern Sie sich um andere Passagiere.

Übung 4 – Weltschmerz-Phase

Suchen Sie für diese Übung vielleicht nach Möglichkeiten, loszulassen und zu entspannen, um in sich hineinzuhorchen und um Kraft zu tanken.

Fragen Sie sich dann bitte:

- *Was ist Ihre Sauerstoffmaske, Ihr Energiespender in Weltschmerz-Phasen?*
- *Was hat Ihnen in der Vergangenheit in solchen Phasen gut getan?*
- *Was noch?*
- *Was davon könnten Sie jetzt davon für sich wieder umsetzen?*
- *Was müssten Sie tun, damit Sie jetzt noch tiefer in Ihr Weltschmerz-Loch sinken?*
- *Was würde Ihr Partner oder bester Freund Ihnen raten, was Sie jetzt Gutes für sich tun könnten?*
- *Und einmal angenommen, die Phase wäre vorbei und Sie sind wieder bester Stimmung, was hat Ihnen rückblickend geholfen?*

Wenn Sie für sich diese Fragen beantworten, kann Sie das unterstützen, durch eine optimistische innere Haltung und liebevolle Selbstfürsorge für sich aus Ihrer Weltschmerz-Phase wieder gestärkt herauszuwachsen, auch wenn es dort vielleicht gerade noch ungemütlich ist (INeKO-Institut, 2020a). *Hier kann eine gewisse positiv denkende Gelassenheit hilfreich sein. Auch einen Blick auf Ihr Haltungsziel mit Ihrem Bild aus dem Coaching mit dem ZRM® Online Tool (Übung 3) zu werfen und sich in diese Haltung hineinzufühlen, die Sie als Ihr innerer Coach haben möchten, kann Ihre positiven Ressourcen aktivieren* (Zürcher Ressourcen Modell ZRM®, o. J.a.).

Was Sie ergänzend auch unterstützen kann, ist *sich Ihre eigenen Ressourcen vor Augen zu führen und zu aktivieren*, um sich in solchen Phasen wieder herauszuverhelfen aus Ihrem Tief. Hilfreich dazu ist folgende Übung, zu der Sie Ihren bisherigen *biografischen Lebensverlauf* für sich nutzen (Hinkelmann, 2016b) (Abb. 1.2).

1 Informationen zu ADHS im Erwachsenenalter

Übung 5 – Biografischer Lebensverlauf

Nehmen Sie sich dazu bitte einfach einen weißen größeren Zettel und tragen eine X- und eine Y-Achse dort ein. Die waagerechte X-Achse stellt Ihr Leben im Zeitverlauf bis heute dar. Die senkrechte Y- Achse steht im Positiven nach oben über der X-Achse für gute Erfahrungen und negativ nach unten für schlechte Erfahrungen. Erinnern Sie sich jetzt nun bitte an emotional bedeutsame Erlebnisse in Ihrem Leben bis heute, die für Sie wichtig waren. Ereignisse, die gute Erinnerungen wecken, werden oberhalb der X-Achse (Zeitachse) markiert, weniger angenehme Ereignisse unterhalb der X-Achse. Je emotionaler das Ereignis für Sie war, desto höher oder tiefer markieren Sie dies und benennen das Ereignis. Diese können zum Beispiel die Einschulung sein, Start oder Verluste wichtiger Freundschaften oder Partnerschaften, der Verlust geliebter Menschen durch einen Todesfall, Wohnungswechsel, Ausbildungen, Beginn und Ende von Arbeitsverhältnissen, Hochzeit oder Scheidung, erreichte Ziele im Leben oder Lebenskrisen die man durchlebt hat. Nehmen Sie sich bitte in Ruhe Zeit und markieren Sie final die Punkte miteinander, es wird sich dann eine Art Wellenlinie ergeben.

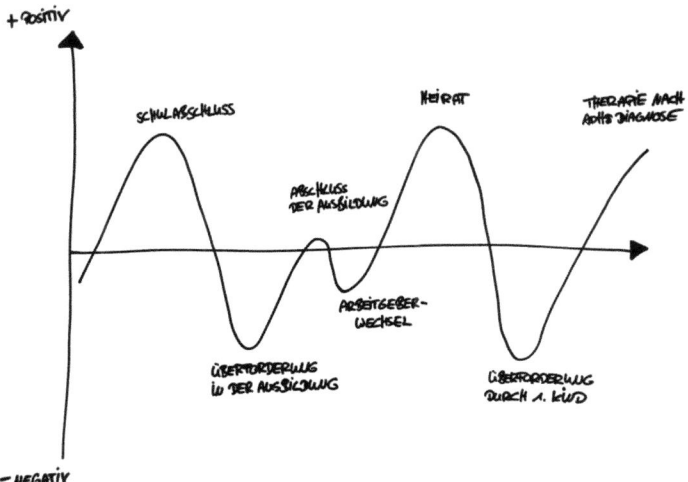

Abb. 1.2 Fiktive Beispielabbildung für einen biografischen Lebensverlauf. (Eigene Darstellung 2023)

Reflektieren Sie bitte für sich für jedes Ereignis in einem ersten Schritt die folgenden Fragen:

- *Welche wichtigen Erkenntnisse haben Sie aus der Situation für sich ziehen können?*
- *Was haben Sie damals über sich gelernt?*
- *Welche neuen Fähigkeiten haben Sie aus dieser Situation heraus für sich entwickeln können?*
- *Wie haben Sie das hinbekommen?*
- *Was davon hilft Ihnen aktuell in Ihrem Leben noch davon?*
- *Was davon könnte Ihnen in Ihrer aktuellen Situation helfen?*

Notieren Sie sich dies bitte neben jeder Station stichpunktartig. Im nächsten Schritt fragen Sie sich bitte:

- *Welche Personen waren damals von Bedeutung für Sie in der Situation?*
- *Welche Stärken, Talente und Kompetenzen haben diese Personen in Ihnen gesehen?*
- *Was haben Sie Ihnen auf Ihrem weiteren Weg im Leben mitgegeben?*

Notieren Sie sich dies bitte ebenfalls neben jeder Station stichpunktartig, am besten mit einer anderen Farbe. Abschließend schauen Sie sich doch bitte einmal Ihre komplette Lebenslinie mit ihren positiven und negativen Phasen an und reflektieren bitte für sich:

- *Welche Erkenntnisse können Sie nach dieser Übung für sich daraus ziehen?*
- *Könnten Ihnen diese vielleicht auch in Ihrer aktuellen Situation weiterhelfen?*

- *Was könnte ein erster Schritt sein, den Sie jetzt aktuell darauf basierend für sich tun könnten?*

Notieren Sie sich bitte Ihre Erkenntnisse (INeKO Institut, 2020a). *Fühlt sich die Übung final für Sie stimmig an? Prima. Beenden Sie diese dann gerne für sich.*

Und jetzt geht es für Sie damit weiter zu erfahren, wie Sie zukünftig noch besser Stress in Ihrem Leben loslassen können.

1.5.3 Stressmanagement zur Linderung der Symptomatik

Regelmäßiges Achtsamkeitstraining (Ratgeber ADHS, o. J.a. f.) und ganz wichtig regelmäßiger Sport sind für Betroffene von ADHS wertvoll zum Stressabbau und auch als präventive Gesundheitsvorsorge (Lux et al., 2020). Man lernt so die innere und gegebenenfalls äußere hyperaktive, impulsive Getriebenheit und Unruhe zu reduzieren. Insbesondere *Achtsamkeitstraining verbessert die Aufmerksamkeit* und hilft, auf die Dauer eine gelassenere Einstellung zu verinnerlichen und zu lernen, wirklich loszulassen. Dies kann in stressigen Situationen helfen als eine Art Notbremse, um die eigenen Gefühle zu kontrollieren und so emotionale Überreaktionen zu verhindern. Doch auch Achtsamkeit ist kein vorgeschnittener Salat im Beutel aus der Kühltheke. Auch Achtsamkeit ist ein Salat in einem Gemüsebeet, der nach der Aussaat täglich gepflegt und gegossen werden möchte. *Achtsamkeit ist eine innere Grundhaltung, die ebenso wie Sport regelmäßig trainiert werden muss.* Dies zahlt sich jedoch enorm aus (Ratgeber ADHS, o. J.a. f.). Sie schenkt Ihnen wieder die

Erfahrung, wie es ist, sich selbst zu spüren. Sie erleben wieder, wie es ist, sich mit sich und Ihren Bedürfnissen verbunden zu fühlen und dazu Rollen, Anforderungen und Erwartungen an Sie für den Moment einfach einmal komplett loszulassen und ganz *im Hier und Jetzt* zu sein. Es schenkt Ihnen die Fähigkeit, so die vielen bunten Flummis an Gedanken um Ihren Kopf einfach da sein zu lassen und sie aus der Distanz gelassen zu beobachten und sie loszulassen, statt ihnen anzuhaften und nachzujagen (Stern, o. J.a.). So kann es Ihnen gelingen, in emotionalen Wut-, Trauer- oder Weltschmerz-Phasen durch bewusst eingesetzte Achtsamkeitsübungen als *Erste-Hilfe-Maßnahme* emotionale und gedankliche Distanz herzustellen, statt in diesen Phasen zu versinken.

Da für ADHS-Betroffene dieses Loslassen von Stress im Alltag so wichtig ist für mehr Lebensqualität, habe ich dem Thema Stressmanagement einen separaten längeren Abschnitt (Abschn. 2.3) gewidmet, der Ihnen einen bunten Strauß von Impulsen geben soll, um herauszufinden, welches Achtsamkeitstraining und welcher Sport etwas für Ihr ganz persönliches Stressmanagement sein könnte.

Experten empfehlen, dass Ihre Wahl Sie so begeistern sollte, dass Sie sich für Ihren *Sport* einen festen Trainingsplan mit *drei Einheiten von je ca. 20–30 min pro Woche* aufsetzen und verbindlich einhalten. Auch für Ihr gewähltes *Achtsamkeitstraining*, das sich für Sie stimmig anfühlt, ist es empfehlenswert, dieses *täglich* in Ihren Tagesablauf fest zu integrieren. Denn gerade für ADHS-Betroffene ist eine *feste regelmäßige Struktur sehr wichtig*, um nachhaltig dranzubleiben (Feltes, o. J.a.; Suter, 2018).

Sport und Achtsamkeitstraining sind daher in jedem Falle sehr empfehlenswerte Life Hacks, die Sie zukünftig in Ihre

Lebensgestaltung fest mit übernehmen sollten (Neuy-Bartmann, 2019; Ratgeber ADHS, o. J.a. f.).

Und sollten Sie einmal wieder eine *hyperaktive Phase* haben, seien Sie bitte nicht nur mit sich achtsam, sondern erinnern Sie sich bitte auch, gegebenenfalls das *Bedürfnis Ihrer Umgebung* nach Ruhe wahrzunehmen, und dies wertschätzend und verständnisvoll zu respektieren, wenn Sie gerade einmal wieder voller Tatendrang Bäume ausreißen könnten und die Ruhe-Suchenden um Sie herum damit in den Wahnsinn treiben. Es kann zudem für Sie auch kreativ ausgehen, einfach einmal Langeweile zu ertragen, da man sich in der Ruhe besser zu spüren beginnt und teilweise in dieser Zeit richtig gute Ideen haben kann (Neuy-Bartmann, 2019).

1.5.4 Reizarme ruhige Umgebung

Eine ruhige Umgebung kann für ADHS-Betroffene von Vorteil sein, um Stress zu vermeiden. Denn sich eine ruhige, *reizarme Wohn- und Arbeitsumgebung und auch Urlaubsumgebung* zu schaffen, kann die ADHS-Symptomatik lindern. Dann kommt die Reizfilterschwäche nicht so stark zum Tragen wie in einer Umgebung, in der viele Reize auf uns einströmen. Denn all diese dringen leider ungefiltert zu ADHS-Betroffenen ein und bieten so immer wieder eine neue Ablenkung für ihr Gehirn. Diese auszublenden und fokussiert bei einer Sache zu bleiben, kostet schon im Ruhezustand für ADHS-Betroffene viel Energie. Hinzu kommt, dass wenn ADHS-Betroffene ein Thema langweilt, haben sie echte Herausforderungen, ihre Aufmerksamkeit zu fokussieren und zu halten, bis das Thema abgeschlossen ist (zum Beispiel langatmige Bücher oder Zeitungsartikel oder die Steuererklärung). *Gerade bei diesen als langweilig empfundenen Themen kann eine reizarme Umgebung von Vorteil sein, um Störfaktoren zu minimieren* (Ratgeber ADHS, o. J.a. g.).

Da vor allem der Arbeitsalltag nicht immer nur aus brennend spannenden Aufgaben besteht, bei denen automatisch die Konzentration oder der Hyperfokus anspringt, sondern auch aus langweiligen Routineaufgaben, ist es besonders für diese ratsam, *alle möglichen Störquellen zu eliminieren*. Idealerweise arbeitet man bei einem Bürojob in einem sehr ruhigen Büro, überwiegend im Home Office in einem ruhigen separaten Raum, gegebenenfalls abgeschirmt von der Familie oder Mitbewohnern. Das Telefon auf lautlos zu stellen oder ganz aus, oder ein Schild mit „nicht stören" vor der Tür oder auf dem Schreibtisch für Kollegen zu platzieren, kann auch helfen. Auch das E-Mail-Programm so einzustellen, dass nicht jede Email sofort sichtbar ist, wenn sie Ihr Postfach erreicht, sondern sich stattdessen feste Zeiten für deren Bearbeitung einzuplanen, kann hilfreich sein, den Fokus zu behalten. *Idealerweise minimieren Sie für Ihren Arbeitsplatz auch optische Reize.* Beispielsweise indem Sie Ihren Schreibtisch vor einer leeren Wand positionieren und nicht direkt vor einem Fenster, wo Sie herausschauen können und der nächste Vogel, der vorbei fliegt, Sie von Ihrer Tätigkeit ablenken könnte. Praktisch kann es auch sein, Getränke wie Wasser, Tee, etwas gesundes zum Snacken wie Nüsse oder Obst direkt zu Arbeitsbeginn auf dem Schreibtisch zu haben, um nicht immer wieder den Schreibtisch verlassen zu müssen, was sie dann wiederum ablenken würde (Ratgeber ADHS, o. J.a. g.). Auch ein *Noise Cancelling Kopfhörer*, der den Teppich an Hintergrundgeräuschen sehr effektiv herausfiltert, zum Beispiel wenn mehrere Kollegen sich ein Büro teilen, im Großraumbüro oder wenn im Home Office der Geräuschpegel zu laut wird, ist eine sinnvolle langfristige Investition und kann helfen, mit der

Aufmerksamkeit fokussiert zu bleiben (Neuy-Bartmann, 2019). Er ist auch auf Zug- oder Flugreisen ein hilfreicher Begleiter, um die einströmenden akustischen Reize zu minimieren. Im Literaturverzeichnis finden Sie dazu zur Info auch den Link zum aktuellen Test von Kopfhörern mit Noise Cancelling der Frankfurter Allgemeinen Zeitung aus dem Jahr 2023 (Johannsen, 2023).

Studien belegen zudem, dass die Wahl der Umgebung bei der Stressbewältigung bei ADHS-Betroffenen eine Rolle spielt. Privat könnte zum Beispiel auch die Wahl der Lage der Wohnung in einer akustisch und optisch reizarmen, naturnahen Umgebung dazu beitragen, die innere Balance zu fördern und diese vor allem in der Freizeit zu Hause zu halten. Die Wahl eher naturnah auf dem Land zu wohnen oder aber am ruhigen Stadtrand mit Blick in die Natur oder ins Grüne könnte deutlich symptomlindernder sein als eine Wohnung an einer Hauptstraße mitten in der Stadt. Das Umweltbundesamt stellt auf seiner Website mit der *Lärmkartierung nach der EU-Umgebungslärmrichtlinie* eine *interaktive Lärmkarte für Deutschland* dar; den Link finden Sie in der weiterführenden Literatur (Umweltbundesamt, o. J.a.). Ein somit naher Zugang und Kontakt zur Natur für sportliche Aktivitäten oder Spaziergänge kann ebenfalls von Vorteil sein, um in Pausen oder der Freizeit Kraft in der Natur zu tanken (Focus Online, 2014). *Bei Kindern mit ADHS ist dieser Effekt bereits erwiesen und auch bei gesunden Erwachsenen wirkt sich dies Stress mildernd aus und die Aufmerksamkeit verbessert sich* (IDW, 2005). Darüber hinaus kann es hilfreich sein, vorhandenen Freizeitstress zu Gunsten von Ruhe für sich selbst zu reduzieren und auch mal ganz bewusst „nein" zu sagen zu Aktivitäten, die Ihnen zu viel sind und Stress verursachen. *Denn ein „nein" zu anderen ist ein „ja" für mehr Lebensqualität für sich selbst* (Kneubühler, o. J.a.).

1.5.5 Selbstorganisation und Zeitmanagement

Wie eingangs beschrieben, ist das *Arbeits- und Kurzzeitgedächtnis* von ADHS-Betroffenen leider mit ein paar Features weniger von Mutter Natur ausgeliefert worden als beim restlichen Teil der Bevölkerung. Es ist *schnell voll und überfordert*, was jedoch kein Grund ist zu verzagen (Huggenberger, o. J.a.).

1.5.5.1 Gedächtnisleistung einfach auslagern

Einer der wichtigsten ADHS-Life-Hacks ist es, eine Routine zu entwickeln, *so viel wie möglich aus Ihrem Arbeits- und Kurzzeitgedächtnis auszulagern und aufzuschreiben*. Denn das würde deren Kapazität sonst überlasten und Sie würden es wieder vergessen. Lagern Sie es also einfach direkt aus. *Frei nach dem Motto: Wissen belastet.* Die Herausforderung ist hier zunächst oftmals eine mangelnde Selbstreflexion, dies überhaupt tun zu müssen. So haben Betroffene hier häufig im ungünstigsten Fall einfach gar kein Gespür, dass ihr Umfeld es schätzt, wenn sie in ihrem Verhalten für dieses *berechenbar* sind. Das heißt, wenn sie zum Beispiel Vereinbarungen *zuverlässig* einhalten und *pünktlich* sind. Ja, Zuverlässigkeit bedeutet in Mitteleuropa etwas anderes als zum Beispiel in Asien oder Südamerika, wo man froh sein kann, wenn an der Bushaltestelle der Bus überhaupt einmal auftaucht an dem Tag, statt nur fünf Minuten zu spät. Jedoch befinden wir uns hier in Mitteleuropa und Sie sich in Ihrem Leben einen großen Teil bei der Arbeit und in Ihrem privaten Umfeld von Freunden und Familie umgeben. Und die Unberechenbarkeit und Unzuverlässigkeit von ADHS-Betroffenen im Stil von "*kommste heute nicht kommste morgen",* kann hier als zutiefst respektlos und kränkend für Ihr privates und berufliches Umfeld empfunden werden.

Das heißt, der erste Schritt, bevor es darum geht, wie Sie sich eine bessere Selbstorganisation und ein besseres Selbst- und Zeitmanagement aneignen, ist: Machen Sie sich bitte bewusst, dass Unberechenbarkeit und Unzuverlässigkeit bindungsschädigend sind. Es kann die Menschen um Sie herum zutiefst verletzen, abgesehen davon, dass es im Arbeitskontext unprofessionell wirkt (Neuy-Bartmann, 2019).

Also Hand aufs Herz: möchten Sie *so* wahrgenommen werden oder möchten Sie jemand sein, der beruflich und privat jemand ist, auf den man sich blind verlassen kann? Wann ja: dann los gehts!

1.5.5.2 Proaktiv To-dos priorisieren mit der ABC-To-do-Liste

Auch nicht von ADHS betroffene Menschen fühlen sich häufig wie in einem Hamsterrad aus ununterbrochener Beschäftigung und finden sich dabei oft in einer sie überwältigenden Informationsflut wieder. Und dennoch haben sie häufig den Eindruck, einfach keinen Millimeter voran zu kommen. Die Masse an auf sie einprasselnden Reizen und Aufgaben führt oft dazu, dass sie dann wie gelähmt reagieren und gar nicht mehr klar denken und sinnvolle Entscheidungen für ihre Selbstorganisation treffen.

Dabei geht es jedoch gar nicht darum, immer alle To-dos, die auf uns einprasseln, 100% zu erledigen. Sondern es ist vielmehr wichtig, uns nur für die für uns ganz persönlich richtigen und wichtigen Dinge zu entscheiden, und diese umzusetzen und so unsere Bedürfnisse zu nähren und unsere Energie hoch zu halten. Ein reines Zeitmanagement genügt daher dazu nicht, denn ohne diese Herangehensweise laufen wir in unserem alltäglichen Hamsterrad im schlimmsten Fall sonst irgendwann heiß vor lauter Überforderung, immer alle To-dos zu 100 % erledigen zu wollen, und brennen so aus. ADHS-Betroffene erleben dies in ihrem Alltag leider noch einmal sehr viel extremer: Sie sollten Ihre Gedanken daher zunächst einmal sofort, und zwar sofort, aufschreiben, wenn sie wichtig sind und sie nicht vergessen werden wollen.

Wenn Sie das bereits schon verinnerlicht haben in Ihrem Alltag, richtig super. Vergessen Sie ab sofort dann jedoch jetzt bitte, sich die Zettel mit Notizen, die sie sich schreiben, an gefühlt fünfzehn verschiedene Orte in der Wohnung zu kleben oder zu legen. Löschen Sie bitte auch alle To-do-Listen, von denen Sie aktuell wahrscheinlich mehrere irgendwo hängen, liegen oder abgespeichert haben oder schmeißen Sie sie weg (Kogon et al., 2016).

Ich lade Sie hiermit ein, sich und Ihre To-dos ab sofort einfach noch wesentlich priorisierter und effizienter zu organisieren als mit einer Zettel- und Listenwirtschaft und ab jetzt das digitale Notizbuch Microsoft OneNote auf Ihren PC oder Mac und Ihr Mobiltelefon als App herunterzuladen unter https://www.onenote.com *(Microsoft Corporation, o. J.a.).*

Es gibt auch andere sehr gute digitale Notizbücher, die eine ähnliche Funktion haben wie Microsoft OneNote. Fühlen Sie sich frei, Ihre eigene Wahl zu treffen, mit welchem Sie arbeiten möchten. Ich werde im Folgenden beispielhaft bei Microsoft OneNote bleiben. Installieren Sie dies bitte auch so, dass sich die Geräte automatisch inhaltlich synchronisieren.

Nehmen Sie jetzt bitte zunächst die Installationen vor und nehmen Sie sich bitte dazu in Ruhe Zeit. Ist alles heruntergeladen und funktioniert? Prima. Weiter geht's.

Erstellen Sie sich bitte dort jetzt ein Notizbuch mit einer To-do-Liste, in die Sie alle aktuellen To-dos von Ihren vielen Zetteln und Listen jetzt übernehmen. Letztere schmeißen Sie dann, und auch erst dann, wenn alles übertragen ist, bitte weg. *Diese To-do-Liste wird ab sofort Ihre wirklich einzige sein.* Tragen Sie hier bitte alles ein, was Sie festhalten möchten, um es nicht zu vergessen. Sie glauben gar nicht, wie viel Zeit Sie sparen werden, wenn Sie nicht immer wieder Ihre verteilten Notizzettel und Listen suchen und verdichten müssen, um überhaupt noch einen Überblick zu haben, was Sie sich denn jetzt ursprünglich wo aufgeschrieben haben. *Daher bitte nur noch diese eine Liste, und zwar eine private und eine berufliche getrennt voneinander* (Kogon et al., 2016). Wenn Sie beruflich am Computer arbeiten, können Sie dort auch separat Microsoft OneNote auf dem Firmenrechner nutzen und dort ausschließlich Ihre beruflichen To-dos organisieren und privat dann einen privaten Microsoft OneNote-Zugang auf ihren privaten Geräten pflegen. *Erledigt? Klasse!*

Ihre in OneNote übertragenen To-dos priorisieren Sie gleich zunächst nach dem *ABC-Prioritätenp*rinzip, welches zum einen angelehnt ist an das Eisenhower-Prinzip (BWL-Lexikon.de, o. J.a. a.) und zum anderen an *Die 5 Entscheidungen für außergewöhnliche Produktivität®*. Letzteres Konzept wurde von FranklinCovey entwickelt, einem der weltweit führenden Beratungs- und Schulungsunternehmen (Kogon et al., 2016). Ein aus meiner Sicht *sehr empfehlenswertes Training auch für nicht von ADHS Betroffene*, welches Unternehmen ihren Mitarbeitern anbieten können, um gemeinsam als Organisation so eine Sprache zum Thema Zeit- und Selbstmanagement zu sprechen. Dies schafft im Unternehmen eine hervorragende Basis, gemeinsam als Team noch produktiver und effizienter zusammenzuarbeiten. *Die wesentlichen Erkenntnisse daraus* *können Sie nun nachfolgend durch Ihr Selbstcoaching für sich nutzen.*

Erstellen Sie sich dazu bitte auf einer Notizseite in OneNote die Überschrift *A-Prioritäten*, darunter dann *B-Prioritäten* und darunter *C-Prioritäten*. Ganz oben darüber erstellen Sie die Kategorie *NEU*. Ordnen Sie dann bitte all ihre To-dos in die entsprechende Kategorie *A,B* oder *C* ein (Ratgeber ADHS, o. J.a. h.) und notieren sich rechts daneben bis wann Sie das To-do erledigt haben müssen, wie lange Sie dafür brauchen, was und wen Sie dazu brauchen, und wann Sie spätestens beginnen müssen, um es rechtzeitig zu beenden. Planen Sie hier bitte auch ganz wichtig *Pufferzeit* ein für Unvorhergesehenes, das dazwischen kommen könnte. Wenn Sie noch etwas oder jemanden brauchen, notieren Sie sich als weiteres To-do bitte auch, was das ist, wie und wo Sie es bekommen können, und auch hier wie lange Sie dafür brauchen. Nachfolgend werden diese *ABC-Prioritäten* (ABC-Prios) noch einmal ausführlich erläutert. Danach geht es dann weiter mit Ihrer nächsten Selbstcoaching-Übung 6, dem Sortieren Ihre To-do-Liste nach dem *ABC*-Prinzip.

A) *To-dos (wichtig und dringend)*

Diese To-dos sind zeitkritisch und daher dringend und sie sind zudem auch wichtig, um Ihr entsprechendes Ziel zu erreichen. Daher stellen Sie eine *Notwendigkeit* dar, und sie müssen *schnellstmöglich* erledigt werden. Dies können spontane zeitliche Deadlines sein, unvorhergesehene Ereignisse oder Herausforderungen wie zum Beispiel ein Unfall, Arztbesuch, ihr Computer stürzt bei der Arbeit ab, der Kühlschrank ist kaputt oder ihr Auto gibt den Geist auf. Wir erleben uns bei diesen Aufgaben häufig sogar sehr produktiv und voller Energie. Besonders ADHS-Betroffene können dann sehr gut in Flow kommen. Hat man in seinem Leben jedoch dauerhaft zu viele dieser dringenden A-Prios, um die man sich kümmert, so läuft man *Gefahr, letztlich auszubrennen.* Man ist dann unter körperlichem und psychischem Dauerstress und findet kaum noch Zeit und Kraft, klar zu denken, kreativ zu sein und vorausschauend priorisierend sein Leben mit wirklich wichtigen, jedoch nicht dringenden Prio-B-Aktivitäten selbst zu gestalten. *Prio-A-Aktivitäten sollten daher durch ein gutes Selbstmanagement bestmöglich minimiert werden* (Kogon et al., 2016).

B) *To-dos (wichtig und nicht dringend)*

Diese To-dos sind wichtig, jedoch nicht zeitkritisch, um Ihr entsprechendes Ziel zu erreichen. Daher müssen sie nicht sofort erledigt werden. Da sie nicht dringend sind, dürfen wir uns jedoch *immer wieder achtsam und ganz bewusst für unsere wichtigen Prio-B-Aktivitäten entscheiden.* Warum sind diese *B*-Prioritäten so wichtig für Sie? Diese können zum Beispiel proaktives vorausschauendes Arbeiten, die Verwirklichung für Sie relevanter Ziele, kreativ zu denken, zu planen, etwas Neues zu lernen, Prävention, Entspannung, Erneuerung oder das Aufbauen von Beziehungen sein. Diese *proaktiven Zeitinvests* lohnen sich langfristig sehr für Sie. Denn je mehr Zeit sie frei gewählt mit diesen Prio-*B*-Aufgaben verbringen, desto mehr minimieren Sie durch ein immer besser werdendes Selbstmanagement die Anzahl der Krisen und Herausforderungen Ihrer dringenden Prio-*A*-Aktivitäten. *Denn dann agieren Sie zunehmend vorausschauend planend, statt sich ständig getrieben zu fühlen.* Sie schwimmen dann mit wachsender Selbstsicherheit gut organisiert vor Ihrer To-do-Welle, statt immer bis zum letzten Drücker zu warten, um dann unter massivem zeitlich Stress zu vermeiden, nicht von ihr überrollt zu werden. Dabei unterstützen Sie besonders auch solche Prio-*B*-Tätigkeiten, die Sie über einen längeren Zeitraum hinweg wiederholend als Serientermin in Ihrer Wochenplanung fixieren können. Zum Beispiel die vorausschauende wöchentliche Planungszeit für Ihre private Planung der Folgewoche und die ihrer Arbeit.

Daraus identifizieren sich dann auch idealerweise weitere sich wiederholende Routinetätigkeiten, die Sie im nächsten Schritt dann sehr gut von Ihrer Prio-A-To-do-Liste streichen können, indem Sie ihnen einen festen Prio-B-Serientermin in Ihrem Kalender geben, um sie so zukünftig besser vorbeugend managen zu können. Investieren Sie daher bitte ab sofort möglichst viel Zeit in produktive vorausschauende Prio-B-Aktivitäten im Rahmen Ihres zukünftigen Selbstmanagements (Kogon et al., 2016).

Ein anschauliches Beispiel dazu ist die jährliche Organisation des Weihnachtsfests. Weihnachten kommt jedes Jahr immer um die gleiche Zeit wieder. Und jedes Jahr sind die meisten Menschen kurz vorher völlig gestresst, denn „Weihnachten kommt ja dann doch irgendwie immer so plötzlich". Geschenke wollen gekauft werden, es muss eingekauft werden, die Feiertage und gegebenenfalls Familienbesuche wollen geplant werden. Wenn Sie ab jetzt *vor* der Welle schwimmen möchten, könnten Sie sich zum Beispiel schon im September die erste Erinnerung als jährlichen Serientermin im Kalender einstellen, die auf eine Checkliste in OneNote verlinkt ist mit Geschenken, die sie für all Ihre Lieben noch besorgen möchten. So sammeln Sie rechtzeitig Ideen für Weihnachtsgeschenke und haben zudem noch ausreichend Zeit, diese zu besorgen. Wenn Sie im Oktober und November und zwei Wochen vor Weihnachten dann nochmals einen solchen erinnernden Serientermin einstellen, erhöhen Sie noch mehr die Wahrscheinlichkeit, dass Sie ganz entspannt bis Weihnachten alle Geschenke gekauft haben, und haben so Zeit und Entspannung gewonnen, um sich in den Tagen kurz vor Weihnachten einzig noch um die Ausrichtung und Gestaltung der Feiertage zu kümmern. Dafür könnten Sie sich vier Wochen vor Weihnachten dann auch wieder einen jährlichen Serientermin einstellen. Auf diese Weise managen *Sie* Ihr Weihnachten mit gezielt geplanten wichtigen Prio-*B*-To-dos und nicht Ihr Weihnachten Sie mit kurz vor dem Fest unerledigten dringenden Prio-*A*-To-dos wie Geschenke besorgen. So können Sie am 24.12. idealerweise ganz entspannt zu Hause in die Feiertage gehen, statt völlig gestresst noch die letzten Geschenke besorgen zu müssen.

C) *To-dos (nicht wichtig und dringend)*

Diese *uns ablenkenden Aktivitäten* können unnötige Unterbrechungen sein in Ihrem Alltag, unwichtige E-Mails, Telefonate oder Meetings, Berichte, Statusmeldungen und Verabredungen, die auf uns zunächst dringlich wirken können, es jedoch gar nicht sind. *Wer viel Zeit mit diesen Prio-C-Aufgaben verbringt, fühlt sich vielleicht extrem beschäftigt und gestresst, wird auf lange Sicht damit jedoch kein erfülltes Leben führen.* Denn auf diese Weise wird nur *reagiert,* anstelle *proaktiv agierend* die eigene Kraft und Aufmerksamkeit für bedürfnisorientierte, ganz bewusst gewählte wichtige Prio-B-Aktivitäten zu nutzen, die Sie langfristig nach vorne bringen für ein *Mehr* an Lebensqualität mit Ihrer ADHS. *Prio-C-Aktivitäten sollten Sie daher bitte minimieren in Ihrem Leben, indem Sie sie delegieren oder löschen von Ihrer To-do-Liste* (Kogon et al., 2016).

Papierkorb To-dos (nicht wichtig und nicht dringend: ab in den Papierkorb damit)

Zu viel Zeit in den Sozialen Medien zu verbringen, ist eine klassische *Papierkorb*-Aktivität, genauso wie exzessives übermäßiges Fernsehen, Computerspielen oder surfen im Internet. Auch Tratsch und Klatsch über andere Menschen zählt hier mit rein. *Wir verschwenden hier einfach nur unsere Zeit und fühlen uns dadurch irgendwann im schlimmsten Fall lethargisch und ohne Antrieb.* Eliminieren Sie daher bitte idealerweise ab sofort sämtliche Papierkorb-Aktivitäten aus Ihrem Leben, um sich vorausschauend auf Ihre strategisch für Sie wichtigen *B*-Prioritäten in Ihrem Leben zu konzentrieren, die Ihnen mittel- und langfristig mehr Lebensqualität mit Ihrer ADHS schenken (Kogon et al., 2016).

Warum überhaupt die ABC-Prioritätenplanung bei ADHS?

Die Prio-*C*-To-dos und *Papierkorb*-To-dos, denen wir gar keine Beachtung schenken sollten bezüglich ihrer Priorität, sind die To-dos die uns ADHSlern so oft ein Bein stellen. Sie haben leider häufig einen enormen Spaß-Faktor. Und eben genau mit diesen Dingen verbringen wir unsere Zeit leider am liebsten.

A- und B-Prios strengen ADHS-Betroffene hingegen oft an, weshalb sie hier zum Aufschieben neigen, außer sie interessieren sich für sie und brennen für sie. Prüfen Sie hier bitte jedes Mal, wenn Sie Ihre To-do-Liste betrachten, ob Sie die Papierkorb-To-dos auch wirklich in den Müll werfen, und ob Sie nicht ihre C-Prioritäten ebenso überwiegend oder komplett streichen können und in den Papierkorb befördern, oder Sie sie zumindest delegieren können (Ratgeber ADHS, o. J.a. h.; Kogon et al., 2016).

Oftmals reicht auch das *Pareto-Prinzip*, das besagt, dass 20 % Zeiteinsatz reichen, um 80% des Gesamtaufwandes zu erreichen. Die restlichen 20 % bis zum perfekten Ergebnis kosten jedoch mit 80 % des Gesamtaufwandes die meiste Zeit und Arbeit. Da ADHS-Betroffene sehr detailverliebt sein können, *führen Sie sich dieses Prinzip bitte immer wieder vor Augen,* wenn Sie einmal wieder der Perfektionist in Ihnen antreibt. Denn es müssen nicht immer 100 % sein, um den Ball ins Tor zu schießen (DER PROZESSMANAGER, o. J.a.; Kogon et al., 2016).

Ich mag als Erklärung für die *ABC*-Prioritätenplanung auch das Beispiel-Video *Wichtige Dinge zuerst – Steven R. Covey* (Schmidel, 2015). Covey nutzt hier sehr humorvoll einen großen leeren Behälter, der unsere verfügbare Zeit repräsentieren soll. Zudem hat er einige große Steine, die unsere wichtigen und dringenden Aufgaben repräsentieren, also die *A*-Prioritäten. Etwas kleinere Steine stellen die *B*-Prioritäten dar, die wirklich wichtig, jedoch nicht dringend sind. Die *C*-Prioritäten und Papierkorb-To-dos, die weder wichtig noch dringend sind, sind eine Menge kleiner Kiesel. Schüttet man zunächst alle diese kleinen Kiesel in den Behälter, so ist dieser schon stark gefüllt. Die Herausforderung ist nur, dass dann die kleineren und großen Steine leider nicht mehr alle in den Behälter passen, da sich die kleinen Kiesel schon so platzraubend im Behälter verteilen. Die verfügbare Zeit, also der Behälter, reicht dann also um Längen nicht mehr aus für alle noch geplanten *A*- und *B*-Aufgaben. *Im Zweifel hat man also so seine Woche nur mit kleinen Kieseln, also unwichtigen C-Aufgaben und Mülleimer-To-dos verdaddelt und ist keinen Schritt weiter in Richtung der A- und B-Aufgaben und Ziele gekommen. Kommt Ihnen das bekannt vor?* Keine Panik, hier kommt die anschauliche Lösung: Leert man den Behälter nochmal aus mit allen Steinen und legt dann zunächst die großen *A*-Prio-Steine herein, dann die kleineren *B*-Prio-Steine und schüttet dann ganz zuletzt erst die *C*-Prio-Kiesel herüber und lässt am besten die Papierkorb-To-dos ganz weg. So passen sich diese jetzt ganz wunderbar alle in den gleichen Behälter zwischen die größeren Steine ein. Denn die kleinen *C*-Prio-Kiesel sickern zwischen die wichtigen *A*- und *B*-Prio-Kieseln hindurch und füllen so den Behälter sehr effizient aus. *Würden Sie Ihr Leben auch lieber so gestalten? Dann führen Sie Ihre Zeitplanung ab sofort genau nach diesem Motto aus.* So haben Sie Ihre *A*-Prios auf dem Schirm und minimieren diese, fokussieren sich auf die für Sie so wichtigen *B*-Prios, und haben sogar noch etwas Zeit für ausgewählte *C*-Prios, die sie nicht streichen oder delegieren können. Wichtig ist nur: bitte immer erst die großen *A*-Prio-Steine einplanen und abarbeiten, dann erst die *B*-Prios und so weiter. Wenn Sie das Video noch nicht kennen- schauen Sie es sich doch jetzt bitte sehr gerne kurz an. Es ist sehr unterhaltsam, inspirierend und empfehlenswert. Den Link finden Sie im Literaturverzeichnis am Ende des Kapitels (Schmidel, 2015).

Übung 6 – Life Hack To-do-Liste in OneNote mit ABC-Prioritäten

Jetzt sortieren Sie bitte ganz in Ruhe all Ihre To-dos in OneNote nach A-, B- und (idealerweise keinen) C-Prios und werfen alle nicht dringenden und nicht wichtigen Aufgaben in den Papierkorb auf nimmer wiedersehen. Fokussieren Sie sich bitte wie beschrieben auf Ihre für Sie wichtigen proaktiven vorausschauenden Prio-B-To-dos. Achten Sie zudem bitte bei den Prio-A-To-dos besonders auf die Routinetätigkeiten, die sich sehr häufig wiederholen und die Sie daher sehr gut von Ihrer Prio-A-To-do-Liste streichen können, indem Sie ihnen einen festen Prio-B-Serientermin in Ihrem Kalender geben. Denken Sie an das Weihnachtsbeispiel. So managen Sie diese vorbeugend besser, statt immer wieder abzuwarten, bis sie plötzlich zeitlich sehr dringend und somit auch wichtig werden und Sie unnötig stressen. Sind Sie fertig mit Ihrer ABC-To-do-Liste? Klasse, dann geht es jetzt weiter damit, wie Sie Ihre To-dos optimal in Ihrem Alltag umsetzen.

1.5.5.3 Wochen- und Jahresplan zur proaktiven Umsetzung der ABC-To-dos

Sie erhalten nachfolgend Impulse für Strategien, wie Sie Ihre *ABC*-To-do-Liste optimal für sich nutzen können und Ihre To-dos so auch wirklich in Ihrem Alltag umsetzen.

> **Übung 7 – Life Hack Wochen- und Jahresplan**
>
> *Planen Sie sich bitte ab sofort Ihre kommende Woche jedes Wochenende zu einem festgelegten Zeitpunkt ungefähr eine halbe Stunde lang strukturiert durch mit all Ihren Terminen und relevanten ABC-To-dos. Planen Sie für jedes To-do feste Zeitslots mit Erinnerungsfunktion in Ihren Kalender im Mobiltelefon ein. Hilfreiche Tipps dazu und zum täglichen ABC-To-do-Check sowie auch zur Jahresplanung werden im Folgenden ausführlich beschrieben.*

Planen Sie bitte mit klaren *Pausenzeiten zum Abschalten* sowie ausreichend *Leer- und Pufferzeiten für Unvorhergesehenes* oder einfach zum *Nichtstun*. Vermeiden Sie bitte Zeitdruck und gereizte Stimmung bei wichtigen Terminen. Mit wichtigen Terminen sind nicht nur wichtige Termine mit anderen Menschen gemeint, sondern auch wichtige Termine *mit Ihnen selbst*. Denn Sie sind der wichtigste Mensch in Ihrem Leben. Setzen Sie sich bitte jede Woche aufs Neue bei Ihrer Planung erst selbst Ihre Sauerstoffmaske auf und unterstützen dann erst die anderen. *Seien Sie bei der Planung Ihrer Pufferzeit bitte großzügig, statt sich zu sehr zeitlich eng durchzutakten. Bitte nehmen Sie die Zeit doch einfach mal zwei, die Sie dafür einplanen würden.* Minimieren Sie bei Ihrer Wochenplanung bitte auch alles, was Sie vermeiden können, was Sie stressen könnte. Planen Sie vielleicht auch handyfreie und onlinefreie Zeiten ein.

*Das Ziel sollte eine **für Sie** ganz individuell subjektive Wohlfühl-Wochenplanung für mehr Lebensqualität mit Ihrer*

ADHS sein. Und die schaut für Sie beispielsweise anders aus, wenn Sie alleinerziehend sind, oder wenn Sie Single sind und Ihre Woche neben Ihrer Arbeit frei gestalten können. Wenn Sie dazu in den ersten Wochen Ihres Selbstcoachings die Erfahrung machen, dass Sie mehr Zeit als eine halbe Stunde benötigen für Ihre Wochenplanung, dann planen Sie sich diese Zeit bitte entsprechend ein. Sie werden mit der Zeit hier von ganz allein eine Routine daraus entwickeln und weniger Zeit benötigen (Kogon et al., 2016; Neuy-Bartmann, 2019).

Um einen guten Überblick über Ihre *Monats- und Jahresplanung* zu haben, nutzen Sie bitte einen *Jahresplaner,* zum Beispiel in Excel, wie es ihn beispielsweise kostenlos im Internet gibt unter www.kalenderpedia.de (Calendarpedia, o. J.a.). Tragen Sie dort bitte ausschließlich *die regelmäßigen und bereits festen wichtigen Termine wie Geburtstage, Konzerte, Feiertage, Urlaube* ein, um so parallel zu Ihrem Kalender im Mobiltelefon einen *guten Überblick aus der Vogelperspektive* zu haben über die Monate und das Jahr. Idealerweise *speichern Sie sich diesen in einer Cloud,* die sich automatisch mit Ihrem Computer und Ihrem Mobiltelefon synchronisiert. Dieser schnelle Überblick mindert die Gefahr, dass Sie sich zu viel vornehmen bei Terminanfragen, vor allem was die Wochenenden angeht. *So haben Sie Ihre Jahresplanung immer in Ihrem Mobiltelefon parat.*

Für Ihre *Wochenplanung* jedoch nutzen Sie ab sofort bitte Ihren *Kalender im Mobiltelefon* und tragen alle Termine dort ausnahmslos ein. Und dies bitte sofort in dem Moment, wenn Sie ihn fest vereinbaren. Sehr wichtig dabei: wenn Sie Termine eintragen, dann stellen Sie bitte *für alle Termine einen Timer* ein der 15–30 min vorher eine *Erinnerung mit Ton* auf Ihrem Handy anzeigt, damit Sie den Termin auch wirklich wahrnehmen oder abarbeiten. So erledigen Sie das, was Sie sich vorgenommen haben, gleich und führen es auch wirklich zu Ende. Das reduziert

Ihre To-do-Liste ungemein. Stehen Sie ab sofort verbindlich zu Vereinbarungen sich selbst und auch anderen gegenüber.

Planen Sie bitte zunächst auch die oben genannten *Termine Ihrer Jahresplanung parallel auch in Ihren Handykalender mit Erinnerung* ein. Stellen Sie sich dieses zufriedene Gefühl vor, wenn Sie einfach nie wieder einen wichtigen Geburtstag Ihrer Lieben vergessen. So einfach geht es. Danach planen Sie bitte zuerst einmal *regelmäßig wichtige anfallende Prio-B-Routinen und -Termine als Serientermine mit Erinnerung* ein, wie zum Beispiel sich privat wiederholende Tätigkeiten und Aufgaben wie die Wohnung putzen, den Wocheneinkauf erledigen, Sport, mit dem Hund raus gehen, Blumen gießen, die Kinder von A nach B bringen, die Wohnung aufräumen oder den Müll rausbringen. Bei der Arbeit können dies auch wiederkehrende Geschäftsreisen sein oder der Schichtdienst bei der Arbeit. *Nutzen Sie dazu bitte ab sofort nur noch den Kalender in Ihrem Handy.* Einmal als Serientermin eingestellt, verschwinden diese Tätigkeiten so auch schon einmal gleich direkt von Ihrer To-do-Liste. Sie werden automatisch erinnert und haben sich so proaktiv und vorausschauend Zeit eingeplant. Prima. Wenn Sie jetzt Ihren Kalender im Handy betrachten, sollten hier also für das Jahr alle Geburtstage eingetragen sein, die Urlaubsplanung, wichtige einmalige Termine wie Konzerte, oder ähnliches und zudem *wöchentlich wichtige Prio-B-Serientermine* wie Sport, Achtsamkeitsübungen, Haushaltsaufgaben, Termine der Kinder, und so weiter. *Auf diese Weise haben Sie schon einmal dank der Serientermine für die kommenden Wochen eine grobe Wochenstruktur.*

Danach planen Sie dann bitte für die kommende Woche Ihre *aktuellen ABC*-Aufgaben aus Ihrer To-do-Liste in Ihren Kalender ein. *Planen Sie bitte zunächst nur Ihre A-Prios ein, die dicksten Steine, die sich nicht als Serientermine einstellen lassen, und dann bitte die B-Prios.* Bei Aufgaben oder E-Mails, wo Sie noch auf Rückantwort warten und es Deadlines gibt, legen Sie sich diese bitte für den kommenden Tag oder rechtzeitig vor der finalen Deadline in Ihrem Kalender mit Erinnerungsfunktion auf *Wiedervorlage*. So behalten Sie weiter alles auf dem Schirm, bis es von Ihnen oder den Personen, die dazu eine Rückinfo geben müssen, erledigt ist. Dann prüfen Sie bitte zum Abschluss Ihrer Wochenplanung noch einmal genau, welche *C*-Prios Sie wirklich noch einplanen möchten, oder ob diese nicht vielleicht delegiert werden können oder sogar gänzlich von der To-dos Liste in den Papierkorb verschwinden können. Denken Sie bei Ihrer privaten Wochenplanung bitte auch an *berufliche Termine, die Einfluss auf Ihre Wochenplanung haben,* wie beispielsweise Geschäftsreisen, Weiterbildungen, Schichtdienst, und so weiter. Legen Sie sich ihren beruflichen Kalender (den Sie nach dem gleichen Prinzip pflegen) im Idealfall daneben zum Abgleich, und *tragen Sie sich auch in Ihren beruflichen Kalender wichtige private Termine als geblockt ein, wo Sie auf keinen Fall verfügbar sind* wie Sport nach der Arbeit, die Kinder aus der Schule abholen, Elternsprechtag, Arzttermine oder Ähnliches. Tragen Sie diese wenn möglich auch als (Serien-)Termine in Ihren beruflichen Kalender ein. Sie können diese auch als „privat" verschlüsseln, wenn Sie mit einem geteilten Kalender arbeiten, sodass niemand den Inhalt der Termine sieht. Dennoch ist transparent, dass Sie dann nicht verfügbar sind. Halten Sie ab sofort Ihre Planung für Termine und Verabredungen bitte in jedem Falle ein, mit anderen und auch mit der wichtigsten Person in Ihrem Leben: sich selbst. Ist ein Termin zudem mit *Anreisezeit* verbunden, dann planen Sie bitte gleich mit dem Termin auch *die Fahrzeit als separaten Termin* direkt vorher im Kalender realistisch ein. Checken Sie dazu vor allem bei Örtlichkeiten, wo Sie noch nie waren, vorher bitte die Verbindung, egal ob zu Fuß, mit dem Rad, öffentlichen Verkehrsmitteln oder dem Auto, zum Beispiel bei Google Maps. Rechnen Sie bitte generell und zu Stoßzeiten wie zum Beispiel im Berufsverkehr noch einmal *Pufferzeit* zusätzlich ein. Auch hier stellen Sie sich bitte 15–30 min vorher eine *Erinnerung im Kalender* ein. Beginnen Sie nach den Erinnerungen bis zu dem Termin dann bitte nichts Neues mehr, was sie wieder ablenken könnte (Kogon et al., 2016; Neuy-Bartmann, 2019).

> *Übung 8 – Life Hack täglicher ABC-To-do-Check*
>
> *Bitte checken Sie im Rahmen Ihres Selbstcoachings jeden Abend zu einer festgelegten Zeit, die Sie ebenfalls wieder als Serientermin mit Erinnerungsfunktion in Ihrem Kalender im Handy eingetragen haben, ob Sie alle To-dos des Tages wirklich erledigt haben. Wenn nein, dann fragen Sie sich bitte:*
>
> - *Was hat Sie davon abgehalten und was können Sie daraus für die weitere Planung der Woche lernen und für sich adaptieren?*
> - *War Ihre Zeitplanung unrealistisch?*
> - *Oder haben Sie zwar alles eingehalten, sich jedoch im Nachhinein doch zu viel vorgenommen, da Sie jetzt abends völlig gestresst und erschöpft sind?*
>
> *Nehmen Sie anhand dessen, was noch nicht so gut funktioniert hat, einfach täglich aufs Neue Anpassungen an der weiteren Planung vor. Sie bekommen so von ganz alleine ein besseres Gespür für die Einschätzung Ihrer Zeit* (Kogon et al., 2016).

Kommen unter der Woche tagsüber *neue To-dos, Terminanfragen oder auch kreative Einfälle* hinzu, notieren Sie sich diese bitte zunächst in Ihrer *ABC*-To-do-Liste ganz oben unter *NEU*. Dann haben Sie sie erst einmal aus dem Kopf. *Sie teilen diese dann ganz bewusst im Rahmen Ihrer* oben beschriebenen täglichen *ABC-To-do-Priorisierung* den *A-*, *B-* oder *C-Prios* zu. Sollte im Verlauf der Woche absehbar sein, dass Sie die sich vorgenommenen To-dos diese Woche einfach nicht schaffen, dann wandern diese einfach wieder aus Ihrem Kalender in die OneNote-To-do-Liste und Sie verplanen sie in der Folgewoche im Rahmen Ihrer Wochenplanung neu. Bitte sagen Sie zudem idealerweise nie spontan eine Aufgabe oder einen Termin zu, bevor Sie nicht auch in Ihrem Kalender und anhand Ihrer To-do-Liste geprüft haben, ob Sie wirklich Kapazitäten dazu haben. Hier kann es, wenn möglich, auch hilfreich sein, erst am kommenden Tag eine Zu- oder Absage zu versprechen und einmal darüber zu schlafen. Und auch in einem solchen Fall tragen Sie dann bitte für Ihre Verbindlichkeit einen Termin mit Erinnerung in Ihren Kalender ein (Kogon et al., 2016; Neuy-Bartmann, 2019).

> *Diese neue Art Ihrer Selbstorganisation mit ABC-Prioritäten wird ein Lernprozess über mehrere Wochen und Monate sein, bis Sie diese Art und Weise der Strukturierung Ihrer To-dos und Ihrer Zeit verinnerlicht haben. Die genannten Schritte dürfen Sie dann auch nicht mehr so päpstlich verfolgen, wenn Sie schon zu einer verinnerlichten Routine für Sie geworden sind. Vielleicht werden Sie sie auch etwas für sich abwandeln, damit Ihre Selbstorganisation und Ihr Zeitmanagement sich für Sie individuell stimmiger anfühlt als oben beschrieben.*

Sehr wichtig ist bei jeder Planung der Folgewoche am Wochenende auch nochmals die *Rückschau auf die vergangene Woche*. Denn natürlich kann es sein, dass Sie sich mit den geplanten Zeiten für Ihre To-dos im Kalender auch einmal verschätzen oder unvorhergesehene *A*-Prios hinzukommen, die Sie Zeit kosten, und Sie einmal nicht wie geplant Ihre Tages- und Wochenplanung schaffen. Oder Sie haben es nicht jeden Abend geschafft, den Tag zu reflektieren und den Folgetag so entsprechend neu zu planen. *Am Anfang werden Sie sich vielleicht auch noch zu wenig Zeit und zu viele Aufgaben in Ihre Woche einplanen, vor allem wenn Sie sehr impulsiv und hyperaktiv sind.* Sie werden dies schnell an Ihrem Stresslevel merken, ob dem so ist. Kalkulieren Sie das die ersten Wochen beim Wochenrückblick bitte ein und seien Sie hier bitte milde und wertschätzend mit sich. Sie haben ADHS und da ist man nun mal eben mit der Einschätzung von Zeiten für Aktivitäten manchmal eher *elastisch* unterwegs, wenn man dafür im Verlauf seines bisherigen Lebens noch keine geeigneten Strategien lernen und verinnerlichen konnte. Und das Gespür für eine gute Einschätzung Ihrer Zeit trainieren Sie sich ja jetzt hiermit an. *Wenn Sie sich rückblickend also sehr verschätzt haben in Ihrer Wochenplanung, adaptieren Sie dies einfach entsprechend in Ihren (Serien-)Terminen für Ihre zukünftigen Wochenplanungen.* Seien Sie am Ende des Tages jedoch bitte nicht zu sehr detailverliebt oder perfektionistisch bei Ihrer Wochen- und Jahresplanung. Denn wenn Sie diese neue Art der Selbstorganisation zu verbissen und mit zu viel Zeitaufwand angehen, kompensieren Sie im Zweifel Ihre Symptomatik über in Richtung einer Zwanghaftigkeit. Und das wäre auch nicht förderlich. Denn das kostet Sie dann viel zu viel Zeit und Energie, die Sie für Dinge benötigen, die Sie nähren und Ihnen Energie schenken. *Das ganze System soll Ihnen als verinnerlichte Routine mittelfristig Zeit einsparen und Effizienz bringen in Ihrer Selbstorganisation und Ihrem Zeitmanagement.* Sie sollen deswegen nicht mehr damit beschäftigt sein, sich selbst zu organisieren, anstatt Ihr Leben zu genießen. Sie werden im Laufe der Zeit dazu sicherlich achtsam das stimmige Maß für sich finden (Kogon et al., 2016; Neuy-Bartmann, 2019).

Übung 9 – Life Hack Wochenrückblick

Fragen Sie sich dazu bitte jedes Mal zu Beginn der wöchentlichen Planung Ihrer Folgewoche auf einer Skala von 1–10 und 10 bedeutet die Woche war von Ihnen klasse und effizient organisiert (INeKO Institut, 2020a):

- *Wo stehen Sie auf der Skala?*
- *Was hat gut funktioniert, was möchten Sie beibehalten?*
- *Was hat nicht funktioniert und möchten Sie ändern?*
- *Was hätten Sie noch unternehmen können, um sich hier eine volle 10 von 10 Punkten zu geben?*
- *Welche Erkenntnisse können Sie davon für Ihre kommende Wochenplanung nutzen?*

Schätzen Sie sich hier bitte selbst wert. Loben Sie sich und belohnen Sie sich auch einmal mit etwas Schönem, dass Sie so konsequent dran bleiben! Und denken Sie daran: Neue Gewohnheiten und Strukturen sind ebenfalls ein Salatbeet das gehegt und gepflegt werden möchte. Diese müssen sich erst ins Gehirn einprägen, und zwar im Durchschnitt ungefähr 66 Tage, also ungefähr 2 Monate (Schimmig, o. J.a). Also bleiben Sie diszipliniert dran, und aktivieren Sie Ihren inneren Coach jeden Tag neu. Schauen Sie dazu gerne täglich auf Ihr Bild mit dem Haltungsziel aus der ZRM-Übung 3 (Zürcher Ressourcen Modell ZRM®, o. J.a) und bleiben Sie am Ball! So schieben Sie Ihre ADHS-Superpower-Rakete noch stabiler in die Abschussrampe, um Ihre PS so nachhaltig auf die Straße zu bringen.

Bei der Arbeit können Sie exakt das gleiche System für Ihre Wochenplanung nutzen. Allerdings empfehle ich Ihnen hier diese bereits am Freitagnachmittag vorzunehmen für die komplette Folgewoche. Wir kommen später noch darauf zurück.

Fällt es Ihnen selbst schwer, für sich diese neue Art von Selbstorganisation zu etablieren, wäre es möglich, dass Ihnen hier Ihr Partner oder ein guter Freund hilft, bis Sie nach ein paar Monaten eine gefestigte Routine für sich entwickelt haben. Bei der Arbeit kann dies auch ein Kollege, Mitarbeiter oder Vorgesetzter sein, mit dem Sie offen über Ihre ADHS reden können, zu dem Sie Vertrauen haben und der Sie unterstützen möchte. Sind Sie selbst Vorgesetzter, kann hier eine sehr gut organisierte Assistenz helfen, die Sie unterstützt. Doch sehen Sie dies wirklich nur als Unterstützung, denn sonst würden Sie Ihre Verantwortung für das Erlernen einer effizienten Selbstorganisation zum Teil nur auslagern. Sie wollen es jedoch *selbst verinnerlichen* (Neuy-Bartmann, 2019). Gerne können Sie natürlich auch ergänzende Coachings dazu bei mir buchen unter www.tapetenwechsel.me.

1.5.5.4 Checklisten effizient nutzen

Ich lade Sie ein, Ihre Liebe zu Checklisten ab heute zu entdecken *für Ereignisse und Themen, die immer in gleicher oder ähnlicher Form wiederkehren* wie Einkaufslisten, Packlisten für den Urlaub oder den Wochenendausflug (Schindler, o. J.a), die Reiseapotheke, eine Checkliste für Putz- und Aufräumarbeiten, Familienfeiern, Kindergeburtstage und so weiter. Es gibt dazu viele Vorlagen im Internet. Ich empfehle Ihnen jedoch, sich *in OneNote ein separates Notizbuch mit Ihren Checklisten* zu erstellen und hier je Notizseite jeweils eine Liste anzulegen mit Checkboxen. So haben Sie beispielsweise für Spontaneinkäufe Ihre Einkaufsliste immer im Handy dabei (Neuy-Bartmann, 2019). Oder wenn Sie wissen, Sie haben beispielsweise einen Wochenendtrip vor oder eine Geschäftsreise, dann verlinken Sie die entsprechende Checkliste einfach in die Erinnerung *Vorbereitung Reise xy,* die Sie sich dafür in Ihrem Kalender zuvor als Zeitslot einplanen. So werden

Sie in jedem Falle auch an die Vorbereitung und das rechtzeitige Packen erinnert.

Übung 10 – Life Hack Checklisten

Welche Checklisten würden Ihnen Ihr Leben erleichtern? Reflektieren Sie dies doch jetzt einmal bitte gerne in Ruhe für sich und notieren Sie sich Ihre Ideen in Ihrer To-do-Liste. Auch im Rahmen Ihrer Wochenreflexion kann es Sinn machen, sich regelmäßig zu fragen, welche wiederkehrenden Prio-A- und Prio-B-Aufgaben Sie sich mit einer dafür eigens erstellten Checkliste in OneNote vereinfachen können.

1.5.5.5 Zwischenziele für Projekte und komplexere Aufgaben

Bei neuen Projekten oder einer neuen komplexeren Aufgabe ist es empfehlenswert, zunächst Ihr Ziel schriftlich festzulegen. Dann reflektieren Sie, welche Zwischenschritte nötig und realistisch sind, um das Ziel zu erreichen. Diese *Zwischenziele* schreiben Sie sich in OneNote in der richtigen Reihenfolge als eine Art Checkliste in Ihre To-do-Liste. Danach bewerten Sie, wie viel Zeit Sie für jedes Zwischenziel benötigen und wie viel Sie an einem Tag oder bei größeren Projekten in einer Woche bearbeiten können und wollen. So nähern Sie sich Schritt für Schritt Ihrem Ziel und werden auch jeden Abend beim Check Ihrer *ABC*-To-do-Liste an das Dranbleiben erinnert. *Planen Sie sich für jedes Zwischenziel konsequente realistische Zeitslots in Ihre Wochenplanung ein, an die Sie sich auch halten.* Sonst laufen Sie Gefahr, sich Ihre restliche Wochenplanung vor lauter Begeisterung für Ihr Projekt zeitlich zu torpedieren. Sie können sich zum Beispiel eine Erinnerung im Handy einspeichern, wenn die Zeit für einen vorgesehenen Zeitslot abgelaufen ist. So verwenden Sie beispielsweise wirklich nur die eine geplante Stunde für die Recherche für den nächsten Urlaub. Und Sie finden sich nicht nach fünf Stunden dabei wieder, dass Sie vielleicht so viel geschafft haben wie in einer, dafür jedoch keine Zeit mehr bleibt für die anderen wichtigen *A*- und *B*-Prios, die Sie diese Woche erledigen wollten (Kogon et al., 2016; Ratgeber ADHS, o. J.a. b).

1.5.5.6 Aufmerksamkeit bewusst fokussieren

Wie wertvoll eine ruhige Umgebung generell und bei der Arbeit sein kann, wurde schon erläutert. Vor allem ein *Noise-Cancelling-Kopfhörer oder -Ohrstöpsel* können hier Gold wert sein, um sich besser konzentrieren zu können (Neuy-Bartmann, 2019; Johannsen, 2023). Wenn Sie wissen, dass Sie für eine Aufgabe längere Zeit konzentriert an etwas arbeiten müssen, dann schaffen Sie sich dazu bitte Ruhe und blocken sich am besten *Zeitslots mit stiller Arbeitszeit*. Planen Sie diese idealerweise dann, wenn Sie erfahrungsgemäß ohnehin am wenigsten Störungen erwarten. Wenn Ihre Noise-Cancelling-Kopfhörer hier nicht ausreichen, bietet sich vielleicht ein separater Raum an, wo Sie noch mehr Ruhe haben. Wenn das nicht möglich ist, hängen Sie sich ein *Nicht-stören*-Schild vor die Tür oder stellen es auf den Schreibtisch und stellen Skype oder Teams und Ihr Mobiltelefon oder Tablet in jedem Falle auf *nicht stören,* damit Ihre Kollegen wissen, dass Sie konzentriert und abgetunnelt arbeiten möchten (Ratgeber ADHS, o. J.a. h.).

In Kombination zu dieser ruhigen Umgebung und Tunnelphasen stiller Arbeitszeit kann es Ihre Symptomatik zudem lindern, sich einen *ADHS-optimierten Arbeitsstil* anzutrainieren. Ihre To-do-Liste mit ABC-Prios und Ihre Wochenplanung für eine effiziente Selbstorganisation haben Sie bereits kennengelernt (Kogon et al., 2016;

Ratgeber ADHS, o. J.a. h.). Bezüglich Ihrer Arbeit können Sie dieses System genauso einsetzen. Damit behalten Sie für sich einen guten Überblick über ihre To-dos. *Gehen Sie diese dann auch zum Wochenstart direkt an und bringen Sie sie auch in der geplanten Zeit zu Ende.* Vor allem wenn Sie hypoaktiv sind, motivieren Sie sich hier gleich montags loszulegen und dran zu bleiben bis die Aufgabe erledigt ist. Gerade wenn Betroffene ein Thema nicht interessiert, kann sich die Aufgabe zäh wie Kaugummi anfühlen. Erledigen Sie sie trotzdem. Gerne werden gerade dann aus Interessenlosigkeit auch schon einmal durch mangelnde Aufmerksamkeit Flüchtigkeitsfehler gemacht, wenn man ADHS hat. *Sehen Sie diese als Warnzeichen, immer professionell, sorgfältig und fehlerfrei zu arbeiten.* Ihre Arbeit ist kein Ponyhof, und selbst da müssten Sie zwischendurch auch mal den Stall ausmisten, auch wenn Sie keine Lust dazu hätten.

Schweifen Sie trotz Disziplin mit Ihrer Aufmerksamkeit dennoch weiterhin häufig ab, kann es empfehlenswert sein, *sich alle 15 min oder in längeren Abständen (je nach Konzentrationslevel) Erinnerungen in den Kalender zu setzen und sich zu fragen, ob man noch fokussiert bei der Sache ist.* Wenn nein, dann legen Sie eine kurze Pause mit einer Achtsamkeitsübung am Schreibtisch ein, um dann wieder frisch und konzentriert weiterzumachen. Auch ein schönes Urlaubsbild in Ihrer Arbeitsumgebung oder als Bildschirmschoner kann Sie einmal *bewusst* ablenken und durchatmen lassen, wenn Sie sich gedanklich an diesen Ort begeben und in sich hineinspüren, wie sich der Moment damals angefühlt hat. Minimieren Sie zudem in solchen Phasen alles, was Sie ablenken könnte wie ständige E-Mail- oder Teams-/Skype-Benachrichtigungen. Planen Sie sich alternativ Zeitfenster ein, in denen Sie diese Nachrichten dann fokussiert bearbeiten (Ratgeber ADHS, o. J.a. h.; Neuy-Bartmann, 2019).

1 Informationen zu ADHS im Erwachsenenalter

Übung 11 – Life Hack Vier-Felder-Strategie

Eine Übung, die Ihnen ebenfalls helfen kann, wenn Sie einfach so gar nicht aus dem Quark kommen, ist die Vier-Felder-Strategie, um konkrete Aufgaben nicht weiter aufzuschieben – als Beispiel hier die Steuererklärung. Sie kann alternativ auch angewendet werden, wenn man sich zwischen gleichwertigen Alternativen nicht entscheiden kann. Stellen Sie sich hier bitte folgende Fragen:

Was sind die langfristigen Vorteile?

- *Man hat es vom Tisch.*
- *Erleichterung, dass das Thema erledigt ist.*
- *Bestätigung, dass man seine To-dos tatsächlich auch erledigt bekommt.*
- *Man kann jetzt Dinge tun ohne schlechtes Gewissen, weil es erledigt ist.*
- *Die Steuerrückzahlung vom Finanzamt.*

Was sind die langfristigen Nachteile?

- *Keine, da man eine Nachzahlung erwartet.*

Was sind die kurzfristigen Vorteile?

- *Keine.*

Was sind die kurzfristigen Nachteile?

- *Zeit, die mir für spannendere Sachen fehlt, die dann warten müssen.*
- *Eindenken in die Abläufe der Steuererklärung und das Programm.*

Entscheiden Sie nach dieser Auflistung dann, ob Sie kurzfristig das Negative in Kauf nehmen, um langfristig das positive Ergebnis zu erhalten. Oder aber Sie entscheiden sich ganz bewusst für die kurzfristig positive Alternative und akzeptieren dann jedoch auch die langfristig negativen Folgen, wenn Sie sich dagegen entscheiden (Ratgeber ADHS, o. J.a. h.).

Wenn Sie sich entschieden haben, Ihr Thema nicht weiter aufzuschieben, und dennoch spüren, dass Sie dazu tendieren, es doch zu tun, fragen Sie sich bitte (INeKO Institut, 2020a):

- *Was benötigen Sie jetzt konkret, damit Sie die Aufgabe vollständig erledigen?*
- *Wie haben Sie es in der Vergangenheit schon einmal geschafft?*
- *Wovon war da mehr da, was Sie aktuell nicht haben?*
- *Was passiert im schlimmsten Fall, wenn Sie es nicht erledigen?*
- *Was gewinnen Sie, wenn Sie es jetzt erledigen?*
- *Wovon ist dann mehr da?*
- *Was kann heute eine motivierende Belohnung für Sie sein, wenn Sie es geschafft haben?*

Sollten Sie wiederkehrend trotz einer gut verinnerlichten Selbstorganisation extrem starke Konzentrationsprobleme haben und noch keine medikamentöse Behandlung Ihrer ADHS in Erwägung gezogen haben, wäre es zudem einen Versuch wert, dies abklären zu lassen, wenn Sie dafür offen sind.

1.5.5.7 Das 80/20-Pareto-Prinzip statt Überkompensation

Es gibt jedoch auch ADHS-Betroffene, die Aufschieben und Flüchtigkeitsfehler einfach gar nicht kennen, weil Sie genau dieses sorgfältige Arbeiten im Laufe ihres Lebens (über-)perfektioniert haben. Sie haben ihre Symptomatik damit im ungünstigsten Falle *überkompensiert* in ein gegenteiliges Extrem. Sie neigen dann dazu, *sich im Detail zu verlieren,* was oftmals unnötig Zeit und Energie kostet und für das Ergebnis häufig kaum einen Unterschied bringt. Sie wollen dann jedes Detail ganz akribisch verstehen und erledigen und auf keinen Fall Fehler machen und auf alle Eventualitäten vorbereitet sein. *Sie micromanagen sich auf diese Weise selbst und im schlimmsten Fall ihr Umfeld auch. Damit können sie Kollegen und als Vorgesetzter auch ihre Mitarbeiter ganz schön auf die Palme bringen. Vor allem, wenn sie diese ineffiziente zwanghafte Perfektion auch von ihrem Umfeld erwarten* (Neuy-Lobkowicz, o. J.A.). Denn diese ist im Arbeitsleben angesichts der Fülle der Aufgaben und des Termindrucks einfach oft nicht lieferbar. Auf Grund zeitlicher Restriktionen und Deadlines sind hier oftmals *maximal nur 80 % statt 100 % Perfektion* möglich und häufig auch ausreichend. – Denken Sie an das Pareto-Prinzip mit der 80:20-Regel. Wobei 80 % Zielerreichung hier natürlich bedeutet, dass dennoch *sorgfältig* und *fehlerfrei* gearbeitet werden sollte. *Verzichten Sie jedoch wenn möglich auf die 20 % zum perfekten Ergebnis, die Sie Unmengen von Zeit kosten würden.* Der Inhalt einer Powerpoint-Präsentation beispielsweise wird sich nicht verändern, nur wenn Sie nochmal die gleiche Anzahl an Stunden damit zubringen, sie optisch intergalaktisch zu animieren. *Sich von Ihrem überkompensierten Perfektionszwang frei zu machen, schont die Nerven Ihres Umfeldes und nährt Ihre Work-Life-Balance.* Fragen Sie sich vielleicht, wenn Sie wieder so eine Tendenz in sich spüren, was Sie *wirklich* noch brauchen, damit die Aufgabe erledigt ist. Und zwar erledigt aus den objektiven Augen Ihres Umfeldes, *nicht* mit Ihrer Perfektions-Brille. Denn vielleicht ist Ihr Umfeld schon längst zufrieden mit dem Ergebnis und erwartet überhaupt nicht noch eine rosa blinkende Schleife darum, die nochmals genauso viel Zeit kostet (DER PROZESSMANAGER, o. J.a.). Außer Sie haben eine Firmenkultur oder einen Vorgesetzten mit einem perfektionistischen Micromanagement-Führungsstil, der nicht gut Verantwortung delegieren kann. Oder der sogar eine ADHS-Symptomatik zeigt, die sein Umfeld stresst, die er *für sich* vielleicht jedoch noch gar nicht wahrgenommen und reflektiert hat. Dann haben Sie eventuell ein explosives Stress-Problem mit der Person und sollten sich vielleicht die *Love-it-change-it-or-leave-it*-Optionen einmal näher beleuchten für Ihre eigene weitere berufliche Lebensqualität. Denn ähnlich wie in Familien *können zwei ADHS-Betroffene gemeinsam im gleichen Arbeitsumfeld für viel Zündstoff sorgen* und für sich blinde Flecke beim Gegenüber förmlich bekämpfen, was eine *toxische Stimmung* kreieren kann (Hinkelmann, 2016b).

1.5.5.8 Achtsames Multitasking trainieren

Weiter geht es mit der Einteilung Ihrer Zeit. Sie werden, wie bereits für den privaten Bereich erwähnt, nach und nach ein Gespür dafür bekommen, wie viel Zeit Sie für etwas benötigen und auch von selbst effizienter werden in Ihrer Zeitplanung. Wenn Sie sich dennoch einmal zeitlich verplant haben oder einen Fehler bei der Arbeit gemacht haben, weil Sie unaufmerksam waren, dann *seien Sie bitte milde mit sich*. Denn wenn Sie ein wertschätzendes, Ihre ADHS-Stärken förderndes Arbeitsumfeld haben, dann sollte eine *gesunde Fehlerkultur* auf Ihrem Weg zu einem besseren Selbst- und Zeitmanagement für Ihr Umfeld selbstverständlich sein.

> *Sollten Sie gleichzeitig an mehreren Sachen arbeiten, dann notieren Sie sich in Ihrer Kalender-Erinnerung für das nächste Zeitfenster für die Aufgabe, die sie zwischendurch zugunsten*

der anderen unterbrechen, wo Sie genau aufgehört haben, was schon erledigt ist und was noch zu tun ist. So behalten Sie transparent den Überblick und wissen konkret, wo Sie wieder anknüpfen müssen (Kogon et al., 2016).

Verfallen Sie häufig in *(innere) Hyperaktivität* und wissen dann einmal wieder nicht wo oben und unten ist vor lauter Gedanken, die wie Flugzeuge um Ihren Kopf sausen, machen Sie sich bitte bewusst, dass in der *Ruhe* die Kraft liegt und machen bitte *ganz bewusst eine kurze Pause*. Sammeln Sie sich dann idealerweise durch eine kurze *Achtsamkeitsübung*, beispielsweise eine kurze Atemmediation, bis Sie sich wieder zentriert fühlen, und arbeiten dann erst weiter (Ratgeber ADHS, o. J.a. f.). Sind Sie danach immer noch sehr angespannt, kann es zudem helfen, erst einmal stupidere monotone To-dos zu erledigen. Das kann helfen, die innere Anspannung aufzulösen. Und egal ob hyper- oder hypoaktiv, achten Sie generell bei Ihrer Wochenplanung bitte auf einen guten *Mix aus für Sie abwechslungsreichen Tätigkeiten und eher monotonen Aufgaben*, um sich motiviert zu halten (Neuy-Bartmann, 2019).

1.5.5.9 Bewusst geplante Pausen zur Regeneration

Für ADHS-Betroffene ist generell das Thema *geplante Pausen* sehr wichtig, um konzentriert und zentriert zu bleiben. Genauso wie Sportler Trainingspausen einplanen bis zum nächsten Trainingsreiz benötigt auch Ihr Gehirn über den Tag hinweg *Zeit und Ruhe, um sich zwischendurch zu regenerieren*. Dies geschieht zwar zum einen durch einen gesunden ausreichenden Schlaf, jedoch braucht unser Gehirn dies auch immer wieder regelmäßig tagsüber im aktiven Zustand.

> *Genauso wie ein Auto immer wieder Sprit oder Strom braucht, braucht unser Gehirn zwischendurch auch Pausen zum Auftanken. Je ausgeglichener die Phasen von Beanspruchung und Entspannung täglich eingeplant werden, desto leistungsfähiger ist unser Gehirn. Driften wir jedoch zu sehr auf die Belastungsseite, passiert leider das Gegenteil. Wir werden dann deutlich unproduktiver und ineffizienter und bewegen uns so in die Erschöpfung* (Ratgeber ADHS, o. J.a. h.).
> *Und auch wenn Sie jemand sind, der bisher jeden Tag vom Arbeitsstil intuitiv am liebsten in langen hyperfokussierten abgetunnelten Phasen gearbeitet hat, planen Sie sich bitte ab jetzt feste Pausen ein, und notieren Sie sich dann, wo Sie gestoppt haben und machen dann dort nach der Pause weiter.*

Idealerweise planen Sie sich neben einer festen Mittagspause *jede Stunde fünf Minuten* ein, für einen Tee, Kaffee oder Schnack mit den Kollegen. Tragen Sie sich dies als Erinnerung in Ihrem Handy ein oder in Ihrem Kalender als *Serientermin*. Wenn Sie die Möglichkeit dazu haben, *pausieren Sie auch gern aktiv* an der frischen Luft mit einem kurzen Spaziergang oder in Bewegung. Für ADHS-Betroffene kann Bewegung in der Pause sehr hilfreich sein, um die Symptomatik zu lindern (Neuy-Bartmann, 2019; Ratgeber ADHS, o. J.a. h.). Denn es ist ein Trugschluss zu glauben, man powert einfach acht Stunden oder länger hyperfokussiert non-stop durch, am besten ohne Mittagspause oder mit einem schnell verdrückten Brötchen am Arbeitsplatz, am besten noch in einem Meeting, und startet dann abends frisch in den Feierabend. Sie fahren sich damit auf der Arbeit den Tank Ihres Autos schon vor lauter Volldampf so leer, dass Sie nach Feierband leider keinen Sprit mehr haben, noch dem nachzugehen, was Ihnen Freude macht und Energie schenkt.

> *Eine Zeit lang mag das durchaus funktionieren. Machen Sie das jedoch auf Dauer, kann eine Abwärtsspirale an Stress und*

Erschöpfung beginnen, die Sie krank machen kann. Nicht umsonst findet man unter vielen Burnout-Patienten ADHS-Betroffene. Wichtig ist es daher, dass Sie Ihr Arbeitsumfeld in den Pausen physisch verlassen, also wirklich kurz von Ihrem Schreibtisch aufstehen oder den Raum wechseln. Wenn Sie so konsequent Pausen in Ihren Arbeitsalltag einbauen, werden Sie auch Ihre Effizienz bei der Arbeit steigern können.

Wenn Sie im Home Office arbeiten und zudem ein Umfeld haben, in dem Sie Ruhe dazu finden, könnten Sie auch morgens und nachmittags jeweils eine kurze *Achtsamkeitsübung* wie zum Beispiel eine Atemmediation oder geführte Meditation einlegen, um Ihren Geist und Ihr Gehirn zu entspannen. Hilfreich ist es auch hier, sich kurz vor der Pause eine Notiz zu schreiben, wo Sie aufgehört haben und woran Sie als nächstes weiterarbeiten möchten (Neuy-Bartmann, 2019; Ratgeber ADHS, o. J.a. h.).

1.5.5.10 Eine vertrauensvolle Feedback-Kultur etablieren

Denken Sie bitte bei äußerlich wahrnehmbarer *Hyperaktivität* daran, dass dies Ihr Arbeitsumfeld sehr stressen kann, wenn Sie eng zusammenarbeiten oder nah bei einander sitzen. Ihr Umfeld reagiert im Zweifel selbst irgendwann hektisch oder wendet sich gestresst ab (Neuy-Bartmann, 2019). Sind Sie zudem auch noch Vorgesetzter, kann Ihre Hyperaktivität Ihre Mitarbeiter verunsichern. Gleiches gilt, wenn man seine *Impulsivität* nicht kontrolliert und für sein Umfeld emotional und vom Verhalten her immer wieder unberechenbar erscheint. *Dies löst bei den Menschen, die Sie umgeben, starken Stress aus* (Spitzer, 2018). Vertrauen stellt *das* Fundament für die gemeinsame Zusammenarbeit in einem Team dar.

Man sollte auf der Sachebene darauf vertrauen können, dass Zusagen eingehalten werden. Auch auf der zwischenmenschlichen Beziehungsebene sollte sich jedes Teammitglied sicher und wertgeschätzt fühlen (Intelligent Change Solutions, o. J.a.). *Es kann für ein gutes Teamklima daher generell hilfreich sein, auch wenn man nicht betroffen von ADHS ist, sich untereinander regelmäßig ein wertschätzendes Feedback einzuholen von Kollegen und Vorgesetzten, mit denen Sie zusammenarbeiten.*

So können Sie Ihre Selbst- und Fremdwahrnehmung abgleichen und gegebenenfalls Ihr Verhalten am Arbeitsplatz professionell und teamorientiert anpassen, ohne dass Sie sich gänzlich verstellen. Denn nur, weil man ADHS hat, ist das nicht für jedes hyperaktive, impulsive oder unkonzentrierte Verhalten eine Entschuldigung, sondern sollte vielmehr dazu einladen, durch das Feedback Ihrer Kollegen *gemeinsam zu wachsen*. Dies gilt auch, wenn man der Vorgesetzte eines Teams ist und betroffen ist von ADHS. Eine *vertrauensvolle gesunde Feedback-Kultur* kann hier Gold wert sein (Jechorek, 2023). Wichtig ist daran anschließend, dass die Veränderungen, die sich stimmig anfühlen, wirklich in die Tat umgesetzt werden. So können mit der Unterstützung oder mit Erinnerungen von Vorgesetzten, Kollegen oder Mitarbeitern neue Gewohnheiten verinnerlicht werden.

1.5.5.11 Einarbeitung in einen neuen Job oder Aufgabenbereich

Wenn Sie einen neuen Job anfangen oder Sie einen neuen Aufgabenbereich übernehmen, gilt in der Einarbeitung mit Vorgesetzten und Kollegen: *Machen Sie sich bitte zu allen Themen Notizen in OneNote* (Gelowicz, 2022). Diese können Sie später in separaten, dafür eingeplanten

Zeitslots in Ruhe nach Themengebieten in Ihre Notizbücher und Unterabschnitte in OneNote einsortieren. *So haben Sie diese in OneNote immer wieder schnell abrufbereit zum Nachschlagen. Lagern Sie hier wieder Ihr Arbeits- und Kurzzeitgedächtnis energiesparend aus.* Sie schonen so auch die Nerven Ihres Umfeldes, indem Sie nicht immer wieder die gleichen Dinge fragen und gegebenenfalls Termine und Prozesse gleich nach Stellenantritt und schlimmstenfalls noch ein Jahr danach wieder vergessen und immer wieder danach fragen müssen. Dies könnte die Beziehungsebenen im Team und in ihrem Umfeld negativ beeinflussen (Intelligent Change Solutions, o. J.a.).

Schaffen Sie sich daher mittel und langfristig möglichst viele Routinen und Abläufe, auf die Sie immer wieder zurückgreifen können. Denken Sie an das Thema Checklisten in OneNote. Diese können Sie sich auch für wiederkehrende berufliche Themen erstellen und immer wieder nutzen oder adaptieren. Für regelmäßig genutzte, wichtige Dateien, auf die Sie immer wieder zugreifen, können Sie sich eine Liste mit Quick-Links in OneNote erstellen, um nicht immer wieder langwierig auf dem Laufwerk suchen zu müssen.

Sie müssen so nicht immer alles im Kopf haben. Im Gegenteil, denn Sie wissen, für ADHS-Betroffene gilt: zu viel Wissen im Kurz- und Arbeitsgedächtnis kann belasten. Sie müssen nur wissen, und ein gutes System haben, wo Sie es schnell finden können. Wenn Sie zu Beginn in einem neuen Unternehmen oder in einer neuen Abteilung noch überfordert sein sollten, welcher Kollege wo sitzt und wie heißt, lassen Sie sich doch einfach einen *Büroplan* geben und tragen Sie sich dort die Namen entsprechend ein und ergänzen idealerweise deren Fotos wenn möglich (Gelowicz, 2022). Bauen Sie sich so hilfreiche Brücken, die Ihnen das Leben so einfach wie möglich machen.

Fragen Sie sich bitte auch immer wieder in Ihrem Wochenrückblick, wie Sie in Ihrem Leben und Ihrem Beruf durch Vereinfachung und Effizienz noch mehr Lebensqualität für sich schaffen können, indem Sie Prio-A-Aktivitäten durch gezielte Prio-B-Aktivitäten minimieren (Kogon et al., 2016).

Sicher gibt es auch immer einmal Phasen, in denen so viel an Arbeit auf Sie einprasselt, dass Sie am Ende des Tages völlig frustriert vor einem Haufen neuer ungeordneter Aufgaben stehen, die entweder in Ihrem E-Mail- Postfach schlummern oder aber auf Ihrem Schreibtisch liegen.

Wenn Sie in einem solchen stressigen Arbeitsumfeld mit wiederkehrenden Hochphasen an Arbeitsbelastung arbeiten, dann macht es besonders Sinn, sich immer kurz vor Feierabend als Prio-B-Aktivität etwas länger Zeit im Kalender zu blocken.

Sie können dann diese neuen Aufgaben und Mails alle kurz durchsehen, unwichtige Papierkorb-To-dos direkt *löschen* und relevante Themen entweder, statt sie schon in Ihre *ABC*-To-do-Liste zu übernehmen, erst einmal später *auf Wiedervorlage in Ihrem Kalender* legen, wenn diese aktuell weder wichtig noch zeitkritisch sind. Oder Sie übernehmen sie in Ihre *ABC*-To-do-Liste in OneNote. Sie checken in diesem Fall direkt im Anschluss dann bitte Ihre weitere Wochenplanung und sortieren die neuen To-dos priorisiert mit einem *Zeitslot* je Aufgabe in Ihren Kalender ein und *depriorisieren* wenn nötig bisher eingetragene Aufgaben-Zeitslots und schieben diese zeitlich nach hinten.

So behalten Sie jeden Tag kurz vor Feierabend proaktiv den Überblick und eine gewisse Sicherheit, Struktur und Kontrolle Ihrer A- und B-Prios. Dies ist für ADHS-Betroffene sehr wichtig. So können Sie dann auch entspannt in den

Feierabend gehen. Sie schwimmen jetzt so wieder vor der Welle. Denn das Gefühl zu haben, die Arbeit mit wehenden Fahnen zu verlassen und zu wissen, man wird dort morgen früh im Chaos wieder von der To-do-Welle überflutet, stresst ADHSler nur noch mehr und verstärkt ihre Symptomatik (Neuy-Bartmann, 2019; Kogon et al, 2016).

Und bitte belohnen Sie sich doch auch einfach einmal dafür, dass Sie so super dranbleiben an Ihrem neuen Selbstmanagement und Ihrer Selbstorganisation. Denn: Sie machen das super! Und Sie aktivieren so Schritt für Schritt immer mehr Ihre ADHS-Superpower.

1.5.5.12 Stärkenorientierte Berufswahl- und Lebensplanung

Hat ein junger erwachsener Betroffener einmal ein gutes Selbst- und Zeitmanagement für sich mit seinem ADHS entwickelt, dann sollten für die Berufswahl die individuellen Fähigkeiten, Talente und das Interesse ausschlaggebend sein, und sich nicht *nur* daran orientieren, dass er ADHS hat (Ratgeber ADHS, o. J.a. i.). Ganz wichtig für ADHS-Betroffene ist es, einen Beruf zu finden, der zu ihnen passt und auf die *individuellen Bedürfnisse und Stärken eingeht*, die ihre Persönlichkeit ausmachen. Die Werte des Arbeitgebers sollten sich mit seinen eigenen Werten und Bedürfnissen decken. Ein Pinguin sollte, wie eingangs erwähnt, also besser einen Job im Wasser finden, wo er sich entfalten kann, als sich an Land mit den Eisbären im Wettlauf zu messen, und dabei permanent auf die Nase zu fallen. Ist er jedoch in seinem Element Wasser, schenkt ihm das ein deutliches Mehr an Lebensqualität (Hirschhausen, 2011). Der Beruf sollte in jedem Fall auch *eine gewisse Aufregung* mit sich bringen, *Freiraum für*

Kreativität lassen und den Betroffenen so *begeistern*. Freiraum ist wichtig, um sich entwickeln zu können. Jedoch sind auch *Struktur und Kontrolle* essenziell, die den Rahmen vorgeben für überwiegend geregelte Tagesabläufe und die Verpflichtung, Termine einzuhalten. Berufe, bei denen jedoch ausschließlich Ordnung, extrem sorgfältiges Arbeiten und Pünktlichkeit wichtig sind, kommen weniger infrage. Es sollte auch vermieden werden, einen Beruf zu wählen, der als langweilig empfunden wird und die Betroffenen nicht wirklich begeistert. Denn dann wird der Job zur Quälerei. Finanzbeamter wäre beispielsweise eine weniger gängige Berufswahl als Journalist oder zum Beispiel Physiotherapeut. Beim Berufseinstig macht es daher in jedem Fall Sinn, verschiedene Praktika zu absolvieren, um wirklich kennenzulernen, wie der Alltag in dem entsprechenden Job dann aussehen wird, und ob er stimmig ist mit den Bedürfnissen und Interessen des Betroffenen. Hilfreich ist es auch, direkt einen Arbeitgeber zu finden, der Ihre Kreativität zu schätzen weiß. Viele ADHS-Betroffene sind erfolgreiche Spezialisten auf ihrem Gebiet: Kreative, Musiker, Forscher oder erfolgreich in der Wirtschaft. *Ein Gegenpart bei der Arbeit, der gut organisiert ist und den kreativ chaotischen ADHSler mit Struktur unterstützt, ist, wie bereits erwähnt, ebenfalls immer auch eine gute Kombination* (Neuy-Bartmann, 2019). Eine informative Broschüre für Berufseinsteiger mit ADHS findet sich auch auf www.adhs-ratgeber.com (Ratgeber ADHS, o. J.a. i.). Ebenso finden Sie dort eine weitere Broschüre für Berufsumsteiger (Ratgeber ADHS, o. J.a. j.).

Unternehmen wie Vattenfall (Vattenfall GmbH, o. J.a), Microsoft oder EY sind, wie bereits erwähnt, für das Feld der *Neurodiversität* erfreulicherweise bereits *Vorreiter für Diversität und Inklusion*. Sie bieten zum Beispiel auch Trainings für ihre Führungskräfte und Mitarbeiter an, wie Inklusivität für neurodiverse Mitarbeiter mit beispielsweise

1 Informationen zu ADHS im Erwachsenenalter

ADHS oder Autimus optimal gelebt werden kann (manager magazin, 2020).

Denn als Arbeitgeber eine optimale, vertrauensvolle und wertschätzende Arbeitsumgebung zu schaffen, dies kann für jeden ADHSler individuell anders aussehen. Beispielsweise können sich manche Betroffene besser im Home Office konzentrieren, da dort keine Ablenkung herrscht. Andere Betroffene hingegen werden gerade dort innerlich von ihren eigenen Gedanken stark abgelenkt und es verursacht ihnen Stress und Probleme, sich dort selbst zu strukturieren. Für sie ist ein Büro eine optimalere Umgebung, um sich zu konzentrieren.

Für sehr reizempfindliche ADHS-Betroffene ist hingegen Ruhe sehr wichtig, statt ein reizüberflutetes Großraumbüro, um konzentriert arbeiten zu können. Hier kann der Arbeitgeber zum Beispiel durch eine *flexible, vertrauensvolle Home-Office-Regelung, ein Einzelbüro oder Ruhearbeitsräume* unterstützen (Gelowicz, 2022). Noise-Cancelling-Kopfhörer, die den Teppich an Nebengeräuschen für den Betroffen herausfiltern, können ebenso, wie bereits erwähnt, eine große Hilfe sein, um konzentriert und fokussiert bei der Arbeit zu bleiben. Kurze, gegebenenfalls *aktive Pausen* sind für ADHS-Betroffene ebenfalls sehr wichtig, um für körperliche und geistige Entspannung zu sorgen. Betroffene profitieren auch von längeren Mittagspausen mit zum Beispiel einem ausgedehnteren Spaziergang oder einer Jogging-Runde oder Yoga-Einheit noch mehr als nicht Betroffene, um danach frisch und konzentriert weiterarbeiten zu können. Einen wirklich verständnisvollen und inklusiv eingestellten Arbeitgeber zu finden, kann Gold wert sein, um *die eigenen Potenziale voll für sich und den Arbeitgeber zu entfalten* und dauerhaft gesund, motiviert und erfolgreich zu arbeiten. Jedoch ist ADHS im Erwachsenenalter unter Arbeitgebern leider bisher noch kaum bekannt

(Neuy-Bartmann, 2019). Betroffene müssen ihre ADHS dem Arbeitgeber generell auch nicht mitteilen (ADHSpedia, o. J.a. j.). Viele tun dies auch nicht aus Angst vor Stigmatisierung, dem Verbauen der eigenen Karriere und sogar dem Befürchten des Jobverlusts (Hoffmeyer, 2021).

Aus meiner Sicht sollte im deutschsprachigen Raum in naher Zukunft noch viel mehr Aufklärungsarbeit bei Arbeitgebern erfolgen und generell mehr Bewusstsein für Inklusion bei ADHS im Erwachsenenalter in der Gesellschaft geschaffen werden. Nur wenn Arbeitgeber es zunehmend möglich machen, eine inklusive Unternehmenskultur und somit ein inklusives, wertschätzendes, individuell flexibles Arbeitsumfeld für ADHS-Betroffene zu schaffen, ist mehr bereichernde Diversität möglich. Denn dann können Betroffene umso besser ihre Talente und Stärken ausleben und so zum wirtschaftlichen Erfolg des Arbeitgebers beitragen.

1.5.5.13 Impulskontrolle und Stimmungen ausbalancieren

Emotionen von ADHSlern können sie ganz schön überfluten und zum innerlichen oder äußerlichen Explodieren bringen. Auch hier können Sie ganz bewusst gegensteuern. Machen Sie sich ab sofort bitte immer wieder bewusst, dass *Sie* jetzt Ihre ADHS managen werden und nicht mehr Ihre ADHS Sie. *Wenn Sie für sich ein gesundes Stress- und Selbstmanagement etablieren, kann dies in jedem Fall schon einmal die Symptomatik lindern.* Doch es kann natürlich dennoch vorkommen, dass Sie in Zeiten von starkem privaten oder beruflichen Stress einmal ein dünneres Fell haben als sonst und Ihr Explosionspunkt einfach schon deutlich früher erreicht ist.

Was Ihnen hier zur Selbstregulation helfen kann, ist die sogenannte *Ampel-Methode und der Mind-Body-Check*. Ist Ihre *Emotionsampel* auf *grün*, dann ist alles in Ordnung. Machen Sie dann einfach weiter so. Sie haben Ihre Symptomatik dann sehr gut im Griff und fühlen sich zufrieden und glücklich. Bei *gelb* ist Handlung angesagt. Entweder Sie bremsen jetzt kurz hart durch oder geben Gas, um noch schnell über die gelbe Ampel zu kommen, bevor Sie auf *rot* springt. Dies kann der Fall sein, wenn Sie sich mit Ihrer Wochenplanung wegen plötzlich neu aufgekommenen dringenden und wichtigen Prio-A-Aufgaben im Chaos fühlen. Dann ist es empfehlenswert, erst einmal kurz eine Pause an der frischen Luft zu machen, bevor Sie mit klarem Kopf nochmal Ihre *ABC*-Prios und Zeitslots in Ihrem Kalender für die Restwoche neu sortieren, bis Sie wieder gefühlt alles im Griff haben und sich wieder im *grünen* Bereich fühlen. Ist die Ampel *rot*, ist das Kind leider schon in den Brunnen gefallen. Am wichtigsten ist es jetzt nur noch, sich emotional *sofort* herunterzuregulieren, indem Sie zum Beispiel innerlich langsam bis 10 zählen, die Situation verlassen und eine Pause machen, eine Meditation oder Entspannungsübung durchführen oder Sport machen, um sich einfach mal richtig auszupowern und den Stress abzubauen (Kneubühler, o. J.a). Daher können auch aktive Pausen oder längere aktive Mittagspausen bei der Arbeit präventiv stressabbauend wirken.

Sie können die *Ampel-Methode* klasse in Ihren Alltag einbauen, um sie ein paar Wochen und Monate zu verinnerlichen. Sie lernen sich und Ihre Symptomatik so durch das Anwenden und Üben noch viel besser kennen. *Sie entwickeln sensiblere Antennen für sich und Ihr aktuelles Wohlbefinden und Ihre Bedürfnisse.* Doch auch hier gibt es keinen Salat aus dem Beutel aus der Kühltheke. Salatbeet-Pflege durch regelmäßiges Training heißt auch hier das Zauberwort. Und das Schöne ist, sie können damit *sofort* starten.

Übung 12 – Life Hack Ampel-Methode mit Mind-Body-Check und Wohlfühlliste

*Integrieren Sie dazu bitte mehrfach am Tag Ihren **Mind-Body-Check**. Idealerweise machen Sie sich dazu Erinnerungen in Ihren Kalender als Serientermine. Diese können auch mit Ihren Pausenzeiten parallel gelegt werden. Fühlen Sie dann bitte in sich hinein, wie es Ihnen gerade jetzt geht, und reflektieren Sie bitte die folgenden Fragen:*

- *In welchem Bereich befinden Sie sich aktuell? Grün, gelb oder rot?*
- *Wenn Sie im **grünen** Bereich sind, was führt dazu?*
  - *Was tut Ihnen gerade gut?*
  - *Wie schaffen Sie es gerade, sich eine Lebensqualität zu gestalten, die Sie glücklich macht?*
  - *Bitte notieren Sie sich täglich dazu Ihre Erkenntnisse in einer **Wohlfühlliste** in OneNote, die Sie dafür erstellen.*
  - *Welche Bedürfnisse werden aktuell genährt im grünen Bereich?*
  - *Vielleicht ist es Sport. Dann wäre die Frage, welche Sportart und wie oft und wie lange?*
  - *Vielleicht ist es kreativ zu sein, zu fotografieren oder zu malen?*
  - *Oder soziale Aktivitäten in der Freizeit, wie Freunde treffen oder eine Ausstellung besuchen?*
  - *Beobachten Sie sich und Ihre Bedürfnisse in diesen Momenten des Mind-Body-Checks jeden Tag aufmerksam aufs Neue.*

*Erfahren Sie so im Versuchs- und Irrtumsprinzip was Ihnen wirklich gut tut und Sie im **grünen** Bereich hält. Wichtig ist, dass Sie dies über eine längere Zeit hinweg regelmäßig kultivieren und Sie fortlaufend **Notizen in Ihre Wohlfühlliste** machen, wenn Sie spüren, was Ihnen gut tut. Das kann sein in der Natur zu sein, in die Sauna zu gehen, Fußball zu schauen oder zu spielen, zu Angeln oder etwas ganz* *individuell anderes für Sie. Für jeden ADHS-Betroffenen sieht diese Wohlfühlliste gänzlich verschieden aus, denn sie nährt individuell die ganz persönlichen Bedürfnisse.*

Doch Sie sind natürlich nicht immer nur im grünen Bereich. Angenommen, Sie führen Ihren Mind- Body-Check durch und spüren, Sie sind definitiv im **gelben** *Bereich:*

Werfen Sie dann bitte ***einen Blick auf Ihre Wohlfühlliste*** *und fragen Sie sich* (INeKO Institut, 2020a):

- *Wo ist gerade Sand im Getriebe?*
- *Woran hapert es gerade?*
- *Was tue ich, wenn ich gestresst bin?*
- *Wovon tue ich dann weniger?*
- *Was tue ich hingegen, wenn ich nicht gestresst bin?*
- *Welche Dinge stehen meiner Entspannung im Wege?*
- *Was hilft mir, das auszuhalten?*
- *Was kann ich als Ausgleich machen?*
- *Wann und wie werde ich mich davon erholen?*
- *Was müsste ich tun, um mehr in meiner Balance zu sein?*
- *Was tue ich, wenn ich entspannt bin?*
- *Womit versetze ich mich selbst (noch mehr) in Stress?*
- *Kann ich das, was mir aktuell Stress bereitet, loswerden oder ihm aus dem Weg gehen?*
- *Was kann ich tun, damit ich weniger gestresst bin?*

Ergänzen Sie Ihre Erkenntnisse bitte in Ihrer Wohlfühlliste. ***Setzen Sie nach Ihrer Reflexion dann bitte genau die Wohlfühlaktivitäten mit der größten positiven Wirkung für Sie persönlich um. So bringen Sie sich wieder in Balance in den grünen Bereich, und kommen nicht schlimmstenfalls noch in den roten Bereich*** (D'Amelio & Steinbach, o. J.a). *Auch hier gilt eine Zeit lang das Versuchs- und Irrtumsprinzip. Was hilft Ihnen jetzt heute? Ist es Sport? Eine Achtsamkeitsübung? Spaß mit Freunden? Ein Spaziergang um den Block oder alleine in der Natur? Horchen Sie bitte achtsam in sich hinein.*

Und natürlich werden Sie neben den gelben auch **rote** *Phasen haben, in denen Sie vielleicht vorab sehr schlecht geschlafen haben, Sie zum Beispiel noch Rückenschmerzen dazu belasten und deswegen einfach schon ein richtig dünnes Nervenkostüm haben.* **Hier gilt es, wie oben genannt, als Notfallplan erst einmal tief durchzuatmen und Ruhe zu bewahren** (Ratgeber ADHS, o. J.a. k.).

Übung 13 – Life Hack ALI-Prinzip

Wenden Sie in Falle einer **roten** *Phase bitte das* **ALI-Prinzip** *an: Atmen Sie, zählen Sie langsam bis 10,* **lächeln Sie,** *halten Sie inne* (Netzwerk Achtsame Wirtschaft e.V., o. J.a.). *So schaffen* **Sie** *Raum zwischen den Stressreiz und Ihre Reaktion. Die läuft mit dieser achtsamen Haltung nicht automatisch ab, sondern ganz bewusst. Halten Sie sich danach bitte kurz wieder Ihre* **Wohlfühlliste** *vor Augen und entscheiden Sie sich, welche Aktivität daraus in dem aktuellen Kontext, in dem Sie jetzt gerade sind, am passendsten ist, um sich wieder in den grünen Bereich herunterzuregulieren.*

Bei der Arbeit können Sie vielleicht gerade nicht eine Runde Joggen gehen, jedoch die Situation verlassen, einen längeren Kaffee oder Tee mit an die frische Luft nehmen oder kurz eine Entspannungsübung machen, wenn Sie eine ruhige Ecke dazu finden. Oder Sie gehen direkt nach Feierabend dann noch Sport machen, um den restlichen Stress abzubauen. Dies können Sie dann noch ganz individuell für sich entscheiden.

Sie können sich darüber hinaus zudem fragen (INeKO Institut, 2020a):

- *Wie würden Sie die aktuelle Stresssituation in einem Jahr von heute betrachten?*
- *Wie in 5 Jahren?*

1 Informationen zu ADHS im Erwachsenenalter

- *Wie, wenn Sie aktuell im Urlaub an Ihrem Lieblingsort wären?*
- *Was würde Ihre beste Freundin Ihnen jetzt raten?*
- *Notieren Sie sich Ihre Erkenntnisse bitte auch in Ihre Wohlfühlliste.*

Sie werden so nach ein paar Wochen für sich vielleicht schon herauskristallisiert haben, was *ganz oben* auf Ihrer *Wohlfühlliste* steht, und was davon für *Rote-Ampel-Situationen* bei der Arbeit und im Privatleben am besten für Sie funktioniert, um Sie schnellstmöglich wieder herunterzuregulieren in den *grünen* Bereich. Sie werden *feine Antennen* dafür entwickeln, was Sie oder andere konkret tun, sodass Sie gestresst reagieren und sich emotional in Richtung *gelbe* oder *rote* Ampel bewegen. Sie werden auch *ein besseres Gespür* dafür bekommen, wann Sie reizbarer sind als normal, was konkret die Ursachen sind, was genau Sie wütend macht oder launisch, ob Kritik Sie zum Beispiel stresst und so weiter (Ratgeber ADHS, o. J.a. k.). Umso besser und bewusster werden Sie *auf diese Weise lernen, direkt gegenzusteuern,* und nach und nach die stressigen Situationen in Ihrem Leben zu minimieren, damit Sie im *grünen* Bereich bleiben.

Nach den ersten Wochen ist es empfehlenswert, sich für Ihre Wohlfühlliste ein Ranking zu erstellen, und dieses auch für verschiedene Lebenssituationen, die Ihnen Stress verursachen, in OneNote immer parat zu haben (Ratgeber ADHS, o. J.a. k.). *Denn wenn Sie gestürzt sind und eine Schürfwunde erleiden, sind Sie auch überglücklich, eine kleine Hausapotheke mit Pflastern bei sich zu haben. Ihr regelmäßiger Mind-Body-Check, das ALI-Prinzip und Ihre Wohlfühlliste sind im übertragenen Sinn Ihre Hausapotheke für Ihre Impulskontrolle und zum Ausbalancieren Ihrer Stimmungen.*

Die *Ampel-Methode* für sich zu verinnerlichen, ist ein wenig, wie ein neues Instrument zu lernen oder eine neue Sportart. Das Schöne ist, Sie trainieren mit der *Ampel-Methode* auch automatisch Ihre *Achtsamkeit*. Denn Sie lernen, in Stresssituationen aus einer achtsamen Haltung heraus lösungsorientiert und selbstwirksam zu handeln.

Hier bietet sich in Kombination mit der Ampel-Methode auch nochmals das ZRM® Online Tool (siehe Übung 3, Abschnitt 1.5.1) an, um Ihre achtsame, lösungsorientierte Haltung für sich zu verinnerlichen, wie Sie die Ampel-Methode in Ihrem Leben umsetzen möchten (Zürcher Ressourcen Modell ZRM®, o. J.a.). *Wenden Sie es gerne nochmals an, um sich zu motivieren, Ihre Mind-Body-Checks regelmäßig durchzuführen. So lernen Sie sich achtsam immer besser kennen, erstellen Ihre Wohlfühlliste Schritt für Schritt und priorisieren Sie nach Lebensbereichen, in denen Sie sich mit Stress konfrontiert fühlen. Eine solch achtsame, lösungsorientierte Haltung ist ein ganz wichtiger Schlüssel für das Paradies hinter der Tür im nächsten Zimmer. Bleiben Sie dran. Sie schaffen das!*

Denn die Alternative wäre auch hier leider nicht der vorgeschnittene Salat im Beutel in der Kühltheke, sondern bei einem spontanen, nicht von Ihnen selbst verhinderten emotionalen Ausbruch im Zweifel eher Hausverbot von Ihrem Gegenüber. Und führen Sie sich bitte auch immer einmal wieder vor Augen, was Sie Ihrem Umfeld mit Ihrem unberechenbaren emotionalen Verhalten bisher für einen Stress zugefügt haben, bis Sie sich jetzt proaktiv zu regulieren gelernt haben (Spitzer, 2018).

1.5.5.14 Kommunikation in Stresssituationen

Das herausfordernde an Stresssituationen ist, dass man leider zumeist nicht alleine in ihnen steckt, sondern auch noch das Umfeld mit betroffen ist. Und schon hat man einen *zwischenmenschlichen Konflikt*. Gerade für ADHS-Betroffene kann es dann ein echter Kraftakt sein, sich zunächst erst einmal emotional wieder in den *grünen* Bereich zu regulieren und dann auch noch eine *wertschätzende Kommunikation* für die Lösung des Konflikts hinzubekommen. Was hier helfen kann, ist *ergänzend zur Ampel-Methode* die sogenannte *VW-Regel* (Prior, 2013).

> **Übung 14 - Life Hack VW-Regel**
>
> *Aus Vorwürfen „V" die wir unserem Gegenüber am liebsten verbal um die Ohren pfeffern würden, formulieren wir Wünsche „W", also unsere Bedürfnisse. Denn um Harmonie wieder herzustellen, ist es nicht nur wichtig, was man sagt, sondern auch „wie" man es sagt* (Universitätsklinikum Erlangen, o. J.a). *Die Methode lehnt sich an die gewaltfreie Kommunikation an, die der Psychologe Marshall B. Rosenberg begründet hat* (Doyle, o. J.a). *Dabei werden vier Schritte beachtet:*
>
> 1. *Beobachtung:*
>   *Schilderung der eigenen Wahrnehmung der Situation ohne jegliche Interpretation, zum Beispiel „Du hast unsere Vereinbarung nicht eingehalten."*
> 2. *Gefühl:*
>   *Schildern Sie Ihrem Gegenüber Ihr Gefühl, zum Beispiel „Das macht mich traurig."*
> 3. *Bedürfnis:*
>   *Welches Bedürfnis haben Sie, das Sie aus Ihrem Gefühl schließen können? Formulieren Sie es als Ich-Botschaft, zum Beispiel „Ich wünsche mir mehr Respekt und Verlässlichkeit."*

4. *Bitten:*
   Wenn Ihr Bedürfnis klar kommuniziert wurde, formulieren Sie eine Bitte beziehungsweise einen Wunsch an Ihr Gegenüber, wie eine Lösung aussehen kann. Dies ist idealerweise eine konkrete Handlung, zum Beispiel „Kannst Du bitte zukünftig Vereinbarungen einhalten?"

Diese Art von Kommunikation schont auch Ihre Ressourcen und Nerven, da sie *deeskalierend* wirkt und so nichts gesagt wird, was sie später bereuen würden und Ihrem Umfeld so vor den Kopf stoßen würde. Und auch hier gibt es leider keine Salatbar im Supermarkt. Auch hier gilt *dranbleiben*, das Salatbeet pflegen, regelmäßig üben und eine *Routine* für sich entwickeln.

1.5.5.15 Kritik- und Konfliktfähigkeit

ADHS-Betroffene haben bestimmte Themen, die sie reizen und deswegen oftmals völlig überreagieren und wie eine Bombe explodieren, obwohl sie kurz zuvor vielleicht noch lammfromm waren (Ratgeber ADHS, o. J.a. c.). Kommen dann auch noch *zwei gestresste ADHS-Betroffene* aufeinander, dann haben Sie ein *Feuerwerk an toxischer Explosion*. Jedoch auch bei einer leichteren Symptomatik und nicht so triggernden Situationen schneiden einem Betroffene gerne einmal den Satz ab und *ein ausreden lassen wird unmöglich*. Denn der Betroffene denkt ohnehin, er weiß jetzt schon, was der andere sagen möchte, und natürlich weiß er es *besser*. ADHS-Betroffene sind ihren Gefühlen voll ausgeliefert, wenn sie noch keine Strategien gelernt haben, diese zu regulieren. Wenn sie mit dem falschen Bein aufgestanden sind, kann man ihre Erwartungshaltung nicht erfüllen. Man kann ihnen dann einfach *nichts* recht machen. Die sonst in Beziehungen so positive hohe Sensibilität, Reizoffenheit und Empathie stellt dem

1 Informationen zu ADHS im Erwachsenenalter

Betroffen in diesen Momenten ein Bein und sie wandelt sich leider ins Negative (Neuy-Bartmann, 2019). Diese unberechenbaren Reaktionen sind, wie bereits erwähnt, nachhaltig *beziehungsschädigend*. Dies sollte man sich als ADHS-Betroffener immer wieder vor Augen führen. Unberechenbar für sein Umfeld zu sein, erzeugt diesem immer wieder massiven Stress (Spitzer, 2018).

Hypoaktive ADSler auf der anderen Seite sind gar nicht explosiv, sondern fühlen sich oft schon bei minimalster Kritik klein und abgewertet und *stellen sich selbst in Frage*. Als schießt die kleinste Kritik wie ein Miniatur-Pfeil, der an Menschen mit einem gesunden Selbstwertgefühl abprallen würde wie an einer Teflonpfanne, einfach durch das dünne ADS-Nervenkostüm hindurch. *Dies löst im Inneren ein Erdbeben für sein Selbstbewusstsein aus, das im Zweifel niemand mitbekommt.* Kommt dann noch die leicht depressive Weltschmerz-Phase hinzu, in der er immer einmal wieder dem fälschlichen Irrglauben erliegt, definitiv keiner auf diesem Planeten liebt ihn und er kann einfach nichts, vergräbt er sich tief in seiner Höhle. Da ist er sicher vor allem. Leider wirklich vor allem. Denn er bringt sich so auch um die positive Erfahrung, wie es sich anfühlt, wertschätzende Hilfe zu bekommen, wenn man Sie benötigt, und überhaupt um neue, bereichernde zwischenmenschliche Erfahrungen (Neuy-Bartmann, 2019).

Dem kann man jedoch gegensteuern, wenn man um seine ADHS beziehungsweise ADS und seine Symptomatik weiß. *Einmal darüber schlafen, bevor man eine weitreichende Entscheidung trifft, empfiehlt sich nicht nur für Menschen ohne ADHS, sondern auch für Betroffene.* Denn vielleicht sieht am nächsten Tag die Welt schon ganz anders aus. Vermeiden Sie auch Diskussionen, wenn Sie Zeitdruck haben, und führen Sie am besten einfach generell *keine Grundsatzdiskussionen, wenn Sie gereizt sind*

(Neuy-Bartmann, 2019). Wie eingangs erwähnt, können insbesondere weibliche ADHS-Betroffene ein ausgeprägtes monatliches *prämenstruelles Syndrom* zeigen (Arztpraxis Hittnau, o. J.a.). In dieser Zeit überhaupt irgendetwas sachlich diskutieren zu wollen, kann ausgehen wie Fallschirmspringen als Tandem, das Ganze jedoch ohne Fallschirm. Der Aufprall könnte für beide Parteien kein Spaß werden. Sich das einfach bewusst zu machen und solche *Themen zu verschieben*, bis man wieder in der Lage ist, sich vorher den Fallschirm aufzusetzen und ihn auch zu ziehen, wenn nötig, kann helfen (Neuy-Bartmann, 2019).

In Beziehungen mit Menschen, die einem nahe stehen, kann man zum Beispiel ein bestimmtes *Stopp-Signal* absprechen, um in einem Streit eine bewusste Pause zu machen. So kann man die Situation verlassen, idealerweise das *ALI-Prinzip* und die *Ampel-Methode* anwenden und einen kurzen Blick auf seine *Wohlfühlliste* werfen (Übung 12 und 13). Denn die Ampel blinkt dann gerade dunkelrot mit Discokugel. Einmal um den Block zu laufen oder einfach nur aus dem Raum zu gehen und eine kurze Achtsamkeitsübung zu machen, kann hier schon sehr hilfreich sein. Das mindert die Gefahr, weiteren Schaden anzurichten durch Dinge, die man sagt oder tut. Denn danach gibt es nichts mehr zurückzunehmen. Nutzen Sie bitte auch die *VW-Regel* (Übung 14), nachdem Sie sich wieder in den *grünen* Bereich ausbalanciert haben. Wenn daran nicht im Leisesten zu denken ist, legen Sie sich doch einfach einmal ein dickes Kissen auf die Erde und lassen so richtig Ihre Aggression daran aus. Verkloppen Sie das Ding. Reagieren Sie sich einfach einmal so richtig daran ab (Jentsch, 2022). Und dann denken Sie dennoch bitte *danach* wieder an die *VW-Regel*, die Sie dann idealerweise in einer wieder relaxten Gesprächsatmosphäre *wertschätzend* einsetzen.

Machen Sie sich jedoch auch bewusst, dass es vorkommen kann, dass Sie einfach einmal den Konfliktbogen so überspannt haben, dass Ihr Gegenüber Sie völlig gerechtfertigt im wahrsten Sinne des Wortes *stehen lässt*. Er zieht dann einfach eine klare Grenze für sich, weil er sich Ihrem respektlosen Verhalten nicht mehr zur Verfügung stellen möchte. Wenn dem so ist, sollte man dies spätestens dann als *Signal* sehen, und beginnen, seine Impulskontrolle und Streitkultur zu hinterfragen.

Sie könnten sich dann fragen (INeKO Institut, 2020a):

- *Was hätte besser laufen können bis zur Eskalation?*
- *Was war Ihr Anteil an der Eskalation?*
- *Womit haben Sie den Konflikt noch befeuert?*
- *Gab es in der Vergangenheit ähnliche Konflikte, in denen Sie gelassener reagiert haben?*
- *Was war da anders?*
- *Wie haben Sie das gemacht?*
- *Was würde Ihr bester Freund Ihnen raten, wie Sie sich deeskalierender hätten verhalten können?*
- *Was hätten Sie anhand dieser Erkenntnisse rückblickend anders machen können?*

Sie können sich so eine Liste von Verhaltensweisen erstellen, die Sie erlernen möchten, um zukünftig in Konfliktsituationen gelassener zu reagieren. Was sollte davon noch auf Ihre **Wohlfühlliste***? Ergänzen Sie Ihre Erkenntnisse bitte gerne dort.*

Auch dies ist leider wieder kein Salat aus der Tüte im Kühlregal. In diesem Fall müssten Sie überhaupt erst einmal Ihr Beet planen, die Erde besorgen und Dünger, das Ganze hertragen, anlegen und aufhübschen. Und dann erst geht es mit der Aussaat und Aufzucht los.

> *Seien Sie daher bitte geduldig und wertschätzend mit sich. In jedem Konflikt werden Sie sich immer besser kennenlernen. Und Menschen, die Sie wertschätzen und die sehen, dass Sie alles dafür tun, an sich zu arbeiten, die gehen den Weg des Wachstums mit Ihnen zusammen. Erkennen Sie sich hier wieder? Dann kommen Sie bitte das nächste Mal aus Ihrer Höhle, nachdem Sie ihr Kissen verkloppt haben, und machen Sie sich bitte dann auf den Weg, Erde zum Anlegen Ihres Salatbeetes zu besorgen. Sie wissen vielleicht noch gar nicht, was für ein lernfähiger, toller Gärtner in Ihnen steckt!*

Es gibt natürlich auch immer wieder diese Art von Menschen, die bringen einen einfach von 0 auf 100 in drei Sekunden. Seien Sie beruhigt, das geht auch Menschen ohne ADHS so. Legen Sie sich hier am besten eine *Haltung der Gelassenheit* zu. Denn Sie wissen, wie diese Menschen sind und ändern werden Sie sie nicht (Neuy-Bartmann, 2019). Wenn dann Ihre Ampel auf *rot* springt, bitte ganz tief durchatmen, und um sich Distanz zwischen Reiz und Reaktion zu schaffen, bewusst das *ALI-Prinzip* anwenden: *atmen, lächeln und innehalten* (Übung 13). Stellen Sie sich der Person doch einfach energetisch einmal so gar nicht zur Verfügung und nutzen Sie auch hier, wenn nötig, die *Ampel-Methode* und Ihre *Wohlfühlliste* (Übung 12).

1.5.5.16 Ordnungs- und Aufräumtipps

Um sich den Haushalt und das Aufräumen so einfach wie möglich zu machen, sollte für eine gelernte Ordnung *alles im Haushalt seinen festen Platz* haben und auch immer wieder dort abgelegt werden. Etablieren Sie feste Plätze für Schlüssel, Handtasche, Rucksack, Handy und Portemonnaie. Für die Schlüssel haben Sie am besten ein Schlüsselbrett und beschriften die einzelnen Schlüssel. *Checken Sie abends idealerweise immer, ob auch alles an seinem Platz liegt.* So ersparen Sie sich morgens eine ungeplante und unnötige Prio-A-Aufgabe, die Sie nur Zeit kostet: das stressige Suchen. Auch hier wieder das Stichwort *Prio-B-Serientermin im Kalender,* bis sich dies als Routine eingeschliffen hat (Ratgeber ADHS, o. J.a. b.; Kogon et al., 2016).

Planen Sie sich im Rahmen Ihrer Wochenplanung auch *einen Serientermin, an dem Sie sich nicht ablenken lassen und nur aufräumen und putzen.* Putzen Sie in dieser Zeit eins nach dem anderen und verfallen Sie nicht in impulsives Hin- und Herspringen zwischen den Räumen. Gerne wird angefangen aufzuräumen, wenn dann plötzlich die Blumen gegossen werden wollen und auf dem Weg zum Balkon dann doch die Spülmaschine ausgeräumt werden will. Und dann steht da die Kaffeemaschine und ein Kaffee jetzt wäre auch schön und so weiter. Wenn Sie so im *Ich-lebe-meine-ADHS-Symptomatik-jetzt-einfach-einmal-voll-aus-Flow* tanzend zwischen den Dingen hervorragend aufräumen und putzen können und auch am Ende der eingeplanten Zeit noch effizient dabei sind, super. Los geht es. Wenn nicht, arbeiten Sie wie gesagt am besten doch *alles nacheinander* ab, und achten Sie dabei auf die Zeit, die Sie sich insgesamt gesetzt haben. Vielleicht ist auch hier *in OneNote eine Checkliste der Sachen, die Sie regelmäßig aufräumen und putzen* möchten, etwas für Sie.

Wenn nötig, stellen Sie sich neben dem Serientermin zum Putzen bitte auch einen Serientermin zur Müllentsorgung, Papier und Altglas wegbringen und so weiter ein. *Fassen Sie generell beim Aufräumen und Putzen alles nur einmal an und räumen es an den richtigen Platz statt umzuräumen.* Auch unter der Woche halten Sie idealerweise Ordnung, indem Sie abends aufräumen und alles an seinen Platz legen, das Geschirr wegspülen und die Flächen reinigen. So sparen Sie sich viel Arbeit. *Die gleiche*

Empfehlung gilt auch für Ihren Arbeitsplatz und Ihr Auto. Räumen Sie jeden Tag die Sachen an ihren Platz und entsorgen Sie alles direkt, was weggeschmissen werden kann. So kommen Sie gar nicht erst in Versuchung, sich hier ein kleines Chaos anzusammeln oder sich letztlich völlig vollzumüllen. Auch eine *Putzfee* zu einem festen Termin alle ein bis zwei Wochen kann sehr entlastend sein, wenn man das nötige Budget dafür übrig hat. *In jedem Falle kann es in gemeinsamen Haushalten mit einem ADHS-Betroffenen die Nerven aller Beteiligten doch sehr beruhigen.* Wenn Sie größere Vorhaben planen wie eine Renovierung oder einen Umzug, auch hier die Empfehlung, sich in OneNote eine *Checkliste aus Zwischenzielen* dafür zu erstellen bis hin zum finalen Ziel, und sich vielleicht dabei helfen zu lassen. Zum einen bekommen sie so Hilfe und zum anderen können Sie so später einfach wieder auf die Liste zurückgreifen, wenn ein ähnliches Vorhaben anstehen sollte (Ratgeber ADHS, o. J.a. b.).

1.5.5.17 Partnerschaft und Familie

Experten sagen, ein strukturierter, ausgleichender Partner passt besser zu einem ADHS-Betroffenen, als wenn beide Partner ADHS haben. Denn sonst sind emotionale Konflikte quasi schon mit eingekauft. *Stimmungsschwankungen, Chaos, Unzuverlässigkeit und Endlosdiskussionen können einen Partner generell jedoch sehr kränken und verletzen und zu Problemen in der Partnerschaft führen* (Ratgeber ADHS, o. J.a. m.). Dennoch spüren ADHS-Betroffene eine gewisse Seelenverwandtschaft untereinander, was die Konflikte leider nicht besser macht.

> *Es ist in einer Beziehung mit einem ADHS-Betroffenen wichtig, dass sich von Beginn an beide der Herausforderungen*

bewusst sind und man gemeinsam daran wachsen möchte. Beide müssen intensiver als andere Paare Regeln für das Beziehungsleben aufstellen. So schaffen sie überhaupt erst einmal ein Fundament, um darauf eine wertschätzende, beständige Partnerschaft aufzubauen und eine echte Bindung eingehen und halten zu können. Es ist dazu wichtig, sein ADHS zu akzeptieren und willens zu sein, seine Symptomatik zu verstehen und diese managen zu wollen, anstatt von Ihr in der Beziehung zum Partner gemanagt zu werden. ADHS sollte niemals eine Ausrede für etwas sein. Vielleicht eine Begründung mit der Einsicht, ein Verhalten zukünftig ändern zu wollen, jedoch niemals eine Ausrede.

In jedem Falle sollte man für eine gerechte Verteilung innerhalb der Partnerschaft sorgen und permanent Beziehungspflege betreiben und an sich arbeiten. Es ist essenziell, zu lernen konstruktiv zu streiten, Kritik äußern zu können, die *VW-Regel* mit Ich-Botschaften zu verwenden und Kritik auch anzunehmen (Übung 14). Man sollte verstehen und akzeptieren, dass jeder seine eigene Konstruktion der Wirklichkeit hat, in der er lebt, mit eigenen Bedürfnissen und Werten, und so *Kompromisse finden, die auf die Bedürfnisse beider Partner eingehen*. Sich entschuldigen und verzeihen lernen sowie Empathie entwickeln, wie und wonach sich der Partner fühlt, und dies auch zeigen, ist sehr wichtig. *Gemeinsam ein Bündnis zu gründen gegen die Symptomatik ist sehr unterstützend, indem man so zusammen Strategien entwickelt, diese in der Partnerschaft zu reduzieren.* Auch Rituale einzuführen wie Paarzeit, in der jeder 10 min einfach nur erzählt, wie er sich fühlt und der andere einfach nur aufmerksam zuhört, ohne das Gesagte zu kommentieren oder zu bewerten, kann hilfreich sein (Neuy-Bartmann, 2019).

Auf folgender Seite finden Sie Empfehlungen rund um das Thema Partnerschaft bei ADHS: https://www.adhs-ratgeber.com/adhs-partnerschaft.html (Ratgeber ADHS, o. J.a. m.). Es gibt auch spezielle Literatur zum Thema ADHS und Partnerschaft. *Im Zweifel kann auch eine Paarberatung oder eine Paartherapie hilfreich sein.*

Bezüglich der *eigenen Familie* können durch den *genetischen Faktor* durchaus mehrere Personen von ADHS betroffen sein. Häufig führt dies zu weiteren Problemen, da die Symptome der Betroffenen sich so gegenseitig verstärken und für eine *explosive Mischung* sorgen. Denn oftmals löst ein bestimmtes Symptom der anderen betroffenen Person den Impuls aus, gegen dieses Symptom anzukämpfen, was dann weitere Konflikte schürt. Dies kann geschehen, wenn man dieses Symptom bei sich wie einen blinden Fleck noch nicht für sich realisiert hat oder auch bei sich ablehnt. *Innerhalb einer Familie zu lernen, zu verzeihen und wieder Frieden zu schließen, ist hier heilsam und sehr wichtig* (Neuy-Bartmann, 2019).

1.5.5.18 Geld- und Finanzmanagement

Um seine Finanzsituation gut im Griff zu haben, macht es generell Sinn, sich einen schriftlichen Überblick zu verschaffen und sich einen *Finanzplan* aufzustellen über Ihre *fixen Kosten* wie zum Beispiel Miete, Strom, Benzin, Lebensmittel, Versicherungen, Altersvorsorge, Fitnessstudio, GEZ-Gebühren, Sky-Abos und so weiter und Ihre *variablen Kosten* wie Lebensmittel, Kleidung, Geschenke, Kosmetik/Friseur, Medikamente, Reisekosten/Sprit, Möbel/Deko, Haushaltsanschaffungen sowie *Puffer* für unvorhergesehene Reparaturen oder geplante Urlaube das Jahr über (Neuy-Bartmann, 2019).

Schreiben Sie sich in eine Tabelle links in einer Spalte die einzelnen Posten untereinander, zunächst die fixen, dann die variablen Kosten. In den Spalten rechts daneben tragen Sie die Monate Januar bis Dezember als Überschriften ein und ganz am Ende summieren sie die einzelnen Monate rechts zur Jahressumme der Zeilen auf. Unter den einzelnen Monaten summieren Sie ebenfalls die Monatssummen aller Ausgaben auf. Die Fixkosten können Sie in die entsprechenden Monate mit den Abbuchungen eintragen, zum Beispiel bei Miete monatlich, bei Versicherungen gegebenenfalls vierteljährlich, und so weiter. Für die variablen Kosten tragen Sie eine monatliche Schätzung ein und am Monatsende dann die tatsächliche Summe.

Erleichtern Sie sich auch Ihr Leben, indem Sie dort, wo es möglich ist, *Daueraufträge* einstellen, die direkt abgebucht werden. Tragen Sie dies auch alles in Ihren Finanzplan mit ein. Dieser kann Ihnen helfen, einen Überblick über Ihre Kosten pro Monat und das Jahr zu bekommen. *Sie können so vorausschauend einen realistischen Sparplan für sich gestalten oder überhaupt erst einmal unnötige Kosten reduzieren und gegebenenfalls auch Schulden Schritt für Schritt abbauen.* Abgesehen davon sollte man nur das ausgeben, was man auch verfügbar hat und sich dafür eine fixe Summe je Monat zugestehen, die sich aus Ihrem Einkommen abzüglich der oben genannten fixen, variablen und Puffer-Kosten bemisst (Neuy-Bartmann, 2019). Nehmen Sie von diesem übrig bleibenden Geld 50 % am besten in *bar* für Ihre Ausgaben, damit Sie den Überblick behalten. 50 % lassen Sie erst einmal noch als Reserve auf der Seite auf der Bank. *Vermeiden Sie zunächst Bezahlungen mit EC- und Kreditkarten, bis sich Ihr Finanzmanagement routiniert hat. Vermeiden Sie bitte Impulskäufe, vor allen Dingen online.* Vielleicht kann es eine Ritual sein, erst einmal eine Nacht über den Kaufimpuls zu schlafen und die Ware im Warenkorb zu belassen und erst am nächsten Tag final zuzuschlagen oder dann eben auch nicht mehr. Stimmen Sie Ihre Finanzen auch mit Ihrem Lebenspartner ab (Ratgeber ADHS, o. J.a. n.).

Gut organisierte Freunde auf diesem Gebiet können hier Gold wert sein. Sie können Ihnen helfen, sich ein wie oben vorgeschlagenes System für sich aufzusetzen, um Ihre Finanzen so in Schach zu halten und so idealerweise zum Wachsen zu bringen (Neuy-Bartmann, 2019). *Vielleicht haben Sie schon eine Idee, wer Sie hier unterstützen könnte, wenn Ihr Finanzmanagement ein Thema für Sie sein sollte. Hilfreich kann auch eine Finanz-Checkliste sein. Diese gibt es zum Beispiel auch im Internet* (bild.de, o. J.a.).

Auch wenn Sie so zum kompletten Spießbürger werden, etablieren Sie sich zudem bitte ein *praktikables Ablagesystem*, um dem Chaos den Garaus zu machen und Ordnung zu halten. Dazu schaffen Sie sich *fünf bis zehn Ordner* an und schaffen Platz für diese in einem Regal, das sich direkt dort befindet, wo sie ohnehin immer ihre Post und Rechnungen bearbeiten. Die Order beschriften Sie zum Beispiel mit Kfz, Gesundheit, Finanzen, Wohnen, Versicherungen. Nur wenn es wirklich nötig ist, unterteilen Sie die Order in Unterkategorien, zum Beispiel in Versicherungen in Hausrat, Haftpflicht und so weiter.

Besorgen Sie sich genauso viele verschiedenfarbige Ablagekörbe wie Ordner und beschriften Sie diese und die Ordner identisch. Sammeln Sie Ihren Posteingang unter der Woche in den Ablagekörben. Nehmen Sie sich dann pro Woche fix einen Prio-B-Termin mit ausreichend Zeit in Ihrem Wochenplan vor, Ihre Ablage zu machen, und ordnen dann alles direkt in die Ordner ein. Finden Sie hier einen Termin, der zeitlich wiederkehrend wöchentlich für Sie passt.

Nehmen Sie diesen Termin genauso wichtig wie andere Prio-*B*-Termine. Nur Rechnungen empfehle ich Ihnen sofort nach Eingang zu bezahlen, um Mahngebühren zu vermeiden, und diese dann mit dem Vermerk, dass sie bezahlt sind, in Ihren Ablagekorb zu legen. Fassen Sie in Ihrem wöchentlichen Termin bitte dabei eine Sache nur einmal an, bis Sie sie komplett eingeordnet haben. Schweifen Sie bitte nicht ab. Holen Sie sich auch ruhig Order und Ablagekörbe als Reserve, falls Sie sie benötigen. Haben Sie Stifte, Locher, Tacker, Geräte/TAN-Liste fürs Online-Banking, Rechner, Briefumschläge, Briefmarken und so weiter bitte parat am selben Platz. Wenn etwas ausgeht, schreiben Sie es einfach direkt auf Ihre Einkaufsliste in OneNote (Ratgeber ADHS, o. J.a. h.).

Beim ersten Mal wird das Einsortieren in die Ordner etwas dauern. Vor allem, wenn Sie erst einmal einen großen aufgelaufenen Stapel an Post abarbeiten müssen. Planen Sie sich dann natürlich beim ersten Mal mehr Zeit ein, auch zum Erstellen der Ordner und der Ablagefächer. Vielleicht kann Sie auch hier jemand aus Ihrem engeren Umfeld unterstützen, der selbst sehr gut organisiert ist. Sie werden sich klasse fühlen, wenn Sie das alles erledigt haben und regelmäßig so fortführen.

1.5.6 Priorisierung Ihrer für Sie persönlich stimmigen ADHS-Life-Hacks

Sie haben nun die wichtigsten, von Experten empfohlenen *Life Hacks bei ADHS* kennengelernt. Betrachten Sie jetzt bitte Ihre Notizen, die Sie sich bisher beim Lesen des Buches gemacht haben. *Welche ADHS-Symptome treffen auf Sie zu, und mit welchen Life Hacks möchten Sie diese zukünftig lindern?* Sie haben wahrscheinlich eine ganz Liste von Life Hacks notiert, die infrage kommen. Jetzt geht es daher darum, nicht in Aktionismus zu verfallen und sich zu verzetteln, sondern zunächst zu schauen, welche Life

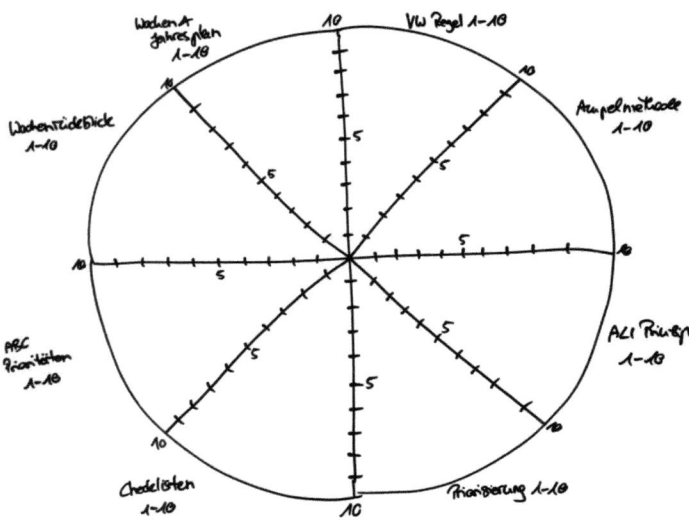

Abb. 1.3 Fiktive Beispielabbildung für eine Priorisierung. (Eigene Darstellung 2023)

Hacks Sie als erstes in Ihr Leben integrieren möchten. *Dies sollten die Life Hacks sein, die aktuell das größte Potenzial für Sie haben, Ihre Symptomatik zu verringern.* Dazu folgt jetzt eine kurze Übung zur Priorisierung, angelehnt an das Alternativenrad von Asgodom (2009).

> **Übung 15 – Life Hack Priorisierung**
> *Nehmen Sie sich dazu bitte ein weißes Blatt Papier und malen einen großen runden Kreis darauf wie ein Rad. In das Rad machen Sie so viele Speichen, wie Sie Life Hacks für sich notiert haben und schreiben diese daneben als Stichpunkte. Nun bewerten Sie jeden Life Hack nacheinander auf einer Skala von 0–10, wobei 10 für „aktuell die größte Hebelwirkung zur Linderung meiner Symptomatik für mich" steht und 0 für „aktuell keine Hebelwirkung zur Linderung meiner Symptomatik für mich". Das Zentrum des Rads steht dabei für 0 und der Rahmen außen für die 10.*

1 Informationen zu ADHS im Erwachsenenalter

- *Übertragen Sie danach Ihr Life-Hack-Ranking bitte absteigend von 10 nach Ihren Prioritäten in Ihre **Prio-B-To-do-Liste** in OneNote (Abb. 1.3).*
- *So können Sie jetzt die **Maximal-top-drei-Life-Hacks** herauskristallisieren, die Sie als Routine in Ihrem Leben als erstes verinnerlichen möchten.*
- *An mehr als drei Life Hacks empfiehlt es sich nicht gleichzeitig zu arbeiten. Denn wir sind Gewohnheitstiere, und es bedarf einer gewissen Zeit, bis wir Routinen verinnerlicht haben.*

Überfrachten Sie sich daher bitte nicht und setzen sich hier **realistische machbare Ziele für maximal 3 Life Hacks**, die Sie ab jetzt konkret in Ihre Wochen- und Lebensgestaltung übernehmen möchten. Ihre Ziele sollten positiv formuliert sein und *SMART*, um erreichbar und überprüfbar zu sein, also **s**pezifisch, **m**essbar, **a**ttraktiv, **r**ealistisch und **t**erminiert sein (Kitz & Tusch, 2010). Sie kennen doch sicher die Rosa-Elefanten-Übung: *Denken Sie jetzt bitte nicht an einen rosa Elefanten*. Woran denken Sie? Den rosa Elefanten (INKONSTELLATION, o. J.a.). Statt „*Ich stelle mir eine Erinnerung immer mit Ton in meinen Kalender ein, damit ich keine Termine mehr vergesse.*" wäre die SMARTe *positive* Formulierung „*Ich stelle mir eine Erinnerung immer mit Ton in meinen Kalender ein, damit ich Termine ab sofort einhalte.*"

- *Fragen Sie sich bitte auch für jeden Life Hack, ob noch Zwischenziele nötig sind, und formulieren Sie diese bitte ebenfalls SMART. Vielleicht möchten Sie 3 × die Woche 30 min Joggen mittelfristig, müssen dies jedoch mit den Zwischenzielen eines Trainingsprogramms mit abwechselnden Geh- und Laufabschnitten zunächst aufbauen über ein paar Wochen.*

- *Hilfreich kann es auch sein, sich dazu zu fragen, was konkrete Schritte sein könnten, um Ihre Ziele wirklich umzusetzen. Sie könnten sich die Sportsachen für den nächsten Morgen beispielsweise bereits am Abend sichtbar raus legen als Zwischenziel.*
- *Dann übernehmen Sie bitte ebenso noch diese **Zwischenziele in Ihre Prio-B-To-do-Liste**.*
- *Diese planen Sie mit **festen Zeitslots** in Ihrer Wochenplanung, **wenn möglich mit Serienterminen**, damit sie Ihnen präsent bleiben und Sie daran regelmäßig arbeiten.*

So behalten Sie Ihre Ziele immer im Auge. Sie ziehen so täglich auch ein *Fazit bei Ihrem täglichen ABC-To-do-Check (Übung 8)*, was gut lief und was nicht und was Sie noch verbessern möchten. Auf dieser Basis können Sie dann das nächste Zwischenziel für den kommenden Tag planen. Auch hier kann es eine hilfreiche Unterstützung sein, Ihren Partner oder einen guten Freund in Ihr Vorhaben einzuweihen und als Verbündeten zu gewinnen, Ihr *Dranbleiben*-Coach zu sein, bis Sie für sich eine automatisierte Routine entwickelt haben (Neuy-Bartmann, 2019).

Und wenn selbst ein Zwischenziel noch zu hoch sein sollte, fügen Sie einfach weitere Zwischenziele in Ihre Prio-B-To-do-Liste ein.

Vielleicht lautet dann das Ziel, erst einmal vier Wochen lang 3× die Woche nur Walken zu gehen, und dann erst langsam Ihr Jogging-Programm bis auf 30 min aufzubauen. Erlauben Sie sich, auch einmal zwei Schritte vor und einen zurück zu gehen. Viele Wege führen nach Rom. Verbuchen Sie es als Erfahrung, durch die Sie sich noch besser kennenlernen. Und belohnen Sie sich regelmäßig für Ihre Fortschritte, und schaffen Sie sich so Wohlfühl-Momente.

Wenn Sie Ihre ersten drei Life Hacks auf diese Weise routiniert in Ihrem Alltag verinnerlicht haben, dann erst geht es weiter mit den nächsten drei Life Hacks auf Ihrer Prio-B-To-do-Liste. Diese übernehmen Sie dann wieder mit festen Zeitslots in Ihre Wochenplanung, wenn möglich wieder mit Serienterminen, damit Sie Ihnen präsent bleiben und Sie daran arbeiten können. So managen **Sie** *hoffentlich sehr bald Schritt für Schritt schon effizient Ihre ADHS-Symptomatik und nicht mehr umgekehrt Ihre ADHS-Symptomatik Sie.*

Sollten Sie dennoch bemerken, Sie kommen so auch nach Wochen nicht voran, sich eine bessere Selbstorganisation und ein besseres Zeitmanagement zu verinnerlichen, und dies verursacht Ihnen weiterhin Stress und Leidensdruck, dann könnten Sie vielleicht doch noch einmal eine medikamentöse Therapie für sich überdenken. Gerne stehe auch ich Ihnen unterstützend zur Seite, Sie bei Ihrem Selbstcoaching-Prozess zu begleiten unter www.tapetenwechsel.me.

Literatur

ADHD and Women. (2020–21). Über unser Projekt. https://adhd-women.eu/de/ueber/. Zugegriffen: 18. Mai 2023.
ADHS Deutschland e.V. (o. J.a.). Informationen zum Krankheitsbild ADHS. https://www.adhs-deutschland.de/adhs-adhs-ads/informationen-zum-krankheitsbild-adhs-0. Zugegriffen: 18. Juni 2023.
ADHSpedia® Enzyklopädie (o. J.a. a.). Bekannte Persönlichkeiten mit ADHS. https://www.adhspedia.de/wiki/Bekannte_Persönlichkeiten_mit_ADHS. Zugegriffen: 13. Juni 2023.
ADHSpedia® Enzyklopädie (o. J.a. c.). Symptome. https://www.adhspedia.de/wiki/Symptome. Zugegriffen: 5. Okt. 2020.

ADHSpedia® Enzyklopädie (o. J.a. d.). Hochsensibilität. https://www.adhspedia.de/wiki/Hochsensibilit%C3%A4t. Zugegriffen: 24. Okt. 2021.

ADHSpedia® Enzyklopädie (o. J.a. e.). Hypoaktivität. https://www.adhspedia.de/wiki/Hypoaktivit%C3%A4t. Zugegriffen: 18. Mai 2023.

ADHSpedia® Enzyklopädie (o. J.a. j.). ADHS und Beruf. https://www.adhspedia.de/wiki/Hypoaktivit%C3%A4t. Zugegriffen: 20.02.2024. https://www.adhspedia.de/wiki/ADHS_und_Beruf#:~:text=Die%20ADHS%2DProblematik%20wird%20oftmals,die%20oftmals%20schwankende%20Symptomatik%2C%20bzw.

Adult Attention Deficit Disorder Center of Maryland. (o. J.a.). Famous people with ADHD. https://addadult.com/add-education-center/famous-people-with-adhd/. Zugegriffen: 18. Mai 2023.

Akin, T. (2021). Warum auch dein Unternehmen über Neurodiversität nachdenken sollte. https://flowedoo.de/warum-auch-dein-unternehmen-ueber-neurodiversitaet-nachdenken-sollte/. Zugegriffen: 16. Apr. 2022.

Amrhein, Dr. C. (2020a.). Symptome einer ADHS. https://www.therapie.de/psyche/info/index/diagnose/adhs-erwachsene/symptome/. Zugegriffen: 3. Okt. 2020.

Amrhein, Dr. C. (2020b.). Therapie mit Spezialisten. https://www.therapie.de/psyche/info/index/diagnose/adhs-erwachsene/therapie/. Zugegriffen: 3. Okt. 2020.

Arztpraxis Hittnau (o. J.a.). ADHS EINE KRANKHEIT BEI KINDERN UND ERWACHSENEN. https://arztpraxis-hittnau.ch/gesundheitstipp/adhs/. Zugegriffen: 18. Juni. 2023.

Asgodom, S. (2009). Coaching Heute. *Der Mensch kann dem Menschen ein guter Coach sein.* https://www.anjamyrdal.de/fileadmin/pdfs/2009-01-Coaching-heute.pdf. S. 8/9. Zugegriffen: 18. Mai 2023.

Bild.de (o. J.a.). Checkliste: So räumen Sie Ihre Finanzen auf. https://www.bild.de/media/link_checkliste-532552/Download/1.bild.pdf. Zugegriffen: 24. Okt. 2021.

1 Informationen zu ADHS im Erwachsenenalter

BWL-Lexikon.de (o. J.a. a.). Eisenhower-Prinzip. https://www.bwl-lexikon.de/wiki/eisenhower-prinzip/. Zugegriffen: 15. Juli 2023.

Calendarpedia (o. J.a.). Kalender, Kalendervorlagen, Ferientermine und Feiertage. https://www.kalenderpedia.de. Zugegriffen: 18. Mai 2023.

Calia, G. (2008). Deutsches Ärzteblatt 44/2008. *Diskussion zu dem Beitrag Aufmerksamkeitsdefizit- und Hyperaktivitätsstörung im Erwachsenenalter- Diagnostik, Ätiologie und Therapie von Dr. med. Alexandra Philipsen, PD Dr. med. Bernd Heßlinger, Prof. Dr. med. Ludger Tebartz van Elst in Heft 17/2008.* https://www.aerzteblatt.de/pdf.asp?id=62153. Zugegriffen: 4. Okt. 2020.

D'Amelio, R., Retz, W., Philipsen, A., & Rösler, M. (2009a). *Psychoedukation und Coaching - ADHS im Erwachsenenalter: Manual zur Leitung von Patienten und Angehtrigengruppen* (1. Aufl., S. 130). Elsevier Verlag.

D'Amelio, R., Retz, W., Philipsen, A., & Rösler, M. (2009b). *Psychoedukation und Coaching - ADHS im Erwachsenenalter: Manual zur Leitung von Patienten und Angehtrigengruppen* (1. Aufl.). Elsevier Verlag.

D'Amelio, R., Retz, W., & Rösler, M. (2010). Coaching bei ADHS im Erwachsenenalter – ein strukturierter Ansatz. *ADHS Report, Ausgabe 37 2010* (11): 5–9. http://www.uniklinikum-saarland.de/fileadmin/UKS/Einrichtungen/Kliniken_und_Institute/Medizinische_Kliniken/Innere_Medizin_IV/Patienteninfo/Psychologe/ADHSCoachingARTIKEL.pdf. Zugegriffen: 3. Okt. 2020.

D'Amelio, R., & Steinbach, E. (o. J.a.). Psychoedukation & Coaching bei ADHS im Erwachsenenalter. https://www.uniklinikum-saarland.de/fileadmin/UKS/Einrichtungen/Kliniken_und_Institute/Medizinische_Kliniken/Innere_Medizin_IV/Patienteninfo/Psychologe/WorkshopPsychoedukationCoachingADHS.pdf. Zugegriffen: 24. Okt. 2021.

DER PROZESSMANAGER. (o. J.a.). Pareto-Prinzip: Die 80/20-Regel verstehen und anwenden! https://der-prozessmanager.de/aktuell/wissensdatenbank/pareto-prinzip. Zugegriffen: 15. Juli. 2023.

Doyle, C. (o. J.a.). Wie man sich im Streit höflich, aber bestimmt ausdrückt. https://www.geo.de/wissen/gesundheit/16296-rtkl-gewaltfreie-kommunikation-wie-man-sich-im-streit-hoeflich-aber-bestimmt. Zugegriffen: 24. Okt. 2021.

Elsässer, M., Nyberg, E., & Stieglitz, R.-D. (2010). *Kognitivbehaviorale Strategien in der Behandlung von Erwachsenen mit ADHS. Zeitschrift für Psychiatrie, Psychologie und Psychotherapie, 58*(1), 35–44, zitiert nach: Stieglitz, R.-D., Nyberg, E., & Hofecker-Fallahpour, M. (2012). *ADHS im Erwachsenenalter.* Hogrefe

Express. (2023). Endlich Gewissheit. Sarah Kuttner erleichtert über Diagnose: „Ich bin gar nicht verrückt". https://www.express.de/promi-und-show/sarah-kuttner-erleichtert-ueber-diagnose-ich-bin-gar-nicht-verrueckt-595898. Zugegriffen: 24. Juni 2023.

Feltes, P. (o. J.a.). ADHS - Sport fördert die innere Ausgeglichenheit. https://angefeuert.com/adhs-sport/. Zugegriffen: 12. Apr. 2021.

Focus Online. (2014). ADHS. Wald statt Ritalin. https://www.focus.de/gesundheit/ratgeber/psychologie/news/adhs-wald-statt-ritalin_aid_341144.html. Zugegriffen: 12. Apr. 2021.

Frankfurter Rundschau GmbH. (2019). Ritalingabe: Probleme mit Berufsunfähigkeitsversicherung. https://www.fr.de/ratgeber/geld/ritalingabe-probleme-berufsunfaehigkeitsversicherung-11657840.html. Zugegriffen: 18. Juni 2023.

Gelowicz, S. (2022). ADHS IM JOB. Es gibt viele ADHSler, die in Hochleistungsjobs arbeiten. https://www.wiwo.de/erfolg/beruf/adhs-im-job-es-gibt-viele-adhsler-die-in-hochleistungsjobs-arbeiten/28681222.html. Zugegriffen: 25. Juni 2023.

Greif, S. (2008a). *Coaching und ergebnisorientierte Selbstreflexion* (S. 59). Göttingen.

Greif, S. (2008b). *Coaching und ergebnisorientierte Selbstreflexion.* Hogrefe.

Hatak, I., Chang, M., Harms, R., & Wiklund, J. (2021). ADHD Symptoms, Entrepreneurial Passion, and Entrepreneurial Performance. https://www.alexandria.unisg.ch/260866/. Zugegriffen: 16. Apr. 2022.

Hinkelmann, R. (2016b). *Coach statt Couch: Wie Coaching Menschen mit ADHS-Symptomen wirksam unterstützen kann.* Springer Fachmedien

Hinkelmann, R. (2016c). *ADHS bei Erwachsenen. Coaching als innovativer Beratungsansatz für Ärzte und Therapeuten.* Elsevier.

Hoffmeyer, M. (2021). Viele haben große Selbstzweifel, auch wenn sie äußerlich selbstsicher wirken. https://www.sueddeutsche.de/karriere/adhs-beruf-jobsuche-1.5366828. Zugegriffen: 31. Okt. 2021.

Huggenberger, Dr. phil. R. (o. J.a.). Therapeutische Vereinigung für Erwachsene mit ADHS: Symptome der ADHS. https://www.adhs-info-schweiz.ch/adhs/symptome-der-adhs/. Zugegriffen: 3. Okt. 2020.

IDW - Informationsdienst der Wissenschaft. (2005). Zappelphilipp-Syndrom: Göttinger Studie zu ADHS im Erwachsenenalter. https://idw-online.de/de/news120673. Zugegriffen: 12. Apr. 2021.

INeKO Institut a. d. Universität zu Köln - für die Entwicklung personaler und interpersonaler Kompetenzen (2020a). *INeKO-Skript* der *Ausbildung Systemisches Coaching und Veränderungsmanagment, Modul 2 –Der Aufbau von Coaching-Sitzung und Coaching-Prozess.*

INKONSTELLATION. (o. J.a.). Zielearbeit im NLP. https://www.in-konstellation.de/glossar/abschlussarbeiten/zielearbeit-im-nlp/. Zugegriffen: 1. Juli 2023.

Institut für Bildung und Coaching. (o. J.a.). Was ist Coaching? https://www.institut-bildung-coaching.de/wissen/beratung-coaching-hintergrundwissen/coaching.html. Zugegriffen: 7. Okt. 2020.

Institut für Qualität und Wirtschaftlichkeit im Gesundheitswesen (IQWiG). (o. J.a.). Aufmerksamkeitsdefizit- und Hyperaktivitätsstörung (ADHS). Behandlung von ADHS bei Erwachsenen. https://www.gesundheitsinformation.de/behandlung-von-adhs-bei-erwachsenen.html. Zugegriffen: 24. Okt. 2021.

Institut Hochbegabung bei Erwachsenen. (2018). Über Ablenkbarkeit, Impulsivität und Konzentrationsprobleme. Hochbegabung und ADHS. https://ihbv.nl/wp-content/uploads/2018/11/IHBV_Hochbegabung_und_ADHS.pdf. Zugegriffen: 24. Okt. 2021.

Intelligent Change Solutions. (o. J.a.). Die fünf Funktionen eines Teams. https://mychange.solutions/toolbox/teamwork/die-fuenf-funktionen-eines-teams/. Zugegriffen: 1. Juli 2023.

Jechorek, J. (2023). Offene Feedbackkultur im Unternehmen etablieren: So geht's. https://blog.hubspot.de/marketing/feedbackkultur#:~:text=Sie%20zeichnet%20sich%20dadurch%20aus,Unternehmen%20sind%20Vertrauen%20und%20Offenheit. Zugegriffen: 1. Juli 2023.

Jentsch, A. (2022). Aggressionen abbauen: So werden Sie innere Wut schnell los. https://ratgeber.bunte.de/aggressionen-abbauen-so-werden-sie-innere-wut-schnell-los_150548. Zugegriffen: 2. Juli 2023.

Johannsen, T. (2023). KOPFHÖRER MIT NOISE CANCELLING IM TEST: Hohe Klangqualität ohne Außengeräusche. https://www.faz.net/allesbeste/entertainment/kopfhoerer/kopfhoerer-mit-noise-cancelling-test/. Zugegriffen: 6. Mai 2023.

Kogon, K., Merrill, A., & Rinne, L. (2016). *Die 5 Entscheidungen: Prinzipien für außergewöhnliche Produktivität.* Gabal

Kitz, V., & Tusch, M. (2010). *Ich will so werden wie ich bin.* Campus.

Kneubühler, B. (o. J.a.). Tipps zur Stressbewältigung mit ADHS. https://der-psychologe.ch/2017/02/03/tipps-zur-stressbewaeltigung-mit-adhs/. Zugegriffen: 18. Mai 2023.

Kubik, J. A. (2010). *Efficacy of ADHD coaching for adults with ADHD. Journal of attention disorders 13* (5), 442–453, zitiert nach Kahl, K. G., Puls, J. H., Schmidt, G., & Spiegler, J. (2012). *Praxishandbuch ADHS. Diagnostik und Therapie für alle Altersstufen.* Thieme.

Lux, Prof. Dr. S., Rosen, H., Aslan, B., & Philipsen, A. (2020). *Nichtpharmakologische Therapiemöglichkeiten der Aufmerksamkeitsdefizit-/Hyperaktivitätsstörung im Erwachsen-*

enalter: Ein Update. Zeitschrift Der Nervenarzt 7/2020. https://www.springermedizin.de/adhs/psychotherapie/nicht-pharmakologische-therapiemoeglichkeiten-der-aufmerksamkeits/17975340. Zugegriffen: 3. Okt. 2020.

Maidhof-Schmid, K. (2021). *Studienlage. Sind ADHS-Betroffene anfälliger für SARS-CoV-2?* Zeitschrift InFo Neurologie + Psychiatrie Ausgabe 6/2021. https://www.kinderaerztliche-praxis.de/a/studienlage-sind-adhs-betroffene-anfaelliger-fuer-sars-cov-2374465. Zugegriffen: 18. Mai 2023.

manager magazin. (2020). Personalauswahl. Anders, aber besser. https://www.manager-magazin.de/harvard/fuehrung/recruiting-warum-sie-menschen-eine-chance-geben-sollten-a-00000000-0002-0001-0000-000153044437. Zugegriffen: 31. Okt 2021.

Microsoft Corporation. (o. J.a.). Microsoft OneNote - Ihr digitales Notizbuch. https://www.microsoft.com/de-de/microsoft-365/onenote/digital-note-taking-app?ms.url=onenote-com&rtc=1. Zugegriffen: 18. Mai 2023.

Migge, B. (2014). *Handbuch Coaching und Beratung* (3. Aufl., S. 30 ff). Beltz.

Netzwerk Achtsame Wirtschaft e.V. (o. J.a.). A-L-I / ACHTSAMKEITSGLOCKE. https://www.achtsame-wirtschaft.de/a-l-i-achtsamkeitsglocken.html. Zugegriffen: 24. Okt. 2021.

Neuy-Bartmann, A. (2019). *ADHS - Erfolgreiche Strategien für Erwachsene und Kinder*. Klett-Cotta.

Neuy-Lobkowicz, A. (o. J.A.). Begleiterkrankungen. https://adhs-muenchen.net/adhs-bei-erwachsenen/begleiterkrankungen-2/. Zugegriffen: 24. Okt. 2021.

Oberberg GmbH. (2021). Neurofeedback: ADHS und ADS erfolgreich behandeln. https://www.oberbergkliniken.de/artikel/neurofeedback-bei-adhs-die-sanfte-methode. Zugegriffen: 31. Okt. 2021.

Philipsen, A., & Döpfner, M. (2020). ADHS im Übergang in das Erwachsenenalter: Prävalenz, Symptomatik, Risiken und Versorgung. *Bundesgesundheitsbl, 63,* 910–915. https://doi.org/10.1007/s00103-020-03175-y. Zugegriffen: 3. Okt. 2020.

Praxis Suchtmedizin Schweiz. (2023). Einleitung. https://www.praxis-suchtmedizin.ch/index.php/de/medikamente/methylphenidat/einleitung. Zugegriffen: 18. Juni 2023.

Prior, M. (2013). *MiniMax-Interventionen*. Carl-Auer.

Ratgeber ADHS - das Infoportal für Erwachsene mit ADHS. (o. J.a. a.). ADHS: DIAGNOSE. https://www.adhs-ratgeber.com/adhs-diagnose-verfahren.html. Zugegriffen: 24. Okt. 2021.

Ratgeber ADHS - das Infoportal für Erwachsene mit ADHS. (o. J.a. b.). HILFE BEI CHAOS & DESORGANISATION. https://www.adhs-ratgeber.com/adhs-hilfe-bei-chaos-desorganisation.html. Zugegriffen: 24. Okt. 2021.

Ratgeber ADHS - das Infoportal für Erwachsene mit ADHS. (o. J.a. c.). NEBENSYMPTOME BEI ADHS. https://www.adhs-ratgeber.com/adhs-nebensymptome.html. Zugegriffen: 24. Okt 2021.

Ratgeber ADHS - das Infoportal für Erwachsene mit ADHS. (o. J.a. d.). BEGLEITERKRANKUNGEN BEI ADHS (KOMORBIDITÄTEN). https://www.adhs-ratgeber.com/adhs-begleiterkrankungen.html. Zugegriffen: 24. Okt 2021.

Ratgeber ADHS - das Infoportal für Erwachsene mit ADHS. (o. J.a. e.). ADHS: STÄRKEN ENTDECKEN. https://www.adhs-ratgeber.com/adhs-selbstwahrnehmung-staerken-erkennen.html. Zugegriffen: 5. Mai 2023.

Ratgeber ADHS - das Infoportal für Erwachsene mit ADHS. (o. J.a. f.). ACHTSAMKEITSÜBUNGEN BEI ADHS. https://www.adhs-ratgeber.com/adhs-achtsamkeit.html. Zugegriffen: 5. Apr. 2021.

Ratgeber ADHS - das Infoportal für Erwachsene mit ADHS. (o. J.a. g.). TIPPS BEI AUFMERKSAMKEITSDEFIZIT. https://www.adhs-ratgeber.com/adhs-tipps-bei-aufmerksamkeitsstoerung.html. Zugegriffen: 24. Okt. 2021.

Ratgeber ADHS - das Infoportal für Erwachsene mit ADHS. (o. J.a. h.). ADHS im Alltag. Die besten Strategien für ein besseres Selbstmanagement. https://www.adhs-ratgeber.com/www/adhs_selbstmanagement.pdf. Zugegriffen: 24. Okt. 2021.

1 Informationen zu ADHS im Erwachsenenalter

Ratgeber ADHS - das Infoportal für Erwachsene mit ADHS. (o. J.a. i.). Patienteninformation ADHS & BERUFSEINSTIEG ADHS im Alltag Tipps und Strategien für den Karrierestart. https://www.adhs-ratgeber.com/www/MED-CL-38983_ADHS-Broschuere_Berufseinsteiger_RZ_Monitor.pdf. Zugegriffen: 24. Okt. 2021.

Ratgeber ADHS - das Infoportal für Erwachsene mit ADHS. (o. J.a. j.). *Patienteninformation. Vom Wendepunkt zu neuen Zielen.* https://www.adhs-ratgeber.com/www/MED-CL-39038_ADHS-Broschuere_Berufsumsteiger_RZ_Monitor.pdf. Zugegriffen: 24. Okt. 2021.

Ratgeber ADHS - das Infoportal für Erwachsene mit ADHS. (o. J.a. k.). MEINE WOHLFÜHL-LISTE. https://www.adhs-ratgeber.com/www/adhs_wohlfuehl_liste.pdf. Zugegriffen: 24. Okt. 2021.

Ratgeber ADHS - das Infoportal für Erwachsene mit ADHS. (o. J.a. l.). HILFE BEI STIMMUNGSSTÖRUNGEN. https://www.adhs-ratgeber.com/adhs-hilfe-bei-stimmungsstoerungen.html. Zugegriffen: 24. Okt. 2021.

Ratgeber ADHS - das Infoportal für Erwachsene mit ADHS. (o. J.a. m.). ADHS & PARTNERSCHAFT. https://www.adhs-ratgeber.com/adhs-partnerschaft.html. Zugegriffen: 24. Okt. 2021.

Ratgeber ADHS - das Infoportal für Erwachsene mit ADHS. (o. J.a. n.). IMPULSKÄUFE VERMEIDEN. https://www.adhs-ratgeber.com/adhs-unueberlegte-einkaeufe-vermeiden.html. Zugegriffen: 24. Okt. 2021.

Ratgeber ADHS - das Infoportal für Erwachsene mit ADHS. (o. J.a. o.). ADHS: DIE RICHTIGE BERUFSWAHL. https://www.adhs-ratgeber-eltern.com/adhs-richtige-berufswahl.html. Zugegriffen: 24.Okt. 2021.

Ratgeber ADHS - das Infoportal für Erwachsene mit ADHS. (o. J.a. p.). KERNSYMPTOME BEI ADHS: AUFMERKSAMKEITSSTÖRUNG. https://www.adhs-ratgeber.com/adhs-aufmerksamkeitsstoerung.html. Zugegriffen: 18. Juni 2023.

Ryffel-Rawak, Dr. med. D. (2003a.). *Coaching bei ADHS* (S. 3). http://ads-mainz.de/wp-content/uploads/2016/09/ADHS-Coaching.pdf. Zugegriffen: 4. Okt. 2020.

Ryffel-Rawak, Dr. med. D. (2003b.). Coaching bei ADHS. http://ads-mainz.de/wp-content/uploads/2016/09/ADHS-Coaching.pdf. Zugegriffen: 4. Okt. 2020.

Schimmig, S. (o. J.a.). *Routiniert - mit Gewohnheit zum Erfolg. Wie lange es wirklich dauert um eine Gewohnheit zu ändern.* http://routiniert.com/gewohnheit-aendern/. *Zugegriffen: 24. Okt. 2021.*

Schindler, J. (o. J.a.). Packlisten für die Reise, Festivals, Backpacking und mehr. https://www.packlisten.org/. Zugegriffen: 24. Okt. 2021.

Schmidel, F. (2015). Wichtige Dinge zuerst - Steven R. Covey. https://www.youtube.com/watch?v=9QWTavHD3Tg. *Zugegriffen: 24. Okt. 2021.*

Siegle, D. (2021). Erfolg ist keine stabile Basis für den Selbstwert. https://www.psychologie-heute.de/leben/artikel-detailansicht/41091-erfolg-ist-keine-stabile-basis-fuer-den-selbstwert.html. Zugegriffen: 2. Juli 2023.

Simchen, Dr. H. (2012). *AD(H)S und Hochbegabung - eine Balance zwischen hohem Selbstanspruch und ständiger Enttäuschung.* https://www.adhs-deutschland.de/adhs-schule-und-ausbildung/adhs-und-hochbegabung. Zugegriffen: 18. Juni 2023.

Spitzer, M. (2018). *Rotkäppchen und der Stress (Wissen & Leben): (Ent-)Spannendes aus der Gehirnforschung.* Schattauer.

Stern, N. (o. J.a.). Endlich Ruhe in meinem Kopf – ADHS und Meditation. https://www.nicolestern.de/ruhe-kopf-adhs-meditation/. Zugegriffen: 7. Apr. 2021.

Stevenson, C. S., Whitmont, S., Bornholt, L., Livesy, D., & Stevenson, R. J. (2002). A cognitive remediation programme for adults with attention deficit hyperactivity disorder. *Australian and New Zealand Journal of Psychiatry, 36,* 610–616.

Suter, Dr. Med. A. (2018). *Sport zur Depressionsbehandlung - Fast gleich wirksam wie Psychotherapie und Medikamente.* InFo NEUROLOGIE & PSYCHIATRIE 2015 13(3). https://www.hohenegg.ch/wp-content/uploads/2018/05/150528_Fast-gleich-wirksam-wie-Psychotherapie-und-Medikamente.pdf. Zugegriffen: 13. Apr. 2021.

Takeda Pharma Vertrieb GmbH & Co. KG. (o. J.a.). Weil ADHS viele Gesichter hat. https://www.takeda-adhs.de/. Zugegriffen: 24. Okt 2021.

T-Online. (2016). Diese Promis haben es trotz ADHS geschafft. https://www.t-online.de/gesundheit/kindergesundheit/id_77540318/prominente-mit-adhs-sie-haben-es-geschafft.html. Zugegriffen: 7. Apr. 2021.

Umweltbundesamt. (o. J.a.). Lärmkartierung nach der EU-Umgebungslärmrichtlinie. https://gis.uba.de/maps/resources/apps/laermkartierung/index.html?lang=de. Zugegriffen: 6. Mai 2023.

Universitätsklinikum Erlangen. (o. J.a.). Übung 2: Gelungene Kommunikation mithilfe der VW-Regel. https://www.schmerzzentrum.uk-erlangen.de/fileadmin/einrichtungen/schmerzzentrum/Informationsmedium/%C3%9Cbung_2_Soziale_Kontakte_pflegen.pdf. Zugegriffen: 18. Mai 2023.

University of the People. (o. J.a.). Higher education news, tips for online students. Learn about the stories of 8 of the world's most successful people with ADHD. https://www.uopeople.edu/blog/8-of-the-worlds-most-successful-people-with-adhd/#:~:text=Bill%20Gates%2C%20is%20known%20to,an%20interview%20with%20Warren%20Buffet. Zugegriffen: 7. Apr. 2021.

Vattenfall GmbH. (o. J.a.). Vielfalt und Inklusion. https://careers.vattenfall.com/de/de/bei-uns-arbeiten/vielfalt-und-inklusion. Zugegriffen: 18. Juni 2023.

von Hirschhausen, Dr. E. (2011). *Glück kommt selten allein. Die Pinguin Geschichte* (S. 355–358). Rowohlt Verlag GmbH.

Weber, Dr. H.-J. (2013). *Yoga und Meditation als neuer Therapieansatz bei ADHS.* 3 neue AKZENTE Nr. 94 1/2013. https://www.adhs-deutschland.de/pdf/2_3_therapie/Diffy_Yoga_und_ADHS1.pdf. Zugegriffen: 18. Juni 2023.

Wiklund, J., Patzelt, H., & Dimov, D. (2016). Entrepreneurship and psychological disorders: How ADHD can be productively harnessed. *Journal of Business Venturing Insights, 6.* S. 14–20.

Workwise GmbH. (2021). Neurodiversität & Autismus in Unternehmen. https://hire.workwise.io/hr-praxis/organisationsentwicklung/neurodiversitaet#interview. Zugegriffen: 16. Apr. 2022.

zentrales adhs-netz. (o. J.a.). ADHS im Erwachsenenalter. https://www.adhs.info/fuer-erwachsene/adhs-im-erwachsenenalter/. *Zugegriffen: 15. Juli 2023.*

Zürcher Ressourcen Modell ZRM®. (o. J.a.). ZRM® Online Tool. https://zrm.ch/zrm-online-tool-deutsch/. Zugegriffen: 24. Okt. 2021.

2

Ihr Selbstcoaching-Prozess bei ADHS im Erwachsenenalter

Im ersten Teil dieses Buches haben Sie viele wissenschaftlich basierte Informationen zu ADHS erfahren. Sie haben Ihre Symptomatik besser kennengelernt und Impulse mitgenommen, welche von Fachleuten empfohlenen *Life Hacks* Sie ab sofort regelmäßig in Ihren Alltag integrieren möchten, um Ihre individuelle Symptomatik selbst zu lindern.

Damit sind Sie schon ein ganzes Stück Ihres Weges zu mehr Lebensqualität und Resilienz mit Ihrer ADHS gegangen. Klasse, dass Sie so diszipliniert dranbleiben!

Den zweiten Teil dieses Buches werden Sie damit abschließen, dass Sie Ihren ganz persönlichen *Lebenskompass mit ADHS* für sich erstellt haben. Sich diesen zu gestalten, geschieht mit einem Selbstcoaching-Prozess, der Ihnen eine klare Struktur vorgibt, mehr Bewusstsein für Ihre Lebensgestaltung mit Ihrer ADHS zu erlangen. Sie verbinden sich dazu wieder mit Ihren wichtigsten Wünschen und Bedürfnissen in Ihrem Leben und nähren diese zukünftig in Ihren verschiedenen Lebensbereichen. So stärken Sie präventiv und nachhaltig Ihre *Resilienz*. Beim Integrieren Ihres neuen Selbst- und Stressmanagements mit ADHS in Ihren zukünftigen Alltag unterstützen Sie zum einen Ihre *ADHS-Life-Hacks,* die Sie bereits im ersten Teil des Buches für sich heraus gearbeitet haben, sowie zum anderen im zweiten Teil des Buches *Methoden aus dem systemischen Coaching*. Ich wünsche Ihnen jetzt viel Freude, inspirierende Erkenntnisse und Impulse bei Ihrem weiteren Selbstcoaching-Prozess und der Gestaltung Ihres ganz persönlichen Lebenskompasses mit ADHS.

2.1 Resilienz – Ihr Schlüssel zum Paradies hinter der Tür im nächsten Zimmer

In unserer immer schneller werdenden globalisierten Welt Schritt zu halten, in den verschiedenen Lebensbereichen ständig online und erreichbar zu sein, und dabei den Zugang zu unseren Bedürfnissen nicht zu verlieren, ist kein täglicher Home Run. Wenn dazu noch unerwartete Lebensereignisse in den verschiedenen Lebensbereichen mit hinein spielen wie zum Beispiel ein Wechsel des Jobs, eine Trennung, private oder berufliche Konflikte oder eine plötzliche Krankheit, dann können auch Menschen ohne ADHS dadurch ins Straucheln kommen und sich eine Zeit lang orientierungslos und hilflos fühlen. *Denn nur wenn unsere Bedürfnisse durch die bewusste Gestaltung unserer verschiedenen Lebensbereiche regelmäßig in stimmiger Balance genährt werden, dann fühlen wir uns zufrieden und glücklich.* Diese innere Balance ist dann aus dem Gleichgewicht geraten. Wir befinden uns plötzlich in einer Krise. Und diese gehören zum Leben dazu wie das Auf und Ab der Wellen auf dem Meer. Sie kennen sicher auch Menschen, die diese Wellen sicher surfen können. Die diese natürliche Gabe haben, Krisen selbstwirksam zu bewältigen. Sie scheinen ein unsichtbares Schutzschild zu haben und surfen wie Weltklasse-Surfer auch die höchsten Wellen, ohne dass diese schwierigen und belastenden Situationen nachhaltig psychische Spuren bei ihnen hinterlassen. Sie haben einfach eine gute *Resilienz*. Im übertragenen Sinne haben diese Menschen ein *gutes Immunsystem für ihre Seele*. Es gibt dazu zwar eine genetische Veranlagung, jedoch entwickelt sich *Resilienz* auch im Laufe des Lebens. Und die gute Nachricht ist, wir können unsere *Resilienz* daher auch ganz bewusst *trainieren* (INeKO Institut, 2020d).

Genau dabei möchte dieses Buch Sie unterstützen, indem Sie die folgenden wichtigen Resilienzfaktoren für sich stärken (Resilienz Akademie, 2023). Diese werden Ihnen nach dem ersten Teil des Buches jetzt sicher schon sehr bekannt vorkommen. Denn all diese Faktoren finden sich auch in den von ADHS-Experten empfohlenen Life Hacks wieder, die Sie bereits kennengelernt haben.

- *Selbstwirksamkeit*
  Übernehmen Sie *Verantwortung* für Ihr Handeln. Treten Sie heraus aus einer vermeidenden Opferhaltung. Gewinnen Sie so den *Glauben daran, dass Sie selbst dazu fähig sind, Ihre Herausforderungen proaktiv zum Positiven zu verändern*. So agieren Sie höchst selbstwirksam. Dabei möchte Sie dieses Buch unterstützen. Wenn Sie spüren, dass Sie dies aktuell alleine im Selbstcoaching noch nicht schaffen, kann zunächst eine gezielte multimodale Therapie für Sie hilfreich sein, und im

Anschluss daran dann weitere persönliche 1:1-Coachings. Auch die Entscheidung für eine Therapie wäre dann jetzt ein ganz wichtiger erster selbstwirksamer Schritt von Ihnen.

- *Akzeptanz*
  Sie lernen sich Schritt für Schritt besser kennen, indem Sie Ihre eigenen *Stärken und Schwächen beleuchten und besser verstehen und akzeptieren. Schätzen Sie sich selbst wert.* Sie haben sich dazu bereits schon einige Notizen zu Ihren Stärken gemacht im ersten Teil des Buches sowie auch Ihre ADHS-Symptome für sich reflektiert und notiert. Der zweite Teil des Buches wird Sie jetzt noch weiter dabei unterstützen.

- *Bindung*
  Bauen Sie ein Netz aus *stabilen sozialen, Sie nährenden Beziehungen* auf und pflegen Sie diese regelmäßig. Umgeben Sie sich mit Menschen, die Ihnen guttun, Ihre Werte teilen und zu Ihnen passen. Darüber hinaus könnte Ihnen in Bezug auf Ihre ADHS neben Ihrem Selbstcoaching mit diesem Buch auch eine *Selbsthilfe-Gruppe* Stabilität geben, wie Sie zum Beispiel *ADHS Deutschland e. V.* online und auch in Präsenz an vielen Orten in Deutschland anbietet (o. J.).

- *Lösungsorientierung*
  Gehen Sie *realistischen Zielen* nach die auf *Ihre Bedürfnisse* einzahlen und setzen Sie sich wenn nötig dazu *realistische Zwischenziele*. Bleiben Sie beharrlich dran, diese bis zum Schluss umzusetzen. Ihr *Wochen- und Jahresplan* (Übung 7) unterstützt Sie bereits dabei sowie auch bald Ihr *bedürfnisorientierter Lebenskompass mit ADHS*, den Sie sich jetzt im zweiten Teil des Buches gestalten werden.

- *Gesunder Optimismus*
  Sich in *Dankbarkeit zu üben,* hilft, negative Denkmuster zu unterbrechen und den *positiven Fokus* zu stärken. Sie versetzen sich so selbst in einen besseren Zustand. Ihr *Haltungsziel* mit Ihrem Bild aus dem Coaching mit dem ZRM® Online Tool (Übung 3) kann Sie ebenfalls täglich unterstützen, *optimistisch zu bleiben* (Zürcher Ressourcen Modell ZRM®, o. J.a).

- *Selbstwahrnehmung*
  Trainieren Sie eine *achtsame Haltung* und machen Sie sich so Ihre Stressoren in Ihrem Alltag bewusst. *Achten Sie darauf, Ihren Stress im Leben generell zu reduzieren.* Kreieren Sie sich dazu *regelmäßige Inseln der Entspannung in Ihrem Alltag,* zum Beispiel mit Achtsamkeitsübungen, dem Erlernen einer Entspannungstechnik, Meditation oder Yoga. *Bleiben Sie aktiv,* finden Sie eine Sportart, die Sie regelmäßig ausüben. Leben Sie dabei gesund und achten Sie auf *ausreichend Schlaf* für sich. Sie lernen in Abschn. 2.3 dazu noch verschiedene effektive Methoden des Stressmanagements kennen, die Ihre ADHS-Symptomatik lindern können, wenn Sie diese im Rahmen Ihres Selbstcoachings regelmäßig in Ihren Alltag einbauen.

- *Selbstreflexion*
  Reflektieren Sie Ihre Emotionen. Diese sind immer *Hinweise auf Ihre Bedürfnisse,* die genährt werden wollen. So können Sie Schritt für Schritt *achtsam und bewusst Ihre Stressreaktionen erkennen und Ihre Reaktion darauf lösungsorientiert verändern.* Die *Ampel-Methode* (Übung 12) mit Ihrem *Mind-Body-Check* und dem Pflegen Ihrer *Wohlfühlliste* unterstützen Sie bereits dabei sowie auch bald Ihr *bedürfnisorientierter Lebenskompass mit ADHS,* den Sie sich im zweiten Teil des Buches jetzt gestalten werden.

2.2 So stärken Sie Ihre Resilienz mit ADHS mit Ihrem Selbstcoaching-Prozess

Die eigene Resilienz zu stärken, ist für Menschen ohne ADHS in der heutigen Zeit schon sehr wichtig für eine stabile psychische und körperliche Gesundheit. Für Betroffene von ADHS ist dies jedoch noch umso wichtiger, um sich so durch das Lindern ihrer Symptomatik ein Mehr an Lebensqualität und Zufriedenheit zu gestalten.

Dieses Buch begleitet Sie nun noch ein Stück weiter auf Ihrem Weg zur Stärkung Ihrer Resilienz, indem Sie sich nun im zweiten Teil dieses Buches ein Selbst- und Stressmanagement für Ihr Leben entwerfen und verinnerlichen, das voll auf Ihre individuellen wichtigsten Bedürfnisse eingeht. Sie folgen dazu einer ganz klaren Selbstcoaching-Struktur für die Gestaltung Ihrer verschiedenen Lebensbereiche in der Form Ihres individuellen Lebenskompasses.

Dieser schenkt Ihnen das was ADHS-Betroffenen oft fehlt: einen klar strukturierten Rahmen, als Ihr Kompass im Leben, mit dem Sie sich mit innerer Sicherheit immer wieder durch das Auf und Ab der Wellen Ihres Lebens steuern, und der Sie dabei unterstützt, so auch Krisen selbstwirksam zu bewältigen. Wenn Sie ihn regelmäßig anwenden, sorgen Sie so in Ihrem Leben immer wieder aufs Neue für Ihr psychisches und körperliches Wohlbefinden. Und da Sie dieses Buch jetzt in den Händen halten, haben Sie auch mit hoher Wahrscheinlichkeit bereits den Widerstand oder die Opferrolle verlassen, betroffen von ADHS zu sein. Sie haben dies akzeptiert und möchten jetzt nach

2 Ihr Selbstcoaching Prozess bei ADHS im ...

der Diagnose und gegebenenfalls einer multimodalen Therapie weiter die Verantwortung für sich und Ihre zukünftige Lebensgestaltung übernehmen. Klasse, dass Sie so proaktiv etwas für sich tun möchten.

Dieses Buch soll jetzt im zweiten Teil Ihr Sparrings-Partner, Ihr Experte für Ihren ganz persönlichen Selbstcoaching-Prozess sein, und Ihnen dazu für Ihre Selbstreflexion einen festen Rahmen und eine Struktur geben. In Ihrem Prozess des Selbstcoachings sind dann jedoch Sie allein der Experte für Ihr Leben und die Lösungsfindung. Denn nur Sie kennen sich und Ihre ADHS mit ihrer Symptomatik wie kein anderer. Ich hoffe, dass das, was Sie für sich mit diesem Buch und Ihrem Selbstcoaching-Prozess erarbeiten, Sie nachhaltig persönlich weiterbringt. Jedoch gibt es dafür keine Garantie. Was ich Ihnen jedoch versichere, ist, dass ich beim Schreiben dieses Buches und beim Aufsetzen des Selbstcoaching-Prozesses mein Bestes gegeben habe. Ich gehe davon aus, dass Sie dies auch tun werden. Und Sie werden sehen, was passiert.

Bevor es jedoch weitergeht mit Ihrem Selbstcoaching, möchte ich Ihnen wie im ersten Teil des Buches angekündigt, im nachfolgenden Abschn. 2.3 zunächst einige wichtige Informationen zur Entstehung und den Folgen von Stress geben. *Sie lernen so verschiedene effektive Methoden des Stressmanagements kennen, die Ihre ADHS-Symptomatik lindern können, wenn Sie diese im Rahmen Ihres Selbstcoachings regelmäßig in Ihren Alltag einbauen.* Denn ein gesundes verinnerlichtes Stressmanagement ist ein sehr wichtiges Fundament für Ihre zukünftige resiliente Lebensgestaltung mit Ihrer ADHS. Ich wünsche Ihnen nun viele inspirierende Impulse und Erkenntnisse beim Lesen.

2.3 Erfolgreiches Stressmanagement durch regelmäßiges Achtsamkeitstraining und Sport

Stress ist ein breiter Begriff. Aus medizinischer Sicht wirkt vor allem der *Sympathikus* als Teil unseres unwillkürlichen Nervensystems an der Entstehung von Stresssymptomen mit. Willentlich haben wir auf diesen Bereich unseres Nervensystems keinen Einfluss. Der Sympathikus erhöht über die *Ausschüttung der Stresshormone Adrenalin und Cortisol* die Puls- und Atemfrequenz, der Blutdruck steigt und die Muskulatur wird besser durchblutet. Dieser Effekt kommt noch aus der Urzeit, damit wir schnell alle möglichen zusätzlichen Kräfte mobilisieren können, um entweder zu kämpfen oder schnell flüchten zu können, wenn der Säbelzahntiger angreift. Heute sind die Säbelzahntiger im übertragenen Sinne oft stressauslösende Situationen in unserem Leben, die den Körper immer wieder in Alarmbereitschaft setzen.

Es gibt natürlich auch positiven Stress, zum Beispiel wenn Sie lange für einen Halbmarathon trainiert haben, und es geht nun endlich los. Die oben genannten physiologischen Abläufe lassen Sie so überhaupt erst zu einer Topform auflaufen. Lösen jedoch Situationen in unserem Alltag immer wieder aufs Neue Stress in uns aus, kann uns dieser psychisch und auch körperlich krank machen (Hery-Moßmann, 2021). Noch mehr stressen uns diese Situationen, wenn Sie für uns nicht kalkulierbar sind, wir zum Beispiel täglich zwischenmenschliche Konflikte im Privatleben oder am Arbeitsplatz haben und jemand uns dabei durch seine emotional unberechenbare Art immer wieder plötzlichen Stress bereitet (Spitzer, 2018).

Unser inneres System läuft dann permanent auf Hochtouren, um jeden Tag kampfbereit auf alle Eventualitäten des Selbstschutzes vorbereitet zu sein. Dann leiden wir zum Beispiel unter Herzbeschwerden, Lungenerkrankungen oder Rückenschmerzen aufgrund einer dauerhaften Überforderung und Alarmbereitschaft unseres Körpers. Er fährt den Stress und so unser Cortisol- und Adrenalinlevel kaum noch herunter. Hält der Stress in unserem Leben über längere Zeit an, beginnt eine Erschöpfungsspirale, da uns die Gelegenheiten fehlen, uns nachhaltig zu erholen. Wir beginnen schlechter zu schlafen und sind deswegen tagsüber nicht so leistungsfähig und brauchen länger oder mehr Kraft, um Aufgaben über den Tag zu bewältigen. Was hier helfen kann, ist eine gute Resilienz. Mit ihr kommen wir besser durch stressige Phasen im Leben. Und dabei soll Ihnen dieses Buch eine Unterstützung sein.

Es ist auf der einen Seite *wichtig, Stress zu vermeiden,* indem man zum Beispiel, wie bereits beschrieben, auch einmal *80 % statt perfekten 100 %* für sich und andere gelten lässt (DER PROZESSMANAGER, o. J.; Kogon et al., 2016). Zudem ist es wichtig, sich Zeit für sich zu nehmen durch das Erlernen und konsequente Anwenden einer achtsamen *Entspannungstechnik oder Meditation,* wie diese im Folgenden vorgestellt werden. Können Sie den privaten oder beruflichen Stress jedoch erst einmal auf Dauer nicht reduzieren, dann helfen Sie dem Körper in jedem Falle, Stress abzubauen, also Adrenalin und Cortisol gezielt abzubauen im Körper. Früher geschah dies direkt nach der Stresssituation durch körperliche Aktivität beim Kampf oder der Flucht. *Regelmäßiger Sport ist daher absolut Gold wert, um die ausgeschütteten Stresshormone durch körperliche Aktivität zu verarbeiten und abzubauen.* Auch dafür erhalten Sie in diesem Kapitel Impulse. Und ist Ihre Erschöpfungsspirale schon weiter fortgeschritten und abends ruft im Grunde immer nur Ihr Sofa nach Ihnen, ist es gerade *dann* umso wichtiger, sich zu bewegen. Dann kann dies auch zunächst nur ein 20- bis 30-minütiger Spaziergang sein, damit Sie sich nicht überfordern. Dennoch bleiben Sie so nicht passiv und treiben die Erschöpfungsspirale so nicht noch weiter nach unten (Hery-Moßmann, 2021).

Regelmäßiges Achtsamkeitstraining wie Meditation, Entspannungsverfahren wie Progressive Muskelrelaxation (PMR) oder Autogenes Training (Ratgeber ADHS, o. J.a), Yoga (Weber, 2013) und auch *Sport* im Allgemeinen sind nicht nur für Menschen ohne ADHS zum Stressabbau und als wichtiger präventiver Bestandteil der Gesundheitsvorsorge geeignet. Auch für ADHS-Betroffene können sie als ergänzender Therapiebaustein im Rahmen einer multimodalen Therapie ebenfalls Gold wert sein (Lux et al., 2020). Sie lindern so Ihre innere und gegebenenfalls äußere hyperaktive Getriebenheit und Unruhe und Ihre ADHS-Symptomatik generell. *So gehen Sie gelassener mit sich, Ihrer ADHS und den Anforderungen Ihres Umfeldes um.* Gleiches gilt auch für die Maltherapie und Musiktherapie (Huggenberger, o. J.). Dadurch *aus dem Kopf voller Gedanken regelmäßig ins Gefühl zu kommen,* in sich hineinzuhorchen, *innerlich zur Ruhe zu kommen,* ganz im Hier und Jetzt zu sein, statt gedanklich wie so oft bei den vielen bunten Jonglier-Bällen an Gedanken, die um unseren Kopf fliegen, all das kann man trainieren durch eine regelmäßige Integration in den eigenen Alltag.

> *Stressmanagement ist für Betroffene von ADHS jedoch eine besondere Herausforderung. Sie leiden häufig unter einer starken inneren Unruhe und Getriebenheit. Langeweile und Entspannung einfach einmal auszuhalten, fällt ihnen schwer. Oftmals kennen Betroffene diesen Zustand von totalem Loslassen einfach noch nicht. Es kann als Betroffener daher etwas*

dauern, die richtige Entspannungstechnik für sich zu finden. Deswegen möchte ich Ihnen hier eine breite Palette an Möglichkeiten dazu vorstellen. Probieren Sie doch einfach aus, was sich für Sie davon stimmig anfühlt. Sie brauchen nicht gleich Ihr ganzes Leben dafür umkrempeln. Finden Sie Techniken, die Sie so begeistern, dass Sie sie Schritt für Schritt als kleine Inseln zum Loslassen fest in Ihren Alltag integrieren möchten (Kneubühler, o. J.).

Die folgenden Impulse zum Stressmanagement sind dabei präventiv zu betrachten, ersetzen keine Therapie und können bei gewissen psychischen Erkrankungen auch kontraindiziert sein. Wenn dem so sein sollte, finden Sie dies jeweils ergänzt. Bitte klären Sie dies im Zweifel individuell für sich ärztlich ab.

2.3.1 Achtsamkeit

Achtsamkeit und Achtsamkeitsmeditation zu üben, kann, wie bereits erwähnt, dabei *helfen, die ADHS-Symptomatik zu lindern* (Ratgeber ADHS, o. J.a). Auch bei Depressionen, Ängsten und Stress ist eine positive Wirkung bereits belegt (Psychologie-Aktuell.com, o. J.). Sie *fördert die Resilienz,* die individuelle Widerstandskraft gegen gesundheitlichen und psychosozialen Stress. Jeder kann meditieren, egal wie alt Sie sind oder wie Ihr körperlicher Zustand ist. Man benötigt keine besonderen Voraussetzungen. Meditation beruhigt das Nervensystem und hilft dabei, sich selbst wieder wahrzunehmen. Denn oftmals sind gerade ADHS-Betroffene innerlich oder durch äußere Umstände im Alltag so getrieben, dass gar keine Bewusstheit mehr dafür besteht, sich eine kurze Pause zu gönnen, sich einmal kurz zu bewegen oder etwas zu trinken (Stern, o. J.a). Bei Achtsamkeitsübungen lenkt man seine Aufmerksamkeit wenige Minuten bewusst auf eine Handlung, die ganz *im Hier und Jetzt* stattfindet, und alles andere um einen herum und aufkommende Gedanken werden dabei ausgeblendet. Man nimmt dabei *ganz bewusst eine wertfreie, beobachtende Haltung* ein und lernt so mit der Zeit automatisierte Handlungen bewusst zu unterlassen oder anders zu handeln. *Eine solche achtsame Haltung zu trainieren, hilft ADHS-Betroffenen auf die Dauer die Aufmerksamkeit zu verbessern, in Stresssituationen gelassener zu bleiben, sich schneller entspannen zu können, die eigenen impulsiven Gefühle besser unter Kontrolle zu haben und so auch emotionale Überreaktionen zu reduzieren.* Darüber freut sich auch das Umfeld der Betroffenen. Essenziell ist regelmäßiges Üben, denn eine achtsame Haltung entwickelt sich leider nicht von selbst (Ratgeber ADHS, o. J.a). Denken Sie an Ihr Salatbeet. Es lohnt sich hier regelmäßig dranzubleiben.

Beispielhafte Achtsamkeitsübung

Um sich im Laufe das Tages immer einmal wieder ins Hier und Jetzt zu holen, inne zu halten und kurz zur Ruhe zu kommen, kann man zum Beispiel mehrfach am Tag etwas ganz bewusst tun, beispielsweise bewusst Kaffee trinken, Spülen oder Zähne putzen. Dazu kann man sich auch Notizzettel mit Erinnerungen an gut sichtbare Stellen kleben.

Beispielhafte Achtsamkeitsmeditation

Oder aber man legt eine Drei-bis-fünf-Minuten-Meditation als Achtsamkeitsübung ein und konzentriert sich in einer entspannten Haltung auf das bewusste Ein- und Ausatmen und lässt dabei einfach aufkommende Gedanken wie Wolken an sich vorbei ziehen. Schweift man ab, kommt man mit seiner Aufmerksamkeit wieder ganz bewusst zum Atem zurück. Die Gedanken werden bei Ihren kleinen Achtsamkeitsauszeiten immer einmal wieder abschweifen. Seien Sie hier geduldig mit sich und kehren Sie dann einfach immer wieder zurück zu Ihrer gewählten Übung und Ihrem Atem. Tägliches dranbleiben lohnt sich, denn diese kleinen Achtsamkeitsauszeiten wirken sich positiv darauf aus, im Alltag und bei der Arbeit fokussierter bei einer Tätigkeit zu bleiben (Ratgeber ADHS, o. J.a).

Fühlen Sie sich mit diesen kurzen Meditationen wohl, bietet es sich an, diese weiter zu üben und regelmäßig zu meditieren. Denn Meditation als Kombination aus Konzentration und Bewusstheit übt die Praktizierenden darin, Aufmerksamkeit gezielt lenken zu lernen und die Eigenwahrnehmung zu sensibilisieren. Besonders ADHS-Betroffene finden sich häufig in einem inneren Wirbelsturm an oft widersprüchlichen Gefühlen, Gedanken und Stimmungen wieder. In der Meditation kann dieser Wirbelsturm an Intensität verlieren und sich auflösen, indem das meditierende Gehirn lernt, ruhiger zu arbeiten, zu priorisieren, und bewusster und reflektierter mit Reizen und Reaktionen darauf umzugehen.

Gerade bei einer Symptomatik von großer innerer oder äußerer Unruhe und Getriebenheit macht es in dieser Meditationsform Sinn, mit täglichen kurzen Einheiten zu beginnen und diese langsam zu steigern. Mit ein wenig Erfahrung steigern sich die Praktizierenden auf etwa 10–20 Minuten oder auch länger.

Beim Meditieren sitzt man dabei nicht zwingend klischeehaft mit geschlossenen Augen minutenlang regungslos auf einem Meditationskissen oder einer Meditationsbank. Finden Sie dazu alternativ einfach in einer ruhigen Umgebung eine für sich entspannende aufrechte Haltung im Sitzen auf einem Stuhl, einfach so, wie es für Sie bequem ist (7mind GmbH, o. J.b). Online gibt es von Yoga-Lehrerin Mady Morrison zum Beispiel auch sehr schöne kostenlose angeleitete Meditationen für innere Ruhe und Zufriedenheit, diese finden Sie im Literaturverzeichnis verlinkt (Morrison, o. J.). Wer noch nie meditiert hat und sich daher mehr Anleitung zum Erlernen von Achtsamkeitsmeditation wünscht, hat auch *diverse Möglichkeiten, einen Kurs zu belegen,* aktuell ausgelöst durch die Covid-19-Pandemie auch noch häufig online. Viele *Volkshochschulen* bieten Kurse in Meditation an und auch *Krankenkassen* zahlen inzwischen im Rahmen Ihres Angebots an Präventionskursen einen Zuschuss zu Meditationskursen. Erkundigen Sie sich hier idealerweise bei Ihrer Krankenkasse. Vielfach unterstützt werden die achtwöchigen Trainingskurse in MBSR (Mindfulness Based Stress Reduction) die der Medizinprofessor Jon Kabat-Zinn in den 1970er-Jahren als westliche Variante der Achtsamkeitsmeditation entwickelte. Forschungen belegen, dass das Programm die psychische Gesundheit stärkt, die Lebensqualität bei körperlichen Beschwerden verbessert, gestresste Menschen entspannt und bei Ängsten beruhigend wirkt (Psychologie-Aktuell.com, o. J.). Mehr Informationen speziell zu MBSR finden Sie im Literaturverzeichnis (MBSR-MBCT Verband e. V., o. J.). Meditationsseminare werden zum Teil auch als *Bildungsurlaub* in verschiedenen Bundesländern anerkannt. Erkunden Sie sich hier bitte über die aktuellen Angebote und Voraussetzungen in Ihrem Bundesland auf www.bildungsurlaub.de (Bildungsurlaub.de, o. J.). Eine solche kurze Auszeit in einem geschützten Rahmen kann eine wunderbare erste Einstiegshilfe in die Meditation sein.

Auch Meditations-Apps werden immer beliebter. Die App *7mind* zum Beispiel wird aktuell von vielen gesetzlichen Krankenkassen mit ihrem Präventionskurs *Achtsamkeitsbasiertes Stressmanagement (ABSM)* bezuschusst.

Zusätzlich kann man eine gewisse Zeit alle Meditationen in der Bibliothek der 7mind-App nutzen, die von erfahrenen Meditationslehrern angeleitet werden (7mind GmbH, o. J.a).

Manche innerlich oder äußerlich hyperaktive Betroffene von ADHS empfinden jedoch passive Achtsamkeitsmeditation als nur schwer bis gar nicht auszuhaltendes *Nichtstun*, anstelle so das lästige Gedankenkreisen und heftige Emotionen loslassen zu können (Geiser, 2022). Auch beispielsweise direkt nach dem Aufstehen fühlt sich diese Form nicht für jeden angenehm an. Dann bieten sich zum Beispiel mehr Struktur gebende, angeleitete Entspannungsverfahren an, bei welchen man einer anleitenden Stimme folgen kann wie zum Beispiel beim geführten Autogenen Training oder Yoga Nidra. Wenn auch das noch zu passiv ist und aktive Bewegung als erdender, angenehmer und entspannender empfunden wird, bieten sich aktive Bewegungsmeditationen oder aber aktive Entspannungsverfahren wie PMR, Yoga oder meditatives Tanzen an. Diese Verfahren werden im Folgenden vorgestellt. Die AOK zum Beispiel bietet auch eine informative Seite über weitere Meditationen an, die hier nicht alle vorgestellt werden. Sie finden diese im Literaturverzeichnis auf der Seite der AOK, wenn Sie sich noch ausführlicher informieren möchten (AOK-Bundesverband GbR, 2022).

Bitte beachten Sie jedoch, dass Meditation auch kontraindiziert sein kann, wenn man unter akuten psychischen Störungen leidet. Es können auch Emotionen beim Meditieren auftauchen, die zum Beispiel nach einem traumatischen Ereignis das Trauma wieder auftauchen lassen. Im Zweifel sollte dies vor dem Beginn mit Ihrem behandelten Arzt abgeklärt werden (Die Techniker, 2023a).

2.3.2 Bewegungsmeditationen

Wenn Ihnen die bereits dargestellten Achtsamkeits-Meditationsformen zu passiv sind, kann zum Beispiel auch die *Kundalini-Meditation* oder *freies, intuitives, meditatives Tanzen* etwas für Sie sein. Voraussetzung ist hier eine gewisse experimentelle Aufgeschlossenheit gegenüber Neuem, welche viele ADHS-Betroffene gerne mitbringen.

Die einstündige *Kundalini-Meditation* ist zum Beispiel eine bekannte aktive Meditationsform. Sie unterstützt den Praktizierenden dabei, starke Emotionen wie Stress, Schwere, Trauer, Wut, Frustration oder Müdigkeit *wegzuschütteln*. Sie belebt körperlich, lockert die Gelenke und schenkt neue Energie. Die Meditation wird von einer eigens dafür komponierten Musik begleitet und unterteilt sich in vier Phasen: loslassendes Schütteln, freies intuitives Tanzen, horchen nach innen durch Stille im Stehen oder Sitzen und final dann Stille im Liegen. Die Zeitschrift *Yoga Aktuell* hat die Meditation sehr schön beschrieben sowie auch die Musik zur Meditation dort verlinkt; der Artikel ist im Literaturverzeichnis aufgeführt (Müller, o. J.). Gerade wenn man viel angestaute Energie in sich hat, kann die 30-minütige Bewegung der ersten und zweiten Phase dabei unterstützen, diese zunächst aktiv loszulassen, so Stress abzubauen, und danach in Stille in sich hineinzuhorchen und innerlich zur Ruhe zu kommen.

Wer gerne tanzt und sich dabei auspowert, für den ist vielleicht auch *intuitives, meditatives Tanzen* wie zum Beispiel *5Rhythmen*® oder *Movement Medicine* eine geeignete Bewegungsmediationspraxis. Die 5Rhythmen® wurden von der Amerikanerin Gabrielle Roth Ende der 1970er-Jahre entwickelt als Verbindung von Tanz mit Meditation mit dem Ziel, den inneren intuitiven Tänzer, der in jedem Körper wohnt, zu befreien, unabhängig vom Körper, Größe, Alter, Einschränkungen und Erfahrungen.

2 Ihr Selbstcoaching Prozess bei ADHS im ...

5Rhythmen® sind die fünf Phasen der Meditation: Flowing, Staccato, Chaos, Lyrical, Stillness. Diese wird nur von autorisierten 5Rhythmen®-Lehrern durchgeführt. Die 5Rhythmen® sollen den Körper in Bewegung bringen und den Geist so zur Ruhe. Hier kann man ähnlich wie bei der Kundalini-Meditation zunächst Energie abbauen, Stress loslassen und sich im Laufe des Tanzes intuitiv ins Gefühl kommend mit seinem Körper verbinden, seinen ganz eigenen Tanz finden und zu sich selbst finden. In jedem Rhythmus lernt man verschiedene und manchmal auch gänzlich neue Aspekte von sich selbst kennen, während sich der Tanz entfaltet (Pichler, S., 2013; 5Rhythms, 2023). *5Rhythmen® wird international in vielen größeren Städten angeboten, in Deutschland zum Beispiel in Berlin, Hamburg oder Köln.* Viele Lehrer bieten derzeit auch nach der Covid-19-Pandemie noch online Abende an. Die Dauer einer 5Rhythmen®-Tanz-Welle dauert ungefähr 120 min, online auch kürzer. Einige Lehrer bieten auch 5Rhythmen®-Wochenenden oder -Urlaube an. 5Rhythmen® wird aktuell teilweise auch als *Bildungsurlaub* in verschiedenen Bundesländern anerkannt, erkundigen Sie sich hier bitte über die aktuellen Angebote und Voraussetzungen für Ihr Bundesland auf www.bildungsurlaub.de (Bildungsurlaub.de, o. J.). *Movement Medicine* ist ebenfalls eine Form der Bewegungsmeditation ähnlich der 5Rhythmen®. Sie wurde von Susannah und Ya´Acov Darling Khan entwickelt, nachdem sie 18 Jahre lang als 5Rhythmen®-Lehrer gearbeitet haben. Sie haben Ihre Erfahrungen jedoch mit weiteren Erkenntnissen und Elementen aus der modernen Neurowissenschaft, der Gestalttherapie und auch anwendbarem Heilwissen indigener Völker weiterentwickelt (School of Movement Medicine, o. J.). Schauen Sie bei Interesse doch einmal im Internet, was in Ihrer Nähe angeboten wird.

Bitte beachten Sie jedoch auch für Bewegungsmeditationen, dass diese kontraindiziert sein können, wenn man unter akuten psychischen Störungen leidet. Im Zweifel sollte dies vor dem Beginn mit Ihrem behandelten Arzt abgeklärt werden (Die Techniker, 2023a).

2.3.3 Tai Chi und Qi Gong

Tai Chi ist eine chinesische Bewegungsmeditation, die aus Bewegungen besteht, die nach dem Rhythmus des Atmens erfolgen. Ihr Ursprung liegt in der Kampfkunst und auch in der Meditation. *Qi Gong* basiert ebenfalls auf sanften Bewegungs- und Atemübungen. Qi Gong entwickelte sich aus dem früheren *Heiltanz* aus der traditionellen chinesischen Medizin. Sowohl *Tai Chi* als auch *Qi Gong* zielen darauf ab, die entgegengesetzten Kräfte im Körper, Yin und Yang, in Balance zu bringen. Blockaden können so gelöst werden und die Lebensenergie wieder aktiviert und in Fluss gebracht werden (Academy of Sports GmbH, o. J.). *Volkshochschulen* bieten zum Beispiel Kurse an und auch Krankenkassen übernehmen hier teilweise die Erstattung der Kosten für einen Präventionskurs. *Erkundigen Sie sich auch hier idealerweise bei Ihrer Krankenkasse.* Auch *Bildungsurlaub* wird angeboten, der in verschiedenen Bundesländern anerkannt ist, teils auch mit beiden Techniken zusammen. Erkundigen Sie sich hier bitte über die aktuellen Angebote und Voraussetzungen auf www.bildungsurlaub.de (Bildungsurlaub.de, o. J.). Bitte beachten Sie jedoch auch für diese Methoden der Meditation, dass sie kontraindiziert sein können, wenn man unter akuten psychischen Störungen leidet. Im Zweifel sollte dies vor dem Beginn mit Ihrem behandelten Arzt abgeklärt werden (Die Techniker, 2023a).

2.3.4 Yoga

Yoga stellt eine von sechs klassischen Lehren der indischen Philosophie dar. Diese beinhaltet verschiedene geistige und körperliche Übungen. In Westeuropa und Nordamerika wird Yoga überwiegend als körperliche Praxis mit verschiedenen Yoga-Positionen/-Stellungen (Yogasanas, Asanas) angesehen und ist weit entfernt vom ursprünglichen Yoga, welches vornehmlich die hinduistische Spiritualität ausmacht (ADHSpedia® Enzyklopädie, o. J.a).

Es gibt *viele verschiedene Arten von Yoga* mit unterschiedlichen Schwerpunkten auf die geistige Konzentration, körperliche Praxis und Stellungen oder Atemübungen. Diese werden im Folgenden kurz erläutert. *Je nach Präferenz des Ausübenden wählt man sich die für sich stimmige Yoga-Art aus.* Yoga ist artübergreifend gemeinsam, dass es *beruhigend und ausgleichend* wirkt und die Achtsamkeit fördert (Klinik Friedenweider, o. J.). *Yoga fördert als Achtsamkeitstraining die Resilienz,* die individuelle Widerstandskraft gegen gesundheitlichen und psychosozialen Stress. Yoga wird daher mittlerweile auch in Kliniken therapeutisch eingesetzt (Simon & Kirady, o. J.). Studien belegen, dass Yoga Stress und Angst verringert, und sich auch bei Depressionen als wirksam erwiesen hat (Klinik Friedenweider, o. J.). Auch für die Linderung von Kopfschmerzen, Rückenschmerzen und Bluthochdruck liegen wissenschaftliche Studien vor. Forschungen belegen auch mögliche positive Auswirkungen von Yoga auf die Linderung der ADHS-Symptome (ADHSpedia® Enzyklopädie, o. J.a).

Yoga kann daher bei ADHS im Rahmen einer multimodalen Therapie als flankierender Baustein eine sehr positive Wirkung haben. Forschungen über eine 20 Wochen andauernde Yoga-Praxis belegen eine statistisch nachweisbare Verbesserung des Gesamtzustandes der Teilnehmer für die Symptome Ruhelosigkeit, Impulsivität sowie Perfektionismus. Beim Yoga kann ähnlich wie bei der Meditation der Wirbelsturm an innerer Unruhe und Gedanken unterbrochen werden. Der ADHS-Betroffene lernt durch Yoga, sich mit den tieferen und ruhigeren Schichten in sich zu verankern, indem zunächst ein klarer Kontakt zum Körper hergestellt wird, an dem es oft im Alltag mangelt und die Wahrnehmung sich nur auf den Verstand und das Denken limitiert. Yoga kann als eine Kombination aus meditativen, entspannenden und wiederum auch körperbetonten – und je nach gewählter Yoga-Art auch anstrengenden Elementen bei denen man sich auspowern kann – eine erfolgreiche Möglichkeit sein, die ADHS-Symptome zu lindern und Betroffene zu Ruhe zu bringen (Berufsverband der Yogalehrenden in Deutschland e. V. (BDY, 2013).

Nachfolgend ein Überblick über verschiedene Yoga-Arten, um ein Gefühl zu bekommen, welcher Stil zu Ihnen passen könnte. In der Regel werden auch unterschiedliche Level angeboten von zum Beispiel Basic für Anfänger über Level I für Fortgeschrittene und Level II für erfahrene, sehr fitte Yogis (Gutknecht, o. J.).

Anasura Yoga® - ein moderner, fließender Yogastil mit der Philosophie durch eine exakte, saubere biomechanische Ausrichtung zu einer optimalen Körperhaltung („optimal blueprint") zu finden und sich dabei mit dem Herzen zu verbinden.

Ashtanga Vinyasa Yoga - ein dynamischer, schweißtreibender Yogastil für fitte Menschen, bei dem feste Abfolgen (Serien) von Asanas (Körperhaltungen) praktiziert werden; Power Yoga hat sich aus dem Ashtanga Yoga entwickelt.

Bikram Yoga® - ein fester Ablauf von körperlich eher anstrengenden 26 Asanas, der in einem 38°C warmen Raum praktiziert wird, um durch das Schwitzen den

Körper zu entgiften. Menschen mit niedrigem Blutdruck sollten hier Vorsicht walten lassen.

Hatha Yoga - der im westlichen Raum bekannteste Yogastil bestehend aus Asanas, Atemübungen (Pranayama), mentale Entspannungstechniken und Meditation, aus dem sich fast alle anderen Varianten entwickelt haben. Hatha Yoga ist in der Regel langsamer und entspannt – somit gut für Anfänger geeignet.

Vinyasa Yoga - das dynamische Vinyasa Yoga hat sich aus dem Hatha Yoga entwickelt. Die Asanas werden in fließenden Bewegungen abgestimmt auf den Atem nacheinander ausgeführt.

Iyengar Yoga - ein eher anstrengender, statischer Yoga-Stil bei dem die Asanas jedoch sehr sorgfältig eingenommen und gehalten werden.

Kundalini Yoga - fließende Abläufe als auch statische Asanas und Mantras sollen die Lebensenergie zum Fließen bringen.

Sivananda Yoga - beinhaltet Körperübungen, Atemübungen, Entspannung, Ernährung, indische Vedanta-Philosophie und -Meditation. Bei der „Rishikesh-Reihe" werden zwölf festgelegte Asanas in einer festgelegten Reihenfolge praktiziert.

Viniyoga - kein Yoga-Stil im eigentlichen Sinne, sondern eine Adaption an die Ziele und Möglichkeiten der einzelnen Praktizierenden. Somit als sehr sanfte Yoga-Art auch ideal für Menschen mit wenig Fitness und physischen Einschränkungen möglich.

Yin Yoga - die dehnenden Asanas in dieser ruhigen und ausgleichenden Yogapraxis werden über mehrere Minuten ohne große Muskelkraft gehalten für tiefes Loslassen. Ganz fantastisch, um innere Unruhe und muskuläre Anspannung loszulassen und in sich hineinzuspüren und zur Ruhe zu finden (Mobil Betriebskrankenkasse, 2016).

Essenziell ist neben dem Yogastil auch, dass man eine gute Welle mit dem Yogalehrer hat und sich hier wohl und gut aufgehoben fühlt. Dies zeigt sich oft erst nach ein paar Sitzungen. Es ist empfehlenswert, drei bis vier Stunden mitzumachen und dann zu schauen, ob die Yogaform und der Lehrer das Richtige sind.

Yoga benötigt auch immer einige Stunden, damit sich die positiven Effekte voll entfalten können (Trökes, 2018). Viele Yogaschulen und auch *Volkshochschulen* bieten Kurse in Yoga an und auch Krankenkassen zahlen inzwischen im Rahmen ihres Angebots an Präventionskursen einen Zuschuss zu Yogakursen. *Erkundigen Sie sich hier idealerweise bei Ihrer Krankenkasse.* Yoga wird aktuell zum Teil auch als *Bildungsurlaub* in verschiedenen Bundesländern anerkannt; erkundigen Sie sich hier bitte über die aktuellen Angebote und Voraussetzungen in Ihrem Bundesland auf www.bildungsurlaub.de (Bildungsurlaub.de, o. J.). Auf meiner Website www.tapetenwechsel.me finden Sie zudem kostenlose aktuelle Yogavideos verschiedener Yoga-Anbieter die ich persönlich sehr schätze und somit gerne weiterempfehle.

Wenn Sie jedoch noch nie Yoga gemacht haben, sollten Sie bitte in jedem Fall zunächst einen Anfänger-/Basic-Kurs belegen, um die korrekten Positionen (Asanas) zu erlernen und so von Beginn an gelenkschonend und rückenfreundlich zu üben.

Bitte beachten Sie jedoch auch für Yoga, dass es als Meditation in Bewegung kontraindiziert sein kann, wenn man unter akuten körperlichen oder psychischen Störungen leidet. Im Zweifel sollte dies vor dem Beginn mit Ihrem behandelten Arzt abgeklärt werden (Die Techniker, 2023a).

2.3.5 Progressive Muskelentspannung (PMR)

Dieses Entspannungsverfahren nach Edmund Jacobson (1885–1976) ist sowohl am besten wissenschaftlich untersucht als auch am leichtesten zu erlernen. *Besonders eignet es sich bei nervösen und innerlich oder motorisch unruhigen Menschen, wie dies auch bei Betroffenen mit ADHS der Fall ist.* Jacobson fand 1929 heraus, dass durch Gefühle wie Unruhe und Stress die Spannung in den Muskeln deutlich zunimmt. Im Gegenzug verringert sich empfundener Stress und Angst, wenn die Muskelspannung aktiv reduziert wird, indem eine Muskelgruppe zunächst bewusst angespannt und dann bewusst entspannt wird. Dies stellt die Grundlage der Progressiven Muskelentspannung dar, welche im Liegen oder in einem bequemen Sessel durchgeführt wird. Diese Entspannung überträgt sich von Muskel zu Muskel und aktiviert so einen Entspannungsprozess im ganzen Körper, sodass zum Beispiel auch der Blutdruck und der Puls reduziert werden, das Atmen ruhiger wird und so zu mehr Ruhe und Gelassenheit führt. Die PMR als Achtsamkeitstraining fördert die Resilienz, die individuelle Widerstandskraft gegen gesundheitlichen und psychosozialen Stress (Neurologen und Psychiater im Netz, o. J.).

Dazu sollte die PMR regelmäßig, idealerweise jeden Tag, geübt werden, damit sie auch in im Alltag aufkommenden Stresssituationen bei Bedarf genutzt werden kann. Gegenüber dem Autogenen Training ist hier der Vorteil, dass die Übungen bereits nach einer Sitzung mit Anleitung selbstständig oder aber durch CD oder mp3s geübt werden können (ADHSpedia˚, o. J.b). Im Literaturverzeichnis verlinkt finden Sie auch einen kostenlosen mp3-Download der Techniker Krankenkasse für PMR (Die Techniker, 2023b). Viele *Volkshochschulen* bieten auch

Kurse in PMR an und auch Krankenkassen zahlen inzwischen im Rahmen ihres Angebots an Präventionskursen einen Zuschuss zu PMR-Kursen. *Erkundigen Sie sich hier idealerweise bei Ihrer Krankenkasse.* PMR wird aktuell zum Teil auch als *Bildungsurlaub* in verschiedenen Bundesländern anerkannt, erkunden Sie sich hier bitte über die aktuellen Angebote und Voraussetzungen in Ihrem Bundesland auf www.bildungsurlaub.de (Bildungsurlaub.de, o. J.).

Bitte beachten Sie jedoch auch für dieses Entspannungsverfahren, dass es kontraindiziert sein kann, wenn man unter akuten psychischen Störungen leidet. Im Zweifel sollte dies vor dem Beginn mit Ihrem behandelnden Arzt abgeklärt werden (Die Techniker, 2023a).

2.3.6 Autogenes Training

Autogenes Training ist wie auch Meditation unabhängig vom Alter und der körperlichen Konstitution erlernbar. Diese besondere Form der Selbsthypnose wurde durch den Psychiater Johannes Heinrich Schultz in den 1930er-Jahren entwickelt. Er stellte fest, dass einige Patienten durch diese Technik einen entspannten, tranceähnlichen Zustand erreichen konnten, was er als *autogenes Training* bezeichnete. Es reduziert Muskelverspannungen, chronischen Schmerzen, Kopfschmerzen und Migräne, Magen- und Darmstörungen und hat *positive Effekte auf die Leistungsfähigkeit, Konzentrationsfähigkeit, bei subjektiv belastendem Stress und schenkt dem Praktizierenden mehr Gelassenheit und innere Ruhe* (AOK-Bundesverband GbR, 2022). Es wirkt somit im Rahmen einer multimodalen Therapie bei ADHS flankierend auf die Linderung der ADHS-Symptomatik ein.

Geübt wird entweder im Sitzen oder im Liegen. Durch bestimmte Autosuggestionen (Formeln) wie *Ich bin vollkommen ruhig* oder *Der linke Arm ist ganz warm*, beeinflusst man seine Gedanken durch mehrfache Wiederholung. Nach einiger Zeit des Übens stellt sich so ein automatischer Entspannungszustand ein. Man unterscheidet die Unterstufe von der Oberstufe des Autogenen Trainings, die primär körperliche Vorgänge beeinflusst. Die Grundübungen umfassen die Schwereübung, die Wärmeübung, die Herzübung, die Atemübung, die Sonnengeflechtsübung und die Kopfübung. In der Oberstufe entwirft man in seiner Vorstellung Bilder die so ins Bewusstsein gelangen und zur tieferen Selbsterkenntnis reflektiert werden können (Neurologen und Psychiater im Netz, o. J.). Wie auch die PMR sollte Autogenes Training regelmäßig, idealerweise jeden Tag, geübt werden, damit es auch in im Alltag aufkommenden Stresssituationen bei Bedarf genutzt werden kann. Denn Autogenes Training als Achtsamkeitstraining fördert die Resilienz, die individuelle Widerstandskraft gegen gesundheitlichen und psychosozialen Stress.

Autogenes Training kann aufgrund der fehlenden Anleitung für ADHS-Betroffene mit hoher innerlicher oder motorischer Unruhe auch als unangenehm empfunden werden. In diesem Falle bietet sich beispielsweise PMR besser als tägliche Entspannungstechnik an, um die ADHS-Symptomatik zu lindern.

Idealerweise erlernt man die Technik in einem Kurs, damit man sie ohne weitere Anleitung bei sich selbst anwenden kann. Dieser wird zum Beispiel von *Volkshochschulen* angeboten und auch Krankenkassen übernehmen hier teilweise die Erstattung der Kosten für einen Präventionskurs. *Erkundigen Sie sich auch hier idealerweise bei Ihrer Krankenkasse.* Autogenes Training wird aktuell zum Teil auch als *Bildungsurlaub* in verschiedenen Bundesländern anerkannt, teils auch zusammen mit PMR. Erkundigen

Sie sich hier bitte über die aktuellen Angebote und Voraussetzungen in Ihrem Bundesland auf www.bildungsurlaub.de (Bildungsurlaub.de, o. J.). Es gibt im Internet auch mp3-Downloads oder kostenlose Links mit schriftlichen oder Video-Anleitungen zum Autogenen Training. Bitte beachten Sie jedoch auch für dieses Entspannungsverfahren, dass es kontraindiziert sein kann, wenn man unter akuten psychischen Störungen leidet. Im Zweifel sollte dies vor dem Beginn mit Ihrem behandelten Arzt abgeklärt werden (Die Techniker, 2021).

2.3.7 Butterfly Hug

Was Sie für sich ausprobieren können, wenn Sie sich auf *knallroter Ampel* befinden oder innerlich sehr erregt sind, ist der *Butterfly Hug, die Schmetterlings-Umarmung*, um Ihren Stress herunterzuregulieren auf *grün*. Diese Technik kombiniert Gesten der Selbstberuhigung mit einer achtsamen und selbstfürsorglichen Haltung. Sie wurde von den beiden Traumatherapeuten Lucina Artigas und Ignacio Jarero entwickelt. Als sie 1997 die Überlebenden des zerstörungsreichen Hurrikans Pauline in Mexiko betreut haben, konnte diese Technik den Überlebenden sehr effektiv helfen, wieder emotionale Stabilität zu erlangen und sie so psychisch zu unterstützen. Heute wird dieses Technik von vielen Therapeuten übernommen und vor allem im Umgang mit Traumata und Angststörungen eingesetzt. Sie kann jedoch auch sehr gut bei akutem Stress durch eine knallrote Ampel eingesetzt werden, um Ihre Emotionen selbstständig schnell und effektiv herunterzuregulieren und wieder ganz im Hier und Jetzt zu sein. So wenden Sie die Schmetterlings-Umarmung an:

- *Verschränken Sie Ihre Arme über der Brust, Ihre Fingerspitzen sollten so senkrecht wie möglich direkt unterhalb Ihrer Schlüsselbeine aufliegen, eher in Richtung des Halses als in Richtung der Oberarme.*
- *Klopfen Sie mit Ihren Händen leicht auf und ab auf die Stelle unter Ihrem Schlüsselbein. Dieses kann abwechselnd mit der linken oder rechten Hand geschehen oder auch mit beiden Händen gleichzeitig; schauen Sie, wie Sie sich wohler fühlen.*
- *Finden Sie für sich hier ein angenehmes Tempo, schließen Sie auch gerne die Augen und atmen Sie dabei langsam tief in den Bauch ein und ein wenig länger als die Einatmung wieder aus, dies unterstützt Sie beim Loslassen des Stresses und der Anspannung.*
- *Nehmen Sie eine achtsame Haltung ein, das heißt, alles was an Emotionen und Gedanken in Ihnen aufkommen will, darf da sein, beobachten Sie sie und lassen Sie sie vorüberziehen wie Wolken am Himmel ohne ihnen anzuhaften.*
- *Ihr Körper wird Ihnen signalisieren, wenn es Zeit ist, die Technik zu beenden, vertrauen Sie dabei auf Ihr Körper- und Bauchgefühl.*

Die Technik der Selbstumarmung wirkt durch die liebevolle Haltung sich selbst gegenüber beruhigend. Dies fördert die Ausschüttung von Oxytocin und wirkt sich stressregulierend auf die Amygdala aus, die unser neuronales Stresszentrum im Gehirn darstellt. Der Butterfly Hug schenkt so ein Gefühl der Sicherheit und Geborgenheit. Durch das achtsame Beobachten wird wie bei der Meditation der präfrontale Cortex aktiviert, der im Gehirn als Steuerungszentrum das Areal ist, das Emotionen verarbeitet, was sich ebenso positiv auf die Amygdala auswirkt

(Mauritz, 2021). Sie können die Technik zunächst in *grünen* und *gelben* Situationen trainieren, um sie dann in einer akuten *roten* Phase noch besser für sich abrufen zu können.

2.3.8 Maltherapie

Oftmals sind wir so verkopft, dass wir kaum noch Zugang zu unseren Bedürfnissen haben, und häufig sind wir gar nicht in der Lage, diese mit Worten zu artikulieren. Malen eröffnet eine andere Form der Mitteilung und des Ausdrucks durch das Gestalten mit Farben und Formen. *Therapeutisches Malen, das ressourcen- und lösungsorientiert gestaltet ist, kann hier präventiv sehr unterstützend sein.* Es geht hier nicht um eine Beurteilung des Bildes durch den Therapeuten, sondern die achtsame Bewusstmachung des kreativen Entstehungsprozesses und des gestalteten Bildes mit Unterstützung der Therapeutin. *Man kommt so wieder in Kontakt mit seiner eigenen Kreativität, Selbstverantwortung und seinen Ressourcen und Wahlmöglichkeiten und erlernt, wie diese in den Alltag übertragen werden können.* Findet die Maltherapie in einer Gruppe statt, zeigen die Teilnehmer im Entstehungsprozess oder im Miteinander in der Gruppe oft ähnliche Automatismen im Verhalten, wie die Teilnehmer sie aus ihrem Leben kennen (Klinik Sonnenhalde AG, o. J.). *Für ADHS-Betroffene ist zudem der kreative Ausdruck ein entlastender und spannungslösender Prozess, der die Konzentration und Ausdauer fördert* (Ohlmeyer & Roy, 2021).

2.3.9 Musiktherapie

Auch Musik kann helfen, wenn man von ADHS betroffen ist. Wissenschaftliche Untersuchungen haben gezeigt, dass sich bei erwachsenen ADHS-Betroffenen und auch der gesunden Kontrollgruppe die Stimmung mit klassischer Mozart-Musik positiv verändern kann (Neuromedizin, 2019). Eine weitere Studie zeigt zudem, dass *eigenständiges Musizieren sich lindernd auf die ADHS-Symptomatik Impulskontrolle und Hyperaktivität auswirken kann* (ADHSpedia®, o. J.d). Zwei gute Gründe vielleicht, ein Instrument zu erlernen, das begeistert und Spaß bringt und gleichzeitig noch die Symptomatik mildert.

2.3.10 Wingwave® Selbstcoaching mit Musik

Die Wingwave®-Methode ist ein Emotions-Coaching, das in wenigen Sitzungen zum Abbau von Stress führt und so Resilienz fördernd innere Ressourcen aktiviert. Dabei lenkt der Coach mit schnellen Handbewegungen die Augenbewegungen seines Coachees horizontal von einer Seite zur anderen und erzeugt so eine Art REM-Phase (Rapid Eye Movement). Diese erleben wir sonst nur, wenn wir schlafen und träumen. Sie stimulieren laut Gehirnforschung den präfrontalen Cortex im Großhirn so, dass eine bessere Vernetzung stattfindet zwischen den beiden Gehirnhälften und unterschiedlichen Gehirnbereichen (Besser-Siegmund-Institut für praxisbezogene psychologische Programme GmbH, o. J.a). Statt dem *Winken* kann der Coach auch mit Musik mit bilateralen Tönen oder einer sanften Klopfmethode arbeiten (Besser-Siegmund-Institut für praxisbezogene psychologische Programme GmbH, o. J.d). Die Musik mit den bilateralen Tönen lässt sich auch sehr gut zum Selbstcoaching mit Kopfhörern nutzen. (Besser-Siegmund-Institut für praxisbezogene psychologische Programme GmbH, o. J.c) Wenn Sie sich die kostenlose Wingwave®-App auf Ihr Handy herunterladen, finden Sie dort auch ungefähr acht Minuten dieser Musik für Ihr Selbstcoaching. Diese hat im Hintergrund entspannende Naturklänge und Melodien, die von Rhythmus her immer dem Ruhe-Puls des Herzens entsprechen. Ähnlich wie beim Butterfly Hug, nehmen Sie eine achtsame Haltung ein, das heißt alles was an Emotionen und Gedanken in Ihnen aufkommen will, darf da sein. Beobachten Sie sie und lassen Sie sie vorüberziehen und abfließen. *Bereits nach wenigen Minuten sollte sich ein angenehmes Gefühl von Loslassen einstellen.* Eine tiefe Ein- und Ausatmung, ein Schluckreflex oder Gähnen signalisieren Ihnen dies. Diese Art von Selbst-Emotions-Coaching können Sie für fast jedes emotional stressende Thema einsetzen, wenn Sie die *grüne* Ampel-Phase in Richtung *gelb* oder im schlimmsten Fall *rot* verlassen (Besser-Siegmund-Institut für praxisbezogene psychologische Programme GmbH, o. J.d).

Sie können diese Form von Selbstcoaching auch gezielt anwenden, wenn Sie etwas bevorstehendes stresst, und nicht nur etwas gerade akutes, zum Beispiel die Wohnung aufräumen oder die Steuererklärung. Nutzen Sie dann in der App die Funktion *Magic Words*. Denken Sie an Ihr Stressthema und suchen Sie aus der Stresswortliste zwei Wörter heraus, die Ihr Unbehagen gut beschreiben und klicken Sie diese an. Danach gehen Sie zur Liste der Positiv-Wörter und fragen sich, wie Sie sich lieber fühlen möchten und wie Sie lieber reagieren möchten. Wählen Sie hier nun drei Wörter aus, die diesen Ziel-Zustand am besten beschreiben. Setzen Sie dann die Kopfhörer auf, hören die Musik und fühlen sich nochmal in Ihr Stressthema ein. Schauen Sie dann auf den Bildschirm auf die Magic Words. Wenn diese vorüber sind, schließen Sie die Augen, lauschen weiter der Musik und denken nochmals an Ihr Thema. Fühlen Sie in sich hinein, wie die Wirkung der positiven *Magic Words* nun auf Ihr Thema ausstrahlt und es positiv aufgeladen hat

(Besser-Siegmund-Institut für praxisbezogene psychologische Programme GmbH, o. J.b). Auf meiner Website www.tapetenwechsel.me finden Sie darüber hinaus auch mein Angebot zum Thema Wingwave®-Coaching.

2.3.11 Gesunder Schlaf

Ein gutes Stressmanagement umfasst auch einen gesunden Schlaf. Hier kann innere Unruhe quälend sein, wenn Sie einen guten Schlaf erschwert. *Zusätzlich zu regelmäßigem Sport und Achtsamkeitstraining kann es hilfreich sein, ein Ritual zum Schlafengehen zu verinnerlichen, und zwar idealerweise immer zur selben Uhrzeit.* Dies kann Ihrer biologischen Uhr und so Ihrem Körper und Geist das Signal senden, sich genau jetzt zu entspannen. Man kann sich zum Beispiel eine Tasse Tee gönnen und den Tag reflektieren und sich selbst wertschätzen, bekräftigen, und dankbar dafür sein, was heute gut gelungen ist oder erfüllende Momente waren. Das Schlafzimmer sollte ein absolut medienfreier Bereich sein. Hier sollten Handy, Tablet oder ein Fernseher nichts zu suchen haben. Sie sind echte Schlaf-Störer. Es bietet sich zum Herunterfahren eher an, noch ein paar Seiten eines guten Buches, das Sie fesselt, zu lesen und dabei müde zu werden. *Auch Entspannungstechniken wie die Progressive Muskelentspannung nach Jacobsen eignen sich sehr gut.* Ebenso eine Atemübung aus dem Yoga. Sie kann Sie beim Loslassen unterstützen und so auf den Schlaf vorbereiten:

> *Sie atmen hier einmal tief durch den Mund aus, atmen dann vier Mal durch die Nase und halten nach dem vierten Einatmen die Luft an für sieben Sekunden und atmen dann langgezogen über acht Sekunden lang aus. Dies wiederholen Sie vier Mal. Versuchen Sie es vielleicht einmal.*

Wenn Sie dennoch viel über Dinge des Tages nachgrübeln, die Ihnen keine Ruhe lassen, so schließen Sie doch einmal die Augen und stellen Sie sich bitte einfach vor, Ihre Gedanken sind alle leichte fliegende Federn im Himmel. Sie schweben jetzt langsam jede auf eine der Wolken, die am Himmel an Ihnen vorbeiziehen. Atmen Sie dabei bewusst ein und wieder aus und nehmen eine beobachtende Haltung ein. Lassen Sie die Wolken einfach vorbeiziehen und schlummern langsam ein.

Falls Sie darunter leiden, dass Sie mitten in der Nacht immer zur selben Zeit aufwachen, schauen Sie eventuell zu häufig auf die Uhr. Versuchen Sie vielleicht einmal, Ihren Wecker bevor Sie einschlafen einfach umzudrehen und wenn Sie nachts wieder aufwachen, sagen Sie sich, dass noch Zeit ist bis zum Aufstehen und dass Sie jetzt einfach weiterschlafen können (Ratgeber ADHS, o. J.b). Sollte ein gesundes Stressmanagement mittelfristig nicht Ihre Hyperaktivität lindern, wäre eine kombinierte medikamentöse ADHS-Therapie eventuell noch überlegenswert (Neuy-Bartmann, 2019).

2.3.12 Sport

Sport sollte im Rahmen der multimodalen ADHS-Therapie als flankierender Baustein ein fester Bestandteil sein (Dreher, 2019). Auch bei der Verbesserung der Stressresistenz, bei Depressionen oder Ängsten ist der Effekt von Sport, durch Studien schon lange belegt, ähnlich groß wie bei einer medikamentösen oder einer psychotherapeutischen Behandlung (Müller, 2013).

> *Es wird empfohlen, 3× pro Woche ein Training von mindestens 20–30 min bei mittlerer Intensität durchzuführen. Sport fördert so ebenso wie Achtsamkeitstraining, Yoga, Meditation*

oder Entspannungstechniken die Resilienz, die individuelle Widerstandskraft gegen gesundheitlichen und psychosozialen Stress. Leistungssportler zeigen in Stresstests zum Beispiel deutlich geringere Cortisolwerte als Nichtsportler (Suter, 2018).

Sport hat bei Betroffenen von ADHS positive Effekte auf Verhalten und Kognition und steigert das Selbstbewusstsein, Selbstwertgefühl und die soziale Kompetenz im Falle von Team-Sportarten. Welcher Sport gewählt wird, ist eher sekundär, wichtig ist, dass die gewählte Sportart über lange Zeit Freude macht, damit sie dauerhaft zur Linderung der ADHS-Symptomatik beiträgt. Das können Mannschaftssportarten sein genauso wie Individualsport wie Joggen, Nordic Walking, Wandern, Radfahren oder Kampfsportarten (ADHSpedia*, o. J.c). Besonders Sport in der Natur kann sich positiv auswirken. In Zeiten der Covid-19-Pandemie hat sich vor allem eine Individualsportart wie Laufen, Nordic Walking oder Radfahren in der Natur angeboten, die auch während eines möglichen Lockdowns durchführbar war.

Durch Sport kann die Hyperaktivität von ADHS-Betroffenen, die starke innere oder äußere Unruhe, in Begeisterung an der Bewegung umgewandelt werden. Dies kann eine echte Entlastung für die Betroffenen sein, denn die Stresshormone Cortisol und Adrenalin werden durch den Sport abgebaut. Das durch die innere Unruhe entstandene hohe Erregungsniveau wird so abgebaut und weicht einer physiologischen Balance, was so die Impulsivität bei ADHS-Betroffenen lindern kann.

Sport versorgt das Gehirn zudem stärker mit Blut und Sauerstoff. Viele Läufer sprechen zum Beispiel davon, durch Laufen *den Kopf frei zu bekommen,* negative Gedanken und Stress loszulassen, was einen positiven Effekt auf die Konzentration haben kann. Regelmäßiges Training regt den Körper zudem zur Produktion der Neurotransmitter Serotonin und Dopamin an, die gerne

Glückshormone genannt werden und stimmungsaufhellend und angstlösend wirken (Feltes, o. J.). Auch auf den Selbstwert hat Sport eine positive Wirkung (Klinik Friedenweider, o. J.). Neben dem Körpergefühl verbessert sich auch wieder das Selbstvertrauen in den eigenen Körper durch eine eigeninitiativ und aktiv gewählte Strategie zur Linderung der ADHS-Symptomatik. Mediziner der Deutschen Gesellschaft für Sportmedizin und Prävention e. V. haben zehn Goldene Regeln für gesundes Sporttreiben zusammengefasst, die dabei unterstützen sollen, das Wohlbefinden beim Sporttreiben zu erhöhen und Risiken zu minimieren. Sie finden den Link im Literaturverzeichnis (Löllgen, o. J.).

- *Idealerweise stellt man sich einen **festen Trainingsplan mit drei Einheiten von je ca. 20–30 min pro Woche** auf und nutzt dazu seine absehbaren freien Zeiten in der Woche.*
- *Gerade für ADHS-Betroffene ist eine **feste Struktur** hier von Vorteil, um nachhaltig dranzubleiben* (Feltes, o. J.).
- *Auch Yoga oder die oben genannten Bewegungsmeditationen sind je nach ausgeübter Intensität durchaus auch schweißtreibender Sport.*
- ***Sport sollte in jedem Falle ein fester Bestandteil im Alltag von ADHS-Betroffenen sein, um die Symptomatik zu lindern und Stress abzubauen. Es lohnt sich!***
- *Ist man als ADHS-Betroffener jedoch von seiner Symptomatik her extrem antriebslos, kann ein **Personal Coach, zum Beispiel als Lauftrainer, oft die einzig funktionierende Lösung** sein, die Vorsätze für den Sport auch umzusetzen* (Feltes, o. J.).

Darüber hinaus kann es für Betroffene hilfreich sein, generell mehr Bewegung im Alltag einzubauen, zum Beispiel die Treppe statt den Aufzug zu nehmen, mit dem Fahrrad zur Arbeit oder zum Einkaufen zu fahren, oder in der Natur spazieren zu gehen in der Mittagspause.

2.3.13 Identifikation Ihrer für Sie persönlich stimmigen Entspannungstechniken und Sportaktivitäten

Sie haben jetzt eine ganze Reihe von Entspannungstechniken kennengelernt, um *Stress in Ihrem Leben zu reduzieren* und *mehr Achtsamkeit* in Ihr Leben zu integrieren. Jon Kabat-Zinn bezeichnet den Zustand, in dem wir einfach so gar nicht achtsam sind, sondern unser Denken und unsere Handlungen völlig automatisch erfolgen und uns in Dauerstress versetzen, den *Autopilot*. Achtsamkeit hingegen trainiert, den Autopiloten zu reflektieren und sich so bewusst dafür zu entscheiden, den Autopilot auszuschalten und im Hier und Jetzt zu sein. *So trainiert man mit Achtsamkeit eine neue Haltung seiner eigenen Wahrnehmung und lernt so seine Stress-Alarmsignale besser zu spüren* (Kabat-Zinn, 2006). Achtsamkeit zu lernen, ist zu vergleichen mit Radfahren lernen. Manchmal geht es erst schlechter, dann manchmal schon besser. Am Anfang ist es noch recht wackelig, vielleicht braucht man sogar zunächst Stützräder. Doch haben wir nach wiederholtem Üben den Bewegungsablauf gelernt, und auch das Gleichgewicht zu halten. So fahren wir im Grunde *wie von selbst* und vielleicht sogar bald freihändig.

> *Übung 16 – Stellen Sie sich bitte die folgenden Fragen zum Abschluss dieses Stressmanagement-Abschnittes*
> - *Wie häufig sind Sie selbst im Autopilot?*
> - *Wer steuert dann Ihren Autopiloten? Ihre ADHS-Symptomatik oder Stress und Erwartungen, die auf Sie einprasseln?*

- *Wenn Sie weniger in Ihrem Autopilot-Modus wären, wovon wäre dann mehr da in Ihrem Leben?*
- *Welche Erkenntnisse haben Sie aus den Impulsen zum Stressmanagement für sich ziehen können?*
- *Welche **achtsame Entspannungstechnik** möchten Sie erlernen und **täglich anwenden**, um das Steuer Ihres Fahrrads wieder öfter selbst in die Hand zu nehmen, und so eine **achtsame Lebenshaltung** zu entwickeln? **Notieren Sie sich diese Entspannungstechnik bitte als Prio-B-Aufgabe in Ihre OneNote-To-do-Liste.***
- *Welchen **Sport** möchten Sie mit **drei Einheiten von je ca. 20–30 min** in Ihren Alltag integrieren, um Ihren Level an Stresshormonen in Ihrem Körper abzubauen und Ihre ADHS-Symptomatik zu lindern? **Notieren Sie sich diese Sportart bitte als Prio-B-Aufgabe in Ihre OneNote-To-do-Liste.***

Sport und Achtsamkeit sind ein ganz wesentliches Fundament für mehr Lebensqualität mit Ihrer ADHS. Und zwar im Rahmen eines *für Sie* stimmigen Selbst- und Stressmanagements, das Ihre *Resilienz* stärkt: Ihrem Schlüssel für die Tür zum Paradies im nächsten Zimmer. Und nun geht es weiter mit Ihrer Standortbestimmung für die Gestaltung Ihres zukünftigen Lebenskompass mit ADHS. Viel Spaß dabei!

2.4 Standortbestimmung Ihres aktuellen Lebens mit ADHS

Sie haben jetzt basierend auf aktuellster Forschung bereits einiges an Informationen, Impulsen und *Life Hacks zur Linderung Ihrer ADHS-Symptomatik* erhalten. Sie haben mitgenommen, wie wichtig dabei vor allem ein gut verinnerlichtes Stressmanagement in Ihrem Alltag durch eine *neue Routine aus drei Mal Sport in der Woche und täglichen achtsamen Entspannungstechniken* sein kann, um Sie mehr aus Ihrem Autopiloten in Ihre innere Balance zu bringen, und so Ihre *Resilienz* zu stärken. Diese bisherigen Informationen sollten Ihnen alle schon einmal als Impulse und Wahlmöglichkeiten dienen, die Sie später für die Gestaltung Ihres individuellen Lebenskompasses mit ADHS nutzen können.

Die Top-drei-Life-Hacks, die achtsamen Entspannungstechniken und die Sportart(en), die Sie zunächst regelmäßig in Ihren Alltag integrieren möchten, um Ihre Symptomatik bestmöglich zu lindern, haben Sie bereits für sich identifiziert. Richtig klasse! Bleiben Sie weiter dran. Es lohnt sich.

2.4.1 Die Bedeutung Ihrer Bedürfnisse und Rollen in Ihrem Leben

Und ja, natürlich gibt es diese aktuellsten wissenschaftliche Erkenntnisse, was Sie idealerweise als ADHS-Betroffener für Ihre Lebensgestaltung und Ihr persönliches Selbst- und Stressmanagement beherzigen sollten. Diese sind auch sehr wichtig. Doch am Ende des Tages haben Sie neben diesen Erkenntnissen wie alle anderen Menschen auch eine sehr individuelle Sicht auf die Welt um Sie herum. Sie haben somit auch sehr *individuelle Bedürfnisse* in Ihrem Leben, die für eine nachhaltig gesunde, resiliente Gestaltung Ihres individuellen Lebens zentral sind. Hier gibt es kein *Schema F* an Bedürfnissen, das man jedem Menschen empfehlen könnte. Wie der Kölner sagt: Jede Jeck is anders! Sie sind mit Ihren individuellen Bedürfnissen und Stärken so viel mehr als nur Ihre ADHS mit ihrer (noch) teils ungebändigten Symptomatik. Deswegen werden Sie sich jetzt zunächst ausführlich auf Ihre *Bedürfnis-Detektivarbeit* begeben.

In diesem Sinne lade ich Sie ein, in diesem Kapitel Ihrer Standortbestimmung, in den folgenden Übungen zunächst einmal heraus zu finden, wie Ihre ganz individuellen Bedürfnisse im Leben ausschauen. Denn gerade ADHS-Betroffene finden häufig nur schwer Zugang zu ihren eigenen Bedürfnissen. Dabei sind diese so wichtig für unser Glück und unsere Zufriedenheit. Leben Sie Ihre Bedürfnisse so leben Sie kongruent. Das heißt Sie sind einfach ganz authentisch wahrhaft Sie selber und verhalten sich auch so (Hinkelmann, 2016a, 2016c).

Auf dem Weg zu Ihrem bedürfnisorientierten Lebenskompass, der Ihnen mehr Lebensqualität mit Ihrer ADHS schenken kann, dürfen Sie in Ihrem Selbstcoaching Prozess jedoch auch noch einige Stolperfallen identifizieren und diese in diesem Kapitel aus dem Weg räumen.

Denn Sie nehmen in jedem Ihrer Lebensbereiche Rollen ein. Neben den Rollen die Ihren eigenen Bedürfnissen voll entsprechen nehmen Sie auch Rollen ein und erfüllen Erwartungen, die die Bedürfnisse Ihres Umfeldes widerspiegeln. Leider decken sich diese Bedürfnisse oftmals nicht mit Ihren eigenen Bedürfnissen.

Die Schnittmenge ist häufig gering, sodass Ihre eigenen Bedürfnisse daher in diesen Rollen oft frustriert werden. Sie fühlen sich dann irgendwann unglücklich, wenn dies dauerhaft so bleibt. Sie leben dann *inkongruent*. Dann sind Sie unterbewusst zu sehr bei den Bedürfnissen Ihres Umfeldes und erfüllen diese und stellen sie zu häufig vor Ihre eigenen. *Warum wir das machen ist bedingt durch Prägungen im Laufe unseres Lebens* (Roediger, 2010). Wir alle haben Grundbedürfnisse nach Bindung, Kontrolle/Selbstbestimmung, Selbstwert sowie nach Lust und Unlust (Grawe, 2000). Wurden diese früh frustriert mit unserem authentischen bedürfnisorientierten Verhalten, so haben wir unser Verhalten intuitiv an die Erwartungen unseres Umfeldes angepasst. So haben wir versucht, dennoch unsere Grundbedürfnisse zu befriedigen, auch wenn wir dann nicht mehr authentisch gehandelt haben. So haben wir im Laufe unseres Lebens Verhaltensmuster entwickelt und Rollen eingenommen, die im Grunde nicht *kongruent* und authentisch wir selber sind und die nicht unsere eigenen Bedürfnisse widerspiegeln.

Wir erfüllen so häufig die Erwartungen anderer in Rollen die nicht unsere Bedürfnisse nähren. Und das macht uns auf die Dauer unglücklich (Roediger, 2010).

Deswegen widmen Sie sich in diesem Kapitel, in Ihrer Standortbestimmung, nicht nur dem Entdecken Ihrer Bedürfnisse, die bisher in Ihrem Leben vielleicht viel zu kurz gekommen sind. Sie werden noch weitere Detektivarbeit anwenden, und eine Bestandsaufnahme Ihres aktuellen Lebens und Ihrer Lebensbereiche vornehmen. *So entlarven Sie eben auch diese Rollen und Erwartungen Ihres Umfeldes an Sie, die einfach so gar nicht Ihren Bedürfnissen entsprechen.* Sie finden so für sich idealerweise ebenfalls heraus, welche Rollen in Ihren Lebensbereichen bisher zu wenig oder zu viel Raum einnehmen oder vielleicht auch noch gar keinen.

Diese Detektivarbeit ist schon für Nichtbetroffene von ADHS herausfordernd. Bei Betroffenen von ADHS kommt noch der Umstand hinzu, dass sie im Laufe Ihres Lebens auf Grund der für ihr Umfeld streckenweise stressenden Symptomatik von *Aufmerksamkeitsdefizit, Impulsivität* und *Hyperaktivität* nicht nur einen Kofferraum voll, sondern gefühlt vielleicht sogar einen ganzen Transporter voll von negativen Erfahrungen gemacht haben können. Währenddessen haben nicht von ADHS betroffene *gesunde Menschen* vielleicht nur einen Fahrradkorb voll an diesen Erfahrungen gesammelt. Oftmals haben die Betroffenen ein in ihren eigenen Augen völlig normales, jedoch in den Augen der anderen leider unangemessenes Verhalten an den Tag gelegt. Sie haben daraufhin negatives und vielleicht sogar für sie gefühlt emotional tief verletzendes Feedback bekommen. Dies kann dazu geführt haben, dass sie deswegen ein extrem schwaches Selbstwertgefühl entwickelt haben und sich bis heute sehr oft *nicht richtig* und unsicher fühlen im Umgang mit anderen Menschen. Die Natur war hier leider im Neurotransmitterhaushalt im Gehirn von ADHS-Betroffenen nicht so spendabel. Denn ausgerechnet die manchmal im Umgang mit anderen selbst oft sehr grenzüberschreitenden ADHSler nehmen negatives Feedback oder Kritik an ihrem eigenen Verhalten oftmals sehr emotional und als tief im Inneren verletzend und so verunsichernd auf. Kritik kann sie so in ihrer inneren Sicherheit und ihrem Selbstwert und Selbstbewusstsein gehörig ins Wanken bringen (Neuy-Bartmann, 2019).

Hier ist es deswegen in diesem Abschnitt empfehlenswert für Sie zu differenzieren, was ein Verhaltensmuster von Ihnen ist, das im Autopilot abläuft, und ein ADHS-Symptom darstellt, das Sie in den Griff bekommen möchten. Und was sind hingegen darüber hinaus Erwartungen und Rollen, die Sie einfach nicht mehr erfüllen möchten, weil Sie nicht auf Ihre Bedürfnisse eingehen und überhaupt nichts mit Ihrer ADHS-Symptomatik zu tun haben.

Die Fachärztin für Psychosomatik und Psychotherapie und ADHS-Expertin Dr. Astrid Neuy-Lobkowicz verwendet für Betroffene von AHDS die Metapher von *Wildpferden* versus normalen Pferden, die ich sehr unterhaltsam und treffend finde (Neuy-Bartmann, 2019). Bleibt man bei diesem Bild, sind ADHS-Betroffene auf der Pferdekoppel die eigensinnigen, wilden und energiegeladenen Wildpferde, die sich einfach so gar nicht für eine Ausbildung zum Dressurreiten eignen und das auch gar nicht wollen. Sie finden das einfach langweilig. Sie haben *ganz andere Bedürfnisse* als die anderen Pferde. Sie wollen raus aus der Koppel, frei sein und sich kreativ ausleben. Sie haben *ganz andere Stärken und Ziele* als die anderen Pferde und finden es vielleicht auch völlig beknackt, was diese mit ihren Reitern Langweiliges anstellen in den Reitstunden. Sie wollen lieber irgendwo auf der Koppel um die Wette galoppieren mit wehender Mähne und am liebsten auch dazu aus der Koppel ausbrechen. Doch nun leben jedoch alle Pferde eben zusammen auf der gleichen Koppel. Und dann ist da auch noch dieser Elektrozaun darum herum. Und für ein friedliches gemeinsames Miteinander auf der Koppel macht es somit auch für diese Wildpferde Sinn, sich ein wenig *nachzuerziehen,* um harmonisch mit den normalen Pferden auf der Weide zu leben, und dennoch dabei authentisch ihre ganz persönlichen Stärken bedürfnisorientiert zu entfalten. *So können sie das Leben auf der Koppel mit ihren kreativen ADHS-Facetten wunderbar bereichern.* Wenn also einmal wieder ein Wettrennen der Wildpferde stattfinden würde und die anderen Pferde völlig irritiert und verängstigt weglaufen, und dabei sogar gegen den Elektrozaun stoßen und einen Stromschlag bekommen, so wäre deren Kritik durchaus gerechtfertigt, von den Wildpferden vorab zumindest einmal eine Ankündigung des Wettrennens zu bekommen oder besser noch eine zeitliche Absprache. Wenn hingegen die anderen Pferde permanent darauf bestehen würden, dass sie die Wildpferde in der Herde nur noch integrieren, wenn diese genau den gleichen langweiligen Zampano mitmachen an Dressurreiten und so weiter und die Wildpferde aus ihrem Grundbedürfnis nach Bindung heraus, zur Herde auf der Koppel dazu gehören zu wollen, sich vollends verbiegen und das mitmachen, jedoch kreuzunglücklich damit sind, dann ist das eine Rolle, die definitiv *nicht* auf ihre eigenen Bedürfnisse und Werte einzahlt, sondern nur die Erwartungen der anderen erfüllt.

Seien Sie also bei der anstehenden Detektivarbeit wachsam, ob Sie eine ADHS-Symptomatik in den Griff bekommen möchten, die Ihrem Umfeld verständlicherweise nicht gut tut, oder ob dies vielleicht Erwartungen Ihres Umfeldes sein könnten, die Sie unbewusst erfüllen möchten, die Sie jedoch auf Dauer unglücklich machen. Es hängt sehr individuell von jedem einzelnen Menschen und seinen persönlichen Lebenserfahrungen und Verarbeitungsprozessen ab, welche automatisierten Muster man durch seine Prägungen tief in sich verinnerlicht hat. Diese schlummern dort nun unbewusst und steuern uns jedoch leider oftmals im Hier und Jetzt. Wie im Abschn. 2.3. Stressmanagement erwähnt, ist es auch hier der Autopilot, der dann übernimmt und unser Verhalten steuert (Kabat-Zinn, 2006).

Ähnlich wie ein Feuerwehrmann, der nachts im Schlaf hochschreckt, wenn die Alarmglocke läutet, er sich wie automatisiert seine Feuerwehrmontur anzieht, sich auf den Feuerwehrwagen zu seinen Kollegen schwingt, an der Brandstelle den Schlauch ausrollt und die Bedrohung unverzüglich löscht, so aktivieren sich *im Autopilot unsere unbewussten Muster* und löschen so unaufhörlich manchmal auch das geringste Glimmen eines sicheren Lagerfeuers mit einem maximalen Wasserstrahl. Stattdessen könnte man in einem solchen Moment auch einfach einmal das *ALI-Prinzip* (siehe Übung 13) und die *Ampel-Methode* anwenden (siehe Übung 12), kurz achtsam durchatmen, innehalten und sich fragen: *Ist es jetzt wirklich angebracht, mit vollem Druck das nette kleine Lagerfeuer wegzuschäumen, oder war es einfach Fehlalarm und es macht Sinn, sich zu entscheiden, vielleicht doch einfach nur im Bett zu bleiben und eben nicht im Autopilot das Standardprogramm abzuspulen.* Das kostet letztlich dann den Feuerwehrmann weniger Energie und schont auch die Nerven des Umfeldes. Denn manchmal ist es eben nicht nur ein *unbemanntes* Lagerfeuer, das man mit voller Wucht ohne für andere ersichtlichen Grund löschen will, sondern einfach nur eine nette kleine bemannte Grillparty.

> *Besonders die Erziehung der ersten Bezugspersonen im Leben (vor allem die Eltern) kann zur Entwicklung dieser automatisierten Muster führen. Herausfordernd dabei ist, dass diese im Hier und Jetzt überwiegend für uns unbewusst aktiviert werden und auch ablaufen im Autopilot. Dies geschieht dann, wenn wir uns in einer Situation befinden, die der ursprünglichen Situation ähnelt, in der das Muster entstanden ist* (Roediger, 2010).

Um bei unserem Feuerwehrbeispiel zu bleiben: vielleicht hat der Feuerwehrmann als Kind mal ein bisschen zu aktiv Feuerwerkskörper zu Silvester gezündelt und dabei durch einen Irrläufer eine komplette Mülltonne abgefackelt. Das Resultat waren massive Schimpfe und natürlich negatives Feedback von Sorge, Wut und wie dusselig kann man denn sein. Dies hat dann das *Grundbedürfnis* des heutigen Feuerwehrmann an Selbstwert *frustriert*. Wann immer er daher jetzt nun irgendwo Feuer auch nur ahnt, läuft automatisch ein *Ich-muss-das-sofort-löschen-sonst-gibt-es-echt-Ärger*-Schema ab, um seinen Selbstwert zu schützen, und der Autopilot nimmt seinen Lauf. Das heißt, es läuft durch diese unbewusste Erinnerung zum Selbstschutz bei ihm somit eine völlige gedankliche *Fehlinterpretation der aktuellen Situation* ab. Und diese Gedanken lösen dann seine Emotionen und Körperempfindungen aus wie damals und lösen als Verhaltensreaktion zum Beispiel Kampf (wie in seiner aktuellen Situation), Flucht, Erstarrung oder einschmeichelndes Verhalten aus (Voss, 2020).

Es kann dabei nur leider sein, dass diese negativen Selbstüberzeugungen im Jetzt wirklich so gar nichts mit der aktuellen Realität gemein haben. Und so spürt man durch seine schlummernden oder aktivierten Muster das eigene Befinden, die individuellen Talente, Potenziale und Bedürfnisse gar nicht mehr und kann sie nicht ausleben.

Unser Feuerwehrmann wäre beruflich zum Beispiel vielleicht ein viel glücklicherer und zufriedenerer Physiotherapeut geworden, weil diese Tätigkeit viel mehr auf seine Bedürfnisse eingeht. Man lebt so im Grunde häufig die Erwartungen anderer Menschen an sich. Man übernimmt so Rollen die sie uns zuschreiben, die man für sich unbewusst verinnerlicht hat, und spürt und lebt eben nicht seine eigenen Bedürfnisse, Stärken und Talente. Und das auf Dauer macht uns dann unglücklich. Man kann sich dadurch sogar so fühlen, einfach so gar nicht für sich voranzukommen im Leben. Unser Feuerwehrmann ist dann vielleicht zum Beispiel permanent nur dabei, wieder vermeintliche Brände zu löschen, die überhaupt keine Gefahr darstellen, anstelle überhaupt das Bedürfnis zu verspüren, seinen Beruf zu wechseln und eine Umschulung als Physiotherapeut vorzunehmen, weil ihn das Leben als Feuerwehrmann überhaupt nicht mehr erfüllt (Kitz & Tusch, 2010).

Man spürt dann im ungünstigsten Fall einfach seine eigenen Bedürfnisse gar nicht mehr. Sie liegen dann in uns verschüttet wie Salatsamen im Kellerregal, die darauf warten, dass sie wieder eingepflanzt, gegossen und gepflegt werden, wachsen und gedeihen und sich so zu wunderbaren Salaten entwickeln. So versauern sie im Kellerregal und es passiert einfach rein gar nichts. Genauso wie mit unseren Bedürfnissen. Weil wir mehr damit beschäftigt sind, uns um die Bedürfnisse der anderen Menschen zu kümmern als um unsere eigenen.

Oftmals *glauben* wir jedoch auch sogar unsere Bedürfnisse bereits zu leben und unser Leben auch danach zu gestalten. Jedoch sind es dann eben auch hier häufig einfach gar nicht unsere ureigenen Bedürfnisse, die unser Leben gestalten, sondern auch wieder die von uns im Laufe unseres Lebens von anderen übernommen Erwartungen und erwünschten Rollen an uns. Wir *glauben* dann, es sind unsere. Sie sind es jedoch gar nicht.

> *Schlummern diese Muster an Erwartungen und Rollen so unbewusst und so tief verankert in uns, kann man auch dazu tendieren, Abwehrmechanismen einzusetzen. Man redet sich die aktuellen Lebensumstände zum Beispiel immer wieder schön und nimmt Situationen oder das Miteinander mit anderen Menschen verzerrt wahr, nur um für sich den schönen Schein eines vermeintlich doch für sich so stimmigen Lebens aufrecht zu erhalten. Denn in dem scheint doch scheinbar alles in Ordnung zu sein, denn es zahlt auf unsere vermeintlichen Bedürfnisse ein. Doch leider sind es gar nicht unsere Bedürfnisse, sondern die des Umfeldes. Und so binden diese unbewussten Abwehrmechanismen zum Aufrechterhalten des schönen Scheins leider sehr viel unserer Energie. Und diese steht uns dann leider für andere uns energiegebende Aktivitäten im Leben nicht mehr zur Verfügung, die unsere wirklich ureigenen Bedürfnisse nähren.*

Um nochmal auf unseren Feuerwehrmann zurückzukommen, rast der Gute vielleicht non-stop zu irgendwelchen vermeintlichen Bränden und vergisst dabei gänzlich seine Bedürfnisse nach Schlaf, Erholung, Ruhe, erfüllenden Freizeitaktivitäten allein oder mit Freunden und Familie. Vielleicht fährt er nie in den Urlaub, oder selbst dort will er im All-Inclusive-Club vielleicht den brennenden Sambuca des Junggesellenabschieds am Nachbartisch oder das nette kleine Lagerfeuer am Strand am Abend ohne Grund mit dem Feuerlöscher erledigen. Einfach weil er nicht abschalten kann von seinem Lösch-Muster, das unentwegt im Autopilot sein Handeln bestimmt. Um noch mehr Sicherheit im Außen zu bekommen, bringt er vielleicht sogar im Hotel selbst mitgebrachte Feuermelder überall an, die selbst dann unsinniger Weise auf dem Balkon anspringen, wenn das nette Paar auf dem Balkon unter ihm einfach nur die fünfte Zigarette nacheinander raucht. Geschieht dies automatisiert viel zu häufig in unserem Leben, blockiert dies unsere eigene Entwicklung, bedürfnisorientiert zu leben. Man entwickelt so kein gesundes Selbstwertgefühl und Selbstvertrauen im Laufe seines Lebens (Roediger, 2010).

Es kann sein, dass man so unbewusst auch immer wieder förmlich magnetisch in Situationen schlittert, die diesen inneren Bedürfniskonflikt mit sich selbst und anderen Menschen provozieren. Man muss sich dann entscheiden, man selbst zu sein und sich nach seinen eigenen Bedürfnissen und Werten zu verhalten, oder wieder eine Rolle zu spielen und die Erwartungen und Bedürfnisse der anderen und nicht die eigenen zu nähren, wohinter man in dem Moment jedoch gar nicht steht. Unbewusst macht man es im Autopilot dann oft dennoch. Man ist so in seinem Leben dann zu oft einfach nicht authentisch man selbst.

Unser Feuerwehrmann könnte zum Beispiel unbewusst immer wieder Urlaube dort buchen, wo eine erhöhte Brandgefahr besteht, zum Beispiel in Griechenland im Hochsommer, umzingelt von Waldbrandgefahr oder bereits aktiven Waldbränden. Sein Autopilot ist dann unterbewusst wie gelernt auch im Urlaub dauerhaft wachsam und es kostet ihn so viel Energie, statt einfach den Impuls zu spüren und ihm nachzugeben, einen Sporturlaub in Österreich zu buchen, wo definitiv keine Waldbrandgefahr besteht und sein Lösch-Muster einfach gar keinen Grund hätte anzuspringen. Stattdessen würde sein Bedürfnis nach gesunder Ernährung und Bewegung genährt, das er vor lauter Feuerlösch-Muster gar nicht wahrnimmt.

Sind verinnerlichte Erwartungen anderer Menschen oder (angenommene) erwartete Rollen an uns so sehr dominant in unserem Leben und verdecken so den intuitiven Zugang zu unseren ureigenen Bedürfnissen, kann man ein zu geringes oder übermäßiges Selbstwertgefühl entwickeln. Dies resultiert zum Beispiel aus dem in den Augen des Umfeldes immer wieder unangemessenen Verhalten von uns.

Man kann dadurch im Laufe der Zeit sogar eine Depression, Ängste, oder andere psychische Störungen entwickeln. So wird unser Feuerwehrmann vielleicht irgendwann so ausgebrannt und ausgepowert sein von seinem permanenten Lösch-Muster, dass sich Ängste daraus entwickeln und vielleicht sogar Zwänge oder eine Depression (Roediger, 2010).

Manchmal nehmen wir jedoch auch ganz bewusst selbst wahr, dass etwas nicht ganz rund läuft in uns, und wir spüren so, dass wir uns in Richtung einer Depressionen, Ängste oder einer Suchtproblematik bewegen. Wenn Sie den Eindruck haben, dies könnte auf Sie zutreffen, klären Sie doch, wie zu Beginn erläutert, bitte kurz für sich ab, ob hier zunächst eine Psychotherapie für Sie Sinn machen könnte. Lassen Sie sich dann professionell und vertrauensvoll von einem erfahrenen Therapeuten helfen. Denn dieses Buch ist als reine gesundheitliche Prävention gedacht und ersetzt keine Therapie. Und mit der Entscheidung für eine Therapie tätigen Sie bereits einen ersten ganz wichtigen Schritt in Richtung eigener Selbstfürsorge und Selbstwirksamkeit für sich und Ihr resilienteres Leben mit Ihrer ADHS.

Es gibt natürlich auch immer wieder Lebensbereiche und Situationen im Alltag, in denen man sich nicht kongruent bedürfnisorientiert verhält, ganz einfach weil es in dem Kontext oder Moment erforderlich ist, eine bestimmte Rolle einzunehmen und ein erwünschtes Verhalten zu erfüllen, das andere von uns erwarten und sehen möchten, zum Beispiel im Beruf, als ehrenamtlicher Fußballtrainer oder ähnliches. Das gehört zum Leben natürlich auch dazu. Dies achtsam zu erkennen und ein solch inkongruentes Verhalten somit ganz bewusst zu wählen, weil es der Kontext nötig macht, auch dabei soll Sie Ihr kommendes Selbstcoaching unterstützen und Ihnen Impulse geben (Roediger, 2010).

Natürlich heißt eine bedürfnisorientierte Lebensgestaltung mit ADHS wie oben bereits angesprochen nicht, sich jetzt so zu verhalten, als wäre man völlig alleine auf der Welt. Man sollte dann nicht seiner ADHS-Symptomatik komplett die Zügel überlassen und sich ab jetzt bedürfnisorientiert völlig ungehemmt seinen Aufmerksamkeitsdefiziten, seiner Impulsivität und gegebenenfalls seiner Hyperaktivität hingeben, ohne Rücksicht auf Verluste und Grenzüberschreitungen, die Sie eventuell so Ihrem privaten und beruflichem Umfeld zufügen würden. Also zum Beispiel das nette Pärchen auf dem Balkon unter Ihnen mit dem Feuerlöscher einzuschäumen, weil Sie die Glimmstängel löschen wollen. Oder aber mit Ihren Wildpferd-Freunden spontan Wettrennen auf der Koppel zu veranstalten und alle anderen Pferde dabei nicht nur zu stressen, sondern im schlimmsten Fall auch noch umzurennen oder gegen den Elektrozaun zu schubsen. Ein ganz wichtiger Punkt, der ein gesundes Selbst- und Stressmanagement für Betroffene von ADHS daher von Nichtbetroffenen unterscheidet, ist nach der eigenen Diagnose erst einmal ein Bewusstsein dafür zu entwickeln und zu reflektieren: ist mein aktueller subjektiver Leidensdruck und mein

Verhaltensimpuls, den ich habe, gerade meiner ADHS-Symptomatik geschuldet, die die Feuerwehr-Alarmglocke auf maximale Lautstärke bringt und meinen Autopiloten anschmeißen will? Oder aber hat mein aktueller Leidensdruck vielleicht berechtigterweise auch einfach etwas damit zu tun, dass ich als Mensch – ADHS hüh oder hott – leider völlig an meinen Bedürfnissen vorbei lebe. Und habe ich gerade deswegen vielleicht sogar im Laufe der Zeit ein noch dünneres Fell entwickelt, das meine ADHS-Symptomatik somit noch ausgeprägter anspringen lässt?

Auch dabei möchte Sie dieses Buch unterstützen: sich zum einen zu fragen, was sind Ihre individuellen Rollen, Talente und Stärken, die Sie vielleicht bis dato einfach nicht authentisch nach Ihren Bedürfnissen ausgelebt haben und die sich nun in Ihrem neuen Lebensentwurf entfalten möchten und vielleicht einfach gerade deswegen Ihre Alarmglocke an Leidensdruck in Ihnen läuten. Und Sie stellen zum anderen im Gegenzug fest, was ist hingegen Ihre ADHS-Symptomatik, die Sie und Ihr Umfeld belastet und die Sie daher zukünftig managen und reduzieren möchten.

Sie haben sich dazu bereits detailliert im ersten Teils dieses Buches mit Ihrer ADHS-Symptomatik und möglichen *Life Hacks* auseinandergesetzt, mit denen Sie diese lindern möchten. Vielleicht erkennen Sie auch erstmalig jetzt, beim Lesen dieses Buches, dass viele Probleme und Konflikte, die im Laufe Ihres Lebens aufgetreten sind oder immer wieder oder ganz aktuell auftreten, einfach Ihrer bis dato noch zu wenig in Schach gehaltenen ADHS-Symptomatik und eben *nicht Ihrer Persönlichkeit* geschuldet sind.

Doch nach all der Theorie geht es jetzt weiter mit Ihrem Selbstcoaching-Prozess. Nehmen Sie Ihre Detektivarbeit auf.

Kristallisieren Sie jetzt Ihre wichtigsten Bedürfnisse für sich heraus, auf Basis derer Sie Ihr Leben mit Ihrem neuen Lebenskompass gestalten möchten. Finden Sie heraus, welche Erwartungen und Rollen Sie in Ihren Lebensbereichen weniger oder gar nicht mehr erfüllen möchten, weil Sie nicht Ihren Bedürfnissen entsprechen. Schaffen Sie so wertvollen Raum für die Entfaltung Ihrer eigenen Bedürfnisse und so vielleicht neuer Aktivitäten und Rollen, in die Sie hineinwachsen möchten. Vielleicht nehmen auch Lebensbereiche bisher zu viel oder zu wenig Platz in Ihrem Leben ein, und dies möchten Sie neu für sich aufteilen. Lernen Sie so Ihr Leben mit ADHS selbstwirksam zu gestalten in Ihren verschiedenen Lebensbereichen. Denn dies werden Sie im nachfolgenden Abschn. 2.5 angehen. Dann kreieren Sie sich final Ihren neuen bedürfnisorientierten Lebenskompass.

Doch nun zunächst viel Spaß bei Ihrer *Standortbestimmung*. Nehmen Sie jetzt bitte wieder Ihr Notizbuch zur Hand und idealerweise auch schon folgende Utensilien, damit Sie diese im weiteren Selbstcoaching-Prozess direkt zur Hand haben, wenn Sie sie benötigen:

- *3 × Tonpapier A3 oder 3 × Flipchart-Blätter.*
- *Haftnotizzettel in verschiedenen Farben und Größen.*
- *Stifte in verschiedenen Farben und Stärken.*
- *Wenn Sie lieber digital arbeiten, können Sie sich gerne alternativ das auf meiner Website www.tapetenwechsel.me nach Anmeldung verlinkte online Miro Whiteboard duplizieren und für Ihren Selbstcoaching-Prozess nutzen.*

Übung 17 – Erwartungshaltung an Ihr Selbstcoaching in diesem Buch

Ich möchte Sie zunächst einmal fragen, was Sie sich von Ihrem Selbstcoaching wünschen. Wenn Sie dieses für sich erfolgreich beendet haben und Sie haben das Gefühl, das Selbstcoaching in diesem Buch hat sich für Sie gelohnt, quasi eine volle 10 von 10 möglichen Zufriedenheitspunkten (INeKO Institut, 2020a):

- *Was ist dann durch Ihr Selbstcoaching passiert?*
- *Was ist dann anders?*
- *Bitte notieren Sie sich dies.*
- *Horchen Sie dann noch einmal in sich hinein und notieren Sie sich bitte, was Ihnen dazu noch in den Sinn kommt.*
- *Was ist dann noch anders?*
- *Bitte schreiben Sie sich dies ebenfalls auf.*
- *Fragen Sie sich dann in jedem Falle bitte nochmals, was darüber hinaus noch anders wäre und notieren Sie auch dies für sich.*

Fertig? Prima. Weiter geht's!

Übung 18 – Ihr erfolgreiches Selbst- und Stressmanagement in Ihrem Leben mit ADHS

Sie halten dieses Buch sicherlich in den Händen, wenn Sie sich ein erfolgreiches Stress- und Selbstmanagement mit Ihrer ADHS in Ihrem Leben wünschen. Denn darum geht es fokussiert in diesem Buch. Bitte beschäftigen Sie sich daher doch jetzt mit folgender Frage:

- *Auf einer Skala von 0–10, wobei 0 für absolute Unzufriedenheit steht und die 10 für völlige Zufriedenheit, wie zufrieden auf dieser Skala sind Sie Stand heute mit Ihrem erfolgreichen Selbst- und Stressmanagement mit Ihrer ADHS in Ihrem Leben?*
- *Bitte notieren Sie sich dies jetzt in Ihr Notizbuch.*

Einmal angenommen, Sie hätten auf der Skala eine 10 für völlige Zufriedenheit für Ihr erfolgreiches Stress- und Selbstmanagement erreicht:

- *Wie würde Ihr Leben dann aussehen?*
- *Was wäre konkret anders als heute?*

- *Wenn dieses Thema völlig gelöst wäre und kaum noch Raum in Ihrem Leben einnimmt, was wäre dann stattdessen da?*
- *Wovon gäbe es dann mehr in Ihrem Leben?*
- *Wenn dieses Thema gelöst wäre, was wäre dann passiert? Hat es sich einfach in Luft aufgelöst oder ist mit einem lauten Knall explodiert?*
- *Woran erkennen Sie, dass Sie ein erfolgreiches Stress- und Selbstmanagement für sich etabliert haben?*
- *Woran erkennen Sie es noch?*
- *Woran erkennen Sie es darüber hinaus noch?*

Reflektieren Sie bitte ruhig eine Weile über diese Fragen und notieren Sie sich dann bitte Ihre Erkenntnisse in Ihr Notizbuch (INeKO Institut, 2020a). Danach geht es weiter mit Übung 19.

Übung 19 – Was muss passieren, damit es noch schlimmer wird? Was ist Ihr Horror-Szenario?

Sie haben für sich bereits auf einer Skala von 1–10 bewertet, wobei 10 für ein optimales Selbst- und Stressmanagement mit Ihrer ADHS steht, wo Sie aktuell gefühlt stehen mit Ihrem Leben mit ADHS.

Falls Sie keine 0 angegeben haben:

- *Was müsste passieren, was müsste in Ihrem Leben noch schlimmer werden, damit eine 0 dort stünde?*
- *Was müsste passieren, damit Sie wirklich absolut unglücklich würden?*
- *Was müsste geschehen, damit Sie es auf gar keinen Fall hinbekommen, sich ein für Sie zufriedenstellendes Selbst- und Stressmanagement für Ihr Leben anzueignen und Ihre ADHS-Symptomatik so in die Schranken zu weisen?*
- *Was müsste passieren, damit Sie Ihre ADHS-Superpower-Rakete jetzt nicht aktivieren und zünden, indem Sie zukünftig Ihr Leben nach Ihren Bedürfnissen gestalten?*

- *Was müssten Sie ganz konkret selbst tun, damit dieses Horror-Szenario eintritt?*

Nehmen Sie sich auch hier bitte wieder ein paar Minuten Zeit und spüren Sie in sich hinein (INeKO Institut, 2020a; Kitz & Tusch, 2010). *Bitte notieren Sie sich Ihre Erkenntnisse dann wieder in Ihr Notizbuch. Fragen Sie sich danach dann bitte:*

- *Wie fühlt sich das an? Könnten Sie damit leben?*

Wenn Sie diese Frage mit JA beantworten können, wenn dieses absolute Horror-Szenario für Sie erträglich wäre, dann haben Sie aktuell vielleicht gar keinen Leidensdruck in Ihrem Leben mit Ihrer ADHS. Dann kann es für Sie vielleicht Sinn machen, alles genau so zu belassen, wie es aktuell ist. Dann kann es Sinn machen, das Buch jetzt aus der Hand zu legen und nicht weiter an sich und Ihrem Leben mit Ihrer ADHS zu arbeiten (INeKO Institut, 2020a; Kitz & Tusch, 2010). *Wenn das jedoch nicht der Fall ist, und* **Sie dieses Horror-Szenario auf gar keinen Fall erleben möchten**, *dann geht es jetzt weiter mit Ihrem Selbstcoaching-Prozess. Auf geht es.*

2.4.2 Aktivieren Sie jetzt den Zugang zu Ihren Bedürfnissen

Zunächst machen Sie in den nachfolgenden Selbstcoaching Übungen wie angekündigt eine sehr ausführliche *Detektivarbeit:* Das Ziel ist, dass Sie so (wieder) Zugang zu Ihren ureigensten unterbewusst schlummernden Bedürfnissen bekommen. Denn gerade für Betroffene von ADHS kann es herausfordernd sein, intuitiv die eigenen Bedürfnisse zu spüren und ihr Leben nach diesen auszurichten (Hinkelmann, 2016a, c).

Sie finden mit Ihrer jetzt startenden Detektivarbeit so für sich heraus, welche letztlich Ihre Top-6-Bedürfnisse darstellen, die ab sofort die zentrale Rolle spielen werden für Ihre Lebensgestaltung mit Ihrer ADHS.

Genauso wie Sie wahrscheinlich selten ohne Salz und Pfeffer kochen, werden diese Top-6-Bedürfnisse die wesentlichen Gewürze in der Gestaltung Ihres Lebens sein. Denn Ihr Leben soll Ihnen auch noch ein paar Jahrzehnte lang jeden Tag aufs Neue gut gewürzt hervorragend schmecken. Bitte nehmen Sie sich dazu jetzt ganz in Ruhe und ausreichend Zeit für sich. Haben Sie bitte Ihr Notizbuch und einen Stift parat und finden Sie einen Platz, an dem Sie ungestört sind, sich wohl fühlen und loslassen können, um sich auf die folgenden Übungen einzulassen.

Übung 20 – Fiktive neue Welt

Vielleicht mögen Sie sich dazu auf einen bequemen Stuhl setzen oder hinlegen und für einen kurzen Moment die Augen schließen, eine Hand auf Ihr Herz, die andere auf den Bauch legen und einige Male tief ein und ausatmen. Spüren Sie den Kontakt Ihres Körpers zum Boden oder der Auflage, die Sie trägt, beziehungsweise Ihren Stuhl, und wie der Atem Ihren Brust- und Bauchraum füllt. Atmen Sie ganz bewusst ein und wieder aus. Vielleicht hilft Ihnen die Vorstellung, mit jedem Ausatmen ein wenig mehr loszulassen und jetzt kreativen Raum zu schaffen: Bitte stellen Sie sich einfach vor Ihrem inneren Auge fiktiv vor, Sie machen einen kleinen Ausflug in eine fiktive neue Welt. Sie befinden sich irgendwo an einen traumhaften Ort Ihrer Wahl. Sie haben keine Ahnung, wie Sie dort hingekommen sind, fühlen sich jedoch pudelwohl. Die Welt um Sie herum ist auch immer noch die gleiche, doch auf wundersame Weise kennen Sie niemanden mehr. Ihr bisheriges soziales Netzwerk aus Freunden, Partner, Familie, Arbeitskollegen, alle Menschen, die in Ihrem bisherigen Leben Erwartungen an Sie hatten, sind einfach hier nicht existent.

2 Ihr Selbstcoaching Prozess bei ADHS im …

Sie können Ihr Leben quasi jetzt ganz neu anfangen, egal wie. Fühlen Sie sich bitte in diese Situation hinein.

- *Wie haben Sie Ihr Leben gestaltet?*
- *Was sehen Sie, hören Sie, schmecken Sie?*
- *Wo wohnen Sie und wie schaut Ihr Zuhause aus?*
- *Mit wem leben Sie oder vielleicht alleine?*
- *Haben Sie eine Partnerschaft?*
- *Wie sieht diese aus und wie fühlt sie sich an?*
- *Oder leben Sie alleine oder mit Freunden oder in einer ganz anderen Lebensform?*
- *Wie fühlt sich Ihr Leben für Sie jetzt an?*
- *Wie schaut Ihr Freundeskreis aus?*
- *Wie werden Sie von Ihnen und Ihrem Partner behandelt?*
- *Was ist Ihr Beruf?*
- *Wie fühlen Sie sich gesundheitlich?*
- *Wie geht es Ihnen mit Ihrer ADHS?*
- *Wie geht es Ihnen in Ihrem fiktiven Leben 2.0?*
- *Wie kümmern Sie sich gut um sich?*
- *Was machen Sie in Ihrer Freizeit?*
- *Was gibt Ihnen Sinn in Ihrem Leben?*
- *Wie steht es um Ihre Finanzen?*
- *Was ist Ihnen wichtig in Ihrem neuen Leben?*

Lassen Sie Ihren Gedanken und Gefühlen jetzt einfach freien Lauf und beobachten Sie, welche vielleicht farbigen Bilder oder vielleicht sogar ein Film mit Ton vor Ihrem inneren Auge entstehen. Tauchen Sie hier ein und lassen Sie sich treiben. Wenn Sie für sich dann das Gefühl haben, alles detailliert genug für sich erfahren zu haben, bereiten Sie sich bitte langsam darauf vor, wieder in dem Raum anzukommen, in dem Sie sich befinden. Atmen Sie dann bitte dreimal tief ein und aus, spüren Sie, wo Ihr Körper Ihre Liegefläche beziehungsweise Ihre Sitzgelegenheit berührt, öffnen Sie langsam die Augen und kommen wieder ganz im Hier und Jetzt an (INeKO Institut, 2020a; INeKO Institut, 2020d).

Bitte notieren Sie direkt danach, was Sie erlebt haben. Vielleicht haben Sie ein für Sie gefühlt realistisches Leben 2.0 erlebt, vielleicht jedoch auch ein völlig fiktives, in Ihrer heutigen gedanklichen Bewertung unrealistisches Bild. Dies ist jedoch völlig egal für diese Übung.

Denn im zweiten Schritt geht es jetzt darum, **sich ganz in Ruhe die Bedürfnisse zu notieren***, die Sie aus dem vor Ihrem inneren Auge Erlebten für sich ableiten können. Dies will heißen, Sie werden – angenommen, das Bild hätte sich Ihnen gezeigt – mit hoher Wahrscheinlichkeit in diesem Leben keinen Surfshop auf Hawaii mehr aufmachen oder Wanderführer im Himalaya werden. Aber wer weiß, vielleicht doch? Dieses Bild gäbe Ihnen jedoch in jedem Falle wichtige Hinweise auf Ihre aktuellen Bedürfnisse im Leben wie Ruhe, Liebe, Selbstverwirklichung und Freiheit. Sie können dazu auch gerne die folgende beispielhafte Auflistung an Bedürfnissen als Unterstützung zur Hand nehmen* (INeKO Institut, 2020b)*:*

- *Abwechslung*
- *Ausgeglichenheit*
- *Autonomie*
- *Bewegung*
- *Dankbarkeit*
- *Eigener Raum*
- *Engagement*
- *Entspannung*
- *Freiheit*
- *Freude*
- *Friede*
- *Fröhlichkeit*
- *Geborgenheit*
- *Gesundheit*
- *Identität*
- *Intimität*
- *Klarheit*
- *Kompetenz*
- *Kontakt*
- *Kraft*

- *Leistung*
- *Liebe*
- *Motivation*
- *Mut*
- *Nahrung*
- *Nähe*
- *Neugier*
- *Ordnung*
- *Orientierung*
- *Respekt*
- *Ruhe*
- *Schlaf*
- *Selbstachtung*
- *Selbstsicherheit*
- *Selbstverwirklichung*
- *Sicherheit*
- *Sinn*
- *Stärke*
- *Vergnügung*
- *Verständnis*
- *Vertrauen*
- *Wärme*
- *Würde*
- *Wertschätzung*
- *Zugehörigkeit*
- *Zuversicht*

Bitte notieren Sie sich die für Sie stimmigen Bedürfnisse in Ihrem Notizbuch. Viel Spaß dabei!

Sie sind fertig? Haben Sie Ihre Erkenntnisse für sich notiert? Klasse! Herzlichen Glückwunsch zu Ihrer ersten detektivischen Übung auf dem Weg zu einem noch besseren Zugang zu Ihren Bedürfnissen. Sollten Sie nicht so ein brennendes begeisterndes Interesse an Ihrer eigenen Persönlichkeitsentwicklung haben, dass Sie seit Beginn des Durcharbeitens dieses Buches automatisch in den *Hyper-*

fokus abgetunnelt sind, kostet Sie dies vielleicht alles sehr viel Energie. In jedem Falle richtig klasse, dass Sie dranbleiben und selbstfürsorglich etwas für sich tun.

Bitte legen Sie doch jetzt Ihre Aufzeichnungen zu dieser Übung zunächst zur Seite. Sie kommen später wieder darauf zurück und arbeiten dann weiter daran.

Bevor es mit der nächsten Übung weitergeht, möchte ich Ihnen zunächst das Konzept der *Selbstwirksamkeit* näherbringen. Denn für Ihre Selbstwirksamkeit spielt genau dieser gesunde Zugang zu Ihren Bedürfnissen, den Sie derzeit bereits aktivieren, eine ganz zentrale Rolle.

2.4.3 Selbstwirksamkeit als Schlüssel für Ihre ADHS-Superpower

Der Psychologe Albert Bandura hat das *Prinzip der Selbstwirksamkeitserwartung* entwickelt (AOK-Bundesverband GbR, 2021). Dies bedeutet Folgendes: Kleine Kinder lernen zum Beispiel Fahrradfahren, indem sie sich auch einmal auf die Nase legen und dennoch wieder aufstehen und es neu probieren, bis sie es können. Sie erleben sich so als sehr selbstwirksam. Denn sie entdecken intuitiv und neugierig die Welt und lernen dabei immer wieder Neues für sich, das sie begeistert, und das sie so lange versuchen, bis es für sie idealerweise dann auch letztlich erfolgreich funktioniert. So machen sie für sich eine Menge an erfolgreichen Selbstwirksamkeitserfahrungen im Leben, die ihnen immer mehr *Selbstvertrauen* schenken. Menschen, die selbstwirksam leben, sind überzeugt davon, schwierige oder herausfordernde Situationen gut ohne fremde Hilfe aus eigener Kraft bewältigen zu können, so wie ein Kind das Fahrradfahren lernt und andere neue Dinge.

2 Ihr Selbstcoaching Prozess bei ADHS im ...

Identifizieren wir uns nicht oder zu wenig mit dem, was wir gerade tun oder wie wir leben, kann uns dies unzufrieden machen. Fehlen uns regelmäßige Selbstwirksamkeitserfahrungen, die von unseren eigenen Bedürfnissen motiviert sind, werden wir auf Dauer unglücklich.

Als Erwachsener haben wir jedoch, wie bereits angesprochen, oftmals unsere wichtigsten Bedürfnisse vergessen, vor lauter Stress und privaten und beruflichen Rollen und Erwartungen, die andere an uns haben, oder die wir uns selbst auferlegt haben. Wir haben zudem auch oftmals die intuitiven Strategien verlernt, unsere Bedürfnisse wieder selbst zu spüren und sie uns bewusst zu machen und danach zu leben. Zeitgleich ist man vielleicht sogar sehr gut darin, die Bedürfnisse anderer Menschen zu erkennen und diese auch freigiebig zu erfüllen. Und oft tun wir dies vielleicht sogar so sehr, dass unsere eigenen Bedürfnisse dabei dann gänzlich auf der Strecke bleiben. Es kann so passieren, dass wir im Beruf oder Privatleben dann schier grenzenlos die (von uns angenommen) Erwartungen anderer zufriedenstellen.

Dann kann es sein, dass wir kaum noch diese kleinen und großen Selbstwirksamkeitserfahrungen erleben, die uns schon als Kind dieses besondere Gefühl von Glück und Zufriedenheit schenkten, und wir uns stattdessen selbst immer mehr vergessen. Vielleicht reden wir uns dann auch ein, wir sollten doch *einfach zufrieden und glücklich sein* in diesen von außen oder auch uns selbst unbewusst auferlegten Erwartungen, Rollen und Lebensstrukturen. Doch fehlen uns regelmäßige Selbstwirksamkeitserfahrungen, werden wir unzufrieden und unglücklich. Wir können dann sogar gänzlich den Kontakt zu uns verlieren und unsere Bedürfnisse gar nicht mehr erspüren. Denken Sie an die Salatsamen im Keller. Wir können uns dann auch unsere aktuelle Lebensgestaltung noch so schön reden, der subjektive Leidensdruck kann sich früher oder später dennoch zeigen, wenn er es nicht schon getan hat. Dies kann dann dazu führen, dass wir eben nicht mehr intuitiv unseren inneren Kompass leben und stärken möchten, indem wir wieder mehr nach unseren Bedürfnissen leben, sondern stattdessen verunsichert im Außen nach noch mehr Regeln suchen und nach Erwartungen Ausschau halten, an denen wir uns orientieren können. Diese geben uns vermeintlich äußere Sicherheit, zahlen jedoch häufig nicht auf unsere individuellen Bedürfnisse ein und stärken somit unsere Selbstwirksamkeit nicht. Ein Kreislauf kann dann beginnen, in dem wir uns letztlich noch mehr von uns selbst entfernen (Kitz & Tusch M, 2010).

Um eben genau dies vorausschauend und präventiv zu vermeiden, kann es hilfreich sein, sich die aktuell tatsächlichen äußeren Erwartungen an uns anzuschauen. Gleiches gilt für die im Laufe des Lebens unbewusst von anderen übernommen Erwartungen an uns sowie die uns stressenden Rollen.

Wenn man sich all diese bewusst macht und diesen weniger Raum gibt oder sie sogar ganz los lässt, so entsteht wieder Raum, um einen Zugang zu den eigenen Bedürfnissen zu finden und diese und die Rollen im Leben zu stärken, denen wir aktuell vielleicht zu wenig oder noch gar keine Beachtung schenken. So kann ein neues Fundament für eine resiliente kongruente Lebensgestaltung mit einem gesunden Selbst- und Stressmanagement gelegt werden. Denn diese basiert dann auf unseren wirklich eigenen Werten und Bedürfnissen.

Die Krux an dieser Stelle für jemanden, der von ADHS betroffen ist, ist, dass für diesen natürlich mehr als für Menschen ohne ADHS sichere Strukturen sehr wichtig sind, um die Symptomatik erfolgreich zu minimieren.

2 Ihr Selbstcoaching Prozess bei ADHS im ...

Auch dabei kann dieses Buch Sie unterstützen, indem Sie sich ein gut strukturiertes Selbst- und Stressmanagement für sich für Ihre Lebensführung und Ihren Alltag aufsetzen. Jedoch kann es Sinn machen, zunächst Ihre bisher etablierten Strukturen zum Im-Zaum-halten Ihrer Symptomatik auch einmal ganz bewusst zu reflektieren. Denn nehmen Ihre Strukturen eine solche fast zwanghafte Bedeutung in Ihrem Leben ein – im Fachjargon nennt man das *Überkompensation* – können diese den Zugang zu vielen Ihrer individuellen Bedürfnisse ebenfalls wieder gänzlich verdecken, sodass nur Ihr Bedürfnis nach Sicherheit und Struktur befriedigt wird. Im schlimmsten Fall haben Sie dann vielleicht das Gefühl, so zu leben wie ein dressierter Pudel, so wie man *ohne ADHS* eben einfach sein *sollte* und nur noch *funktioniert*, wie die *normale* (Was ist *normal?*) Gesellschaft es gerne hätte, um somit so *gesund* und *normal* wie möglich auf Ihr Umfeld zu wirken. Vielleicht sind Sie damit dann jedoch einfach gar nicht zufrieden und glücklich. Denn auch dann sind Sie (noch) weit entfernt davon, *kongruent* zu leben nach Ihren Bedürfnissen, und sich ein Leben zu gestalten, in dem Sie *Sie selbst* bleiben können, und Ihre ganz besonderen individuellen Talente, Stärken und Potenziale fördern und leben können:

> *Sich ein kongruentes Leben zu gestalten, in dem Sie gleichzeitig Ihre ADHS Symptomatik so minimieren im Umgang mit sich und Ihrem privaten und beruflichen Umfeld, wie Sie sich das wünschen, und dennoch Ihre Bedürfnisse in den verschiedenen Lebensbereichen nähren, ohne dass Sie das Gefühl haben sich inkongruent gesellschaftskompatibel zu verstellen. Auf diesem Weg möchte dieses Buch Sie begleiten und Ihnen Impulse dazu geben. Denn Sie sind mit oder gerade wegen Ihrer ADHS super wie sie sind. Die Welt ist gerade deswegen so schön, weil Sie als ADHS-Wildpferd, das sich jetzt für sich stimmig etwas nach erziehen möchte, auf der Koppel mit den*

Dressurpferden mit dabei sind und diese Gemeinschaft mit Ihren besonderen Stärken und Talenten bereichern.

Denn in Ihnen schlummern vielleicht Talente und Stärken, die sie aktuell möglicherweise noch gar nicht kennen. Und vielleicht haben Sie auch gerade wegen Ihrer ADHS ganz spezielle Stärken, die Sie noch gar nicht auf dem Schirm haben und ausleben. Denn ADHS-Betroffene sind häufig auch besonders sensibel und reizoffen, ehrlich, hilfsbereit, einfühlsam, neugierig, sie haben eine rasche Auffassungsgabe sowie eine detaillierte und holistische Wahrnehmung auf Dinge und Themen. Sie sind phantasievoll, flexibel, kreativ, originell und begeisterungsfähig mit einem hohen Maß an Energie, und sie sind oft mutig, mitreißend und unkonventionell (Stern, o. J.; Ratgeber ADHS, o. J.c). Dies ist nur ein kleiner bunter Blumenstrauß an Beispielen für die ganz spezielle ADHS-Superpower, die in Ihnen schlummern könnte und die Sie jetzt für sich aktivieren können.

Übung 21 – 90. Geburtstag

Stellen Sie sich doch bitte einmal vor, Sie feiern Ihren 90. Geburtstag und blicken auf Ihr Leben mit Ihrer ADHS zurück ab heute (INeKO Institut, 2020a)*:*

- *Ist mit 90 immer noch alles so, wie es jetzt ist?*
- *Ist es vielleicht sogar schlimmer geworden?*
- *Oder sind Sie zufrieden und glücklich und schauen darauf zurück, was Sie sich trotz oder gerade dank Ihrer ADHS für ein buntes, erfüllendes Leben gestaltet haben?*
- *Nehmen Sie sich bitte in Ruhe Zeit für diese Übung.*

Und richtig, nicht trotz Ihrer ADHS: **dank** *Ihrer ADHS. Denn es gehört zu Ihnen. Es ist quasi Ihre Sonderausstattung der Natur, DAS Special-Ausstattungspaket an Superpower-Features für Ihr Leben, das andere einfach nicht haben. Und das macht Sie so ganz besonders.*

2.4.4 Zünden Sie jetzt Ihre ADHS-Superpower

Daher lade ich Sie mit diesem Buch ein, doch einfach jetzt Ihre ADHS-Superpower-Rakete in Ihre Abschussrampe zu schieben, damit Sie nach Ihrem fulminanten Abschuss und Ihrer langjährigen Flugkurve in Ihrem ganz persönlichen ADHS-Orbit einen fantastischen 90. Geburtstag haben werden und rückblickend zufrieden sagen können: Heidewitzka, meine Rakete, die hat aber ja mal sowas von gezündet damals! Ok vielleicht ein bisschen spät bemerkt, dass ich die Rakete überhaupt im Keller liegen habe, und: egal! Ich habe meine ADHS-Superpower damals mal so richtig aktiviert für mein Leben: mit liebevoller Selbstwirksamkeit und einer gesunden Selbstfürsorge für mich. Mit einem Leben, gestaltet nach *meinen* eigenen besonderen Bedürfnissen, das mir so viele glückliche Momente und genau die Selbstwirksamkeit geschenkt hat, in meiner ganz persönlichen Galaxie des Lebens neben aufregenden neuen Sternsystemen, Lebensformen und Planeten auch diese nervigen schwarzen Weltschmerz-Löcher zu durchfliegen. Von denen wusste ich zwar zunächst manchmal gar nicht, wie komme ich hier denn jetzt wieder heraus, wie lange dauert denn dieses dämliche schwarze Loch bitte diesmal? Eine Rakete, die mich letztendlich jedoch mit tiefer innerer Sicherheit und einem guten inneren Lebenskompass mit meinem ADHS aus jedem noch so schwarzen Loch wieder herausgeschossen hat. Dabei wurde sie vielleicht etwas verbeult durch verglühende Brocken und Sternenstaub, die an ihr abgeprallt sind. Eine Rakete, die ich immer wieder achtsam gelernt habe zu Pflegen und in Schuss zu halten und ihr Pausen zum Auftanken zu gönnen, wenn sie einmal wieder leicht defekt war oder der Tank leer war vom zu überschwänglichen In-Lichtgeschwindigkeit-Fliegen beim erfolgreichen

Galaxie-Hopping. *Lieben Sie Ihre Rakete! Und wenn Sie möchten, zünden Sie jetzt Ihre Rakete.* Dazu geht es jetzt weiter mit Übung 22 zur Aktivierung Ihrer Selbstwirksamkeit. Viel Spaß damit!

Übung 22 – Eine Woche freie Zeit

Ich lade Sie ein, jetzt Ihre eigenen Erwartungen an sich oder die anderer Menschen, die Sie (vermeintlich) immer wieder erfüllen müssen sowie Ihre stressigen Rollen im Leben zu identifizieren. Die Detektivarbeit geht weiter. Super, dass Sie weiter für sich dran bleiben! Bitte nehmen Sie sich jetzt wieder ein paar Minuten in Ruhe Zeit. Legen Sie sich Ihr Notizbuch gern schon einmal griffbereit. Nehmen Sie auch gerne wieder die Position der letzten Übung ein und wiederholen Sie auch sehr gerne die Atemübung, wenn Ihnen diese gut getan hat. Schließen Sie, wenn Sie möchten, bitte erneut die Augen. Stellen Sie sich jetzt bitte vor, Sie hätten eine Woche freie Zeit geschenkt bekommen, natürlich voll bezahlt. Sie können sich diese Woche exakt so gestalten, wie Sie das gerne hätten.

- *Wie gestalten Sie diese Woche, wenn Sie völlig frei wären von Erwartungen anderer und Bewertungen und Feedback, das Sie dazu erwarten? Machen Sie sich bitte völlig frei von diesen Konsequenzen. Stellen Sie sich vor, die gibt es nicht. Sie machen einfach nur das, was Sie glücklich macht.*
- *Was erfüllt Sie in dieser Zeit?*
- *Wie fühlt es sich an?*
- *Wo sind Sie?*
- *Ist jemand bei Ihnen?*
- *Was sehen Sie, hören Sie, schmecken Sie, fühlen Sie?*
- *Fühlen Sie sich gelöst und glücklich?*
- *Wie machen Sie das?*
- *Was genau macht Sie glücklicher, als Sie heute sind?*
- *Wovon ist jetzt mehr da als heute?*
- *Wovon ist weniger da?*

- *Was fühlt sich besser an als heute?*
- *Wie haben Sie das gemacht?*
- *Wie sehr auf einer Skala von 1–10, wobei die 10 für absolut gelöst und glücklich steht, sind Sie jetzt bei diesen Vorstellungen schon auf einer 10?*
- *Wenn Sie noch nicht auf einer 10 sind, wie müsste diese Woche noch gestaltet sein und ablaufen, damit Sie von Herzen sagen können, das war eine absolute 10 von 10 Glückspunkten für diese Woche.*

Tauchen Sie bitte ein in Ihre intuitiven Bilder und Gedanken dazu. Vielleicht läuft auch ein bunter Film vor Ihrem inneren Auge ab. Beobachten Sie alles, und wenn Sie das Gefühl haben, alles ist stimmig und Sie haben genug in Ihrem idealen Tag gebadet, atmen Sie tief durch und kommen wieder an in Ihrem Raum, wo Sie sich befinden (INeKO Institut, 2020a, d). *Fertig? Klasse. Sie haben Ihre Rakete gerade schon einmal ein wenig mehr erfolgreich in die Abschussrampe geschoben. Schreiben Sie jetzt doch bitte in Ihrem Notizbuch stichpunktartig auf was Sie erlebt haben.*

In einem zweiten Schritt notieren Sie sich jetzt bitte, welche Ihnen in Ihrem aktuellen Leben bekannten und Sie gefühlt einschränkenden

- *inneren und äußeren Konflikte,*
- *Rollen und*
- *Erwartungen an Sie*

Sie in dieser idealen Woche **nicht** *mehr gespürt haben und losgelassen haben. Nehmen Sie sich dafür bitte ebenfalls in Ruhe Zeit.*

Im letzten Schritt dieser Übung schreiben Sie bitte auf, welche Bedürfnisse Sie gerade dadurch in Ihrer perfekten Woche für sich nähren konnten, dass Sie diese Konflikte, Rollen und Erwartungen losgelassen haben.

Sie machen sich so weitere Bedürfnisse bewusst, die für Sie in Ihrem Leben wichtig sind. Denn auch hinter jedem

Konflikt in Ihrem Inneren oder auch in der Interaktion mit anderen Menschen liegt im Grunde immer ein unerfülltes Bedürfnis von Ihnen. Wenn Sie sich zu einem Thema innerlich hin- und hergerissen fühlen, ein Anteil in Ihnen „*x*" möchte, ein Anteil in Ihnen „*y*", kann das ein Alarmsignal sein für unerfüllte Bedürfnisse die Ihnen noch nicht bewusst sind. Ich lade Sie in diesem Falle zu folgender Übung ein.

> **Übung 23 – Innere Anteile**
>
> *Wenn Sie möchten, spüren Sie doch einmal nach und schenken sowohl dem einen als auch dem anderen Teil in Ihnen Aufmerksamkeit und erspüren nacheinander, was das Bedürfnis hinter den verschiedenen Positionen oder Handlungsimpulsen ist. Vielleicht sind Ihnen diese Bedürfnisse noch nicht bewusst und diese Übung gibt Ihnen dazu einen Zugang. Es können auch mehr als zwei Persönlichkeitsanteile in Ihnen sein, die den inneren Konflikt erzeugen, und wie Engelchen und Teufelchen auf Ihren Schulter hocken und sich streiten (Schulz von Thun, o. J.). Vielleicht ist es eine ganze Bande in Ihnen von kleinen Engelchen und Teufelchen, die sich streiten und jeder möchte einmal gehört werden, was jeweils sein individuelles Bedürfnis ist, für das er eintritt. Spüren Sie dazu doch noch einmal in Ruhe in sich hinein und notieren Sie sich Ihre Erkenntnisse.*

Sie sind fertig mit der Übung? Prima. Werfen Sie jetzt doch bitte nochmals einen Blick auf die Anteile in Ihnen und nehmen Sie bitte einmal bewusst wahr, welche Anteile in Ihnen hier ADHS-spezifisch sind und vielleicht zwar ein ausgeprägtes Bedürfnis haben, das sie Ihnen mitteilen, Sie so jedoch als *Trojanisches Pferd* klammheimlich wieder managen möchten und so nicht *Sie* Ihre ADHS:

Übung 24 – Trojanische Pferde

Springen Sie hier im wahrsten Sinne des Wortes nicht auf jedes Pferd das vorbeireitet, sondern spüren Sie in Ruhe in sich hinein, ob es vielleicht ein Trojanisches Pferd Ihrer ADHS-Symptomatik sein könnte. Gerade wenn Sie einen Konflikt mit einer anderen Person haben, dann kann es passieren, dass diese vielleicht ein Symptom zeigt, das Sie (noch) nicht für sich erkannt haben, und dieses stattdessen versuchen, bei der anderen Person förmlich zu bekämpfen (Hinkelmann, 2016a, c). Das Bedürfnis Ihres Anteils wäre dann eine völlig überzogene Stressreaktion in Form von Kampf oder auch Flucht, die Sie auf die rote Ampel bringt – koste es was es wolle. Sollte so etwas auftreten und Sie etwas an jemand anderem massiv kritisieren und Sie dabei innerlich explodieren oder einfach nur flüchten wollen, prüfen Sie hier doch nochmal kritisch für sich, was passiert, wenn Sie diesen Vorwurf umdrehen und aus dem „Du" ein „Ich" machen. Zum Beispiel machen Sie dann aus „Du vergisst ständig Verabredungen mit mir." ein „Ich vergesse ständig Verabredungen mit mir." Versuchen Sie es einmal. Vielleicht bekommen Sie dann ein kleines Aha-Erlebnis, dass Sie mit Ihrer Überreaktion das an Ihrem Gegenüber bekämpfen, was vielleicht eine ADHS-Symptomatik ist, die Sie bei sich noch nicht wahr haben möchten: Selbst Verabredungen mit sich zu vergessen und so sein eigenes Bedürfnis nach Verbindlichkeit bei sich selbst nicht zu nähren (Byron Katie International, 2012). Dies kann Ihnen vielleicht Impulse geben, ein besseres Gespür dafür zu bekommen, eine ADHS-Symptomatik bei sich zu erkennen, die Sie noch nicht auf dem Schirm haben.

Sie haben auch diese Übung beendet? Klasse. Wenn Sie mit Ihren Aufzeichnungen fertig sind, legen Sie diese bitte erst einmal wieder zur Seite. Sie kommen auch hier später auf sie zurück. Weiter geht es mit den nächsten kreativen Übungen, um Ihre unbewussten Bedürfnisse zu aktivieren. Viel Spaß dabei!

> **Übung 25 – Was wollten Sie gerne als Kind werden?**
>
> *Bitte nehmen Sie sich in Ruhe Zeit für dieses Übung. Fragen Sie sich bitte einmal, welchen Berufswunsch Sie als Kind hatten. Das kann alles sein, was Sie damals begeistert hat. Fällt es Ihnen wieder ein? Prima. Los geht's* (INeKO Institut, 2020c).
>
> - *Warum genau wollten Sie diesen Beruf wählen?*
> - *Was hat Sie daran so begeistert?*
> - *Was macht diesen Beruf für Sie aus?*
> - *Stellen Sie sich bitte einen Tag in diesem Beruf vor und notieren Sie sich doch bitte die Elemente, die Sie besonders begeistern.*
> - *Im zweiten Schritt schauen Sie sich diese Notizen bitte wieder vor dem Hintergrund an, welche Bedürfnisse Sie daraus für sich ableiten können.*
>
> *Vielleicht kommen Sie so auf weitere Bedürfnisse, die Sie bewusst so noch nicht für sich auf dem Schirm hatten. Bitte notieren Sie diese wieder in Ihrem Notizbuch für sich, wir kommen später auf sie zurück.*

Weiter geht es mit einer kreativen Übung zur Selbstreflexion, was Sie in Ihrer *Persönlichkeit* ausmacht. Dieses Mal begeben Sie sich in eine Perspektive von außen aus der Sichtweise Ihrer besten Freunde. Viel Freude dabei!

> **Übung 26 – Fragen über Fragen an Ihre besten Freunde – was macht Ihre Persönlichkeit aus?**
>
> *Stellen Sie sich doch bitte ganz in Ruhe die folgenden Fragen und antworten Sie ganz spontan und ehrlich zu sich selbst:*
>
> - *Angenommen, Sie würden Ihre besten Freunde fragen, was Ihre Stärken und besonderen Talente sind, was würden sie antworten?*
> - *Was hingegen würden sie vielleicht auch an Ihnen kritisieren?*

- *Wie offen für neue Erfahrungen würden diese Menschen Sie beschreiben?*
- *Für wie kreativ, neugierig, kulturell und künstlerisch interessiert halten sie Sie?*
- *Was würden sie zu Ihrer Gewissenhaftigkeit sagen?*
- *Halten sie Sie für einen absoluten Perfektionisten oder sind 80 % auch genug?*
- *Für wie zielstrebig, organisiert, zuverlässig und sorgfältig halten sie Sie?*
- *Schätzen Ihre Freunde Sie eher als energiegeladen, kontaktfreudig und gesellig ein, oder mehr als zurückgezogenen Eigenbrötler?*
- *Halten sie Sie für selbstsicher oder eher ein wenig unsicher und auch oft an sich selbst zweifelnd?*
- *Für wie verträglich halten Sie Ihre Freunde im Umgang mit anderen Menschen?*
- *Welche ADHS-Symptome sehen diese bei Ihnen?*
- *Welche davon schätzen sie?*
- *Welche davon stressen sie?*
- *Schätzen Sie sie eher als kooperativen, rücksichtsvollen, wertschätzenden Menschen ein oder vielleicht auch manchmal als unkooperativ, stur und vielleicht sogar abwertend und verletzend?*
- *Wie würden Ihre Freunde Ihre emotionale Stabilität beschreiben?*
- *Halten sie Sie für den emotionalen Fels in der Brandung, der ein dickes Fell hat bei Kritik oder in Konfliktsituationen, oder erleben Ihre Freunde sie vielleicht in solchen Situationen als impulsiv, mit einem dünnen emotionalen Fell, und vielleicht auch teils als ängstlich, nervös und gereizt?*

Lassen Sie diese Fragen doch bitte einmal in Ruhe auf sich wirken und notieren Sie sich dazu für Sie wichtige Erkenntnisse als Stichpunkte in Ihr Notizbuch (INeKO Institut, 2020c; GEO.de, o. J.). Sie geben Ihnen wieder wichtige Hinweise auf Ihre Bedürfnisse. Bitte notieren Sie sich diese

Bedürfnisse zum Abschluss der Übung dann wieder in Ihr Notizbuch.

Wenn Sie diese Übung abgeschlossen haben, lade ich Sie nun zu einer kleinen kreativen Visionsreise in Ihr ideales Leben in 10 Jahren ein. Lassen Sie Ihrer Intuition hier bitte einfach freien Lauf. Viel Spaß dabei.

Übung 27 – Wie sieht in 10 Jahren Ihre ideale Zukunft aus – Visionsreise

Bitte nehmen Sie sich auch jetzt wieder ganz in Ruhe Zeit für sich. Legen Sie sich doch schon einmal Ihr Notizbuch und einen Stift parat und finden Sie wieder einen Ort, an dem Sie ungestört sind und sich zurückziehen können. Setzen Sie sich gerne bequem hin oder legen Sie sich hin. Vielleicht mögen Sie noch die ein oder andere Position verändern, bis sich diese wirklich bequem für Sie anfühlt. Wenn Sie so weit sind, schließen Sie bitte Ihre Augen und konzentrieren Sie sich auf Ihren Atem. Spüren Sie dabei den Kontakt Ihres Körpers zum Boden, beziehungsweise Ihrer Sitzgelegenheit und atmen Sie bewusst ein und wieder aus. Mit jedem einatmen werden Sie innerlich ruhiger und mit jedem ausatmen fühlen Sie sich gelöster. Wiederholen Sie dies gerne einige Male, so wie es sich für Sie gut anfühlt. Stellen Sie sich jetzt bitte vor, es sind 10 Jahre von heute vergangen und Ihr Leben ist exakt so wie Sie sich das wünschen.

- *Wie sieht Ihr Leben für Sie aus?*
- *Was sehen Sie, hören Sie, schmecken Sie?*
- *Wo wohnen Sie und wie schaut Ihr Zuhause aus?*
- *Mit wem leben Sie oder leben Sie alleine.*
- *Haben Sie eine Partnerschaft?*
- *Wie sieht diese aus und wie fühlt sie sich an?*
- *Wie schaut Ihr Freundeskreis aus?*
- *Wie werden Sie von Ihnen und Ihrem Partner behandelt?*
- *Was ist Ihr Beruf?*

2 Ihr Selbstcoaching Prozess bei ADHS im ...

- *Wie fühlen Sie sich gesundheitlich, wie geht es Ihnen?*
- *Was machen Sie in Ihrer Freizeit?*
- *Was gibt Ihnen Sinn in Ihrem Leben?*
- *Wie steht es um Ihre Finanzen?*
- *Was ist Ihnen wichtig im Leben?*
- *Wovon ist jetzt mehr da als heute?*
- *Wovon ist weniger da als heute?*
- *Wie gehen Sie mit Ihrer ADHS um?*

Lassen Sie Ihren Gedanken und Gefühlen einfach freien Lauf und lassen Sie sich von Ihrer Intuition leiten. Malen Sie sich alles in den schillerndsten Farben aus. Wenn Sie für sich das Gefühl haben, das Bild oder der Film Ihres idealen Lebens fühlt sich für Sie stimmig an und zeigt sich bunt und so detailliert, wie es sich für Sie aktuell gut anfühlt, dann bitte notieren Sie sich im ersten Schritt wieder, was Sie erlebt haben (INeKO Institut, 2020a, d; Kitz & Tusch, 2010). *Im zweiten Schritt notieren Sie dann bitte wieder Ihre Bedürfnisse, die Sie daraus für sich ableiten können. Sie können auch gerne wieder die Bedürfnisliste aus Übung 20 zur Hilfe nehmen* (INeKO Institut, 2020b).

Fertig? Klasse! Sie haben jetzt im Laufe der letzten Übungen wirklich schon eine ganz beachtliche Reihe an Bedürfnissen ans Licht gebracht, die Ihnen von Herzen wichtig sind in Ihrem Leben. Wir knüpfen später an diese an. Denn Ihre Bedürfnisse werden den zentralen Punkt in Ihrer zukünftigen Lebensgestaltung einnehmen. Richtig klasse, dass Sie so selbstwirksam dran bleiben für sich.

In der folgenden Übung wird es jetzt zunächst wieder etwas kreativ. Denn was Sie jetzt erst einmal für sich anfertigen werden, ist eine kreativ visualisierte *Standortbestimmung Ihres aktuellen Lebens mit ADHS,* und zwar mit seinen verschiedenen Lebensbereichen und Ihren Rollen, die Sie in diesen Bereichen einnehmen. Viel Spaß dabei!

Übung 28 – Standortbestimmung Ihres aktuellen Lebens mit ADHS

Sie haben im Laufe Ihres Selbstcoaching-Prozesses in Ihrem Notizbuch schon einiges an Bedürfnissen gesammelt sowie auch bereits einige Rollen und Erwartungen an Sie, die Sie gerne loslassen würden. Daran knüpft jetzt Ihre Standortbestimmung Ihres aktuellen Lebens mit seinen verschiedenen Lebensbereichen an. Sie nutzen dazu jetzt die Form eines sogenannten Lebensrades, siehe Abb. 2.1 als Beispiel (Whitworth et al., 2007).

Ihr Leben ist in diesem jetzt eingeteilt in der Form eines Rades mit acht Speichen und Lebensbereichen (Meyer, 2015). *In der Mitte des Rads beginnt jeweils die Skala für einen Bereich bei 0 und endet außen an der Speiche des Rades bei 10. Eine Bewertung eines Lebensbereichs mit einer 0 würde bedeuten, dass dieser Lebensbereich aktuell auf einer Skala von 0–10 gar nicht nach Ihrer Zufriedenheit verläuft. Eine 10 hingegen bedeutet, dass Sie hier voll zufrieden sind. Die acht Lebensbereiche des Lebenskompass sind die folgenden:*

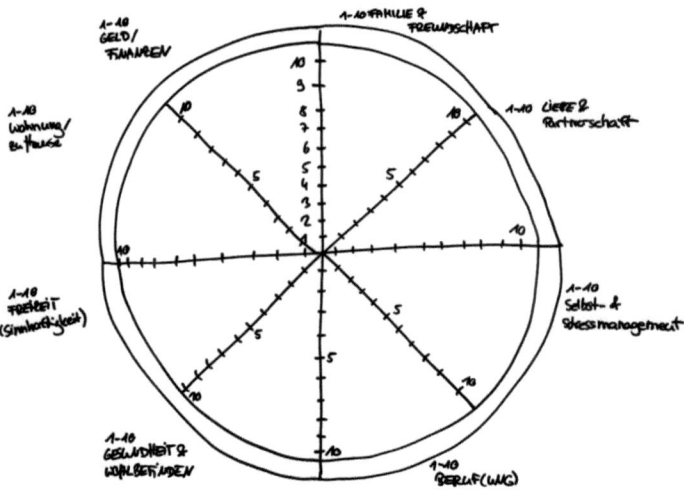

Abb. 2.1 Fiktive Beispielabbildung für ein Lebensrad. (Eigene Darstellung 2023)

1. *Familie und Freundschaft von 1–10*
   Hier fallen die Beziehungen und Rollen zu Ihrer Ursprungsfamilie darunter, jedoch auch die zu Ihrer gegebenenfalls aktuellen Familie sowie auch die zu Ihren Freunden.

2. *Liebe und Partnerschaft von 1–10*
   Dieser Bereich bezieht sich auf die Beziehung(en) und Rollen in Ihrem Liebesleben, egal ob Sie Single sind oder in einer Partnerschaft oder eine anderweitige Beziehungsform leben.

3. *Selbst- und Stressmanagement von 1–10*
   Hier bewerten Sie wie gut Sie für sich aktuell bereits die Rolle Ihres eigenen Coaches einnehmen, und für sich selbstfürsorglich ein gutes Selbst- und Stressmanagement anwenden und Ihr Leben konsequent danach gestalten.

4. *Beruf(ung) von 1–10*
   Unter diesen Punkt fällt Ihr aktueller Beruf, den Sie ausüben und die verschiedenen Rollen, die Sie hier innehaben.

5. *Gesundheit und Wohlbefinden von 1–10*
   Dieser Bereich spiegelt wider, wie gesund und wohl Sie sich fühlen und was sie konkret dafür tun.

6. *Freizeit (Sinnhaftigkeit) von 1–10*
   Wie zufrieden Sie mit der (sinnvollen) Gestaltung Ihrer Freizeit sind, findet sich in diesem Bereich wieder. Hier finden sich Ihre Rollen, die sich aus Ihrer Freizeitgestaltung ergeben oder auch aus einem Ehrenamt.

7. *Wohnung/Zuhause von 1–10*
   Wie wohl Sie sich in Ihrem aktuellen Zuhause fühlen, zeigt Ihnen dieser Bereich. Auch Ihre Rollen in diesem Kontext finden sich hier wieder.

8. *Geld und Finanzen von 1–10*
   Den Umgang mit Geld und das Managen Ihrer Finanzen bewerten Sie hier für sich und auch Ihre Rollen in diesem Bereich.

Nehmen Sie sich doch bitte jetzt eines der Flipcharts oder ein Din-A3-Tonpapier zur Hand und legen es auf der Erde oder einem größeren Tisch aus. Legen Sie sich bitte auch die verschiedenen farbigen Haftnotizzettel und Stifte parat. Bitte zeichnen Sie Ihr Lebensrad jetzt entsprechend der Abb. 2.1 nach, sodass es das volle Papier ausfüllt. Betiteln Sie jetzt außerhalb des Rades die verschiedenen Lebensbereiche mit deren Bezeichnungen und notieren hier eine 10 für die maximale mögliche Punktzahl am äußeren Rand. In die Mitte schreiben Sie bitte eine 0 für die minimale Punktzahl.

- *Schauen Sie sich jetzt im ersten Schritt bitte jeden dieser Bereiche in Ruhe an und markieren Sie zunächst ganz intuitiv auf der Skala von 1–10, wo Sie sich gerade gefühlt befinden in diesem Lebensbereich von 1–10. Wo sehen Sie sich? Wo stehen Sie in diesem Lebensbereich?*
- *Setzen Sie dort dann bitte ein Kreuz und schreiben Sie Ihre Zahl von 1–10 dazu.*
- *Vielleicht gehen einige Bereiche in Richtung 10. Vielleicht gibt es jedoch auch Bereiche, in denen Sie nur wenige Punkte vergeben können. Nehmen Sie das zunächst ganz ohne Wertung vor. Genau dieses Leben haben Sie sich in jedem Falle bis zum Status heute selbst kreiert und gestaltet.*
- *Um jetzt noch flächenmäßig optisch zu verdeutlichen, welche Lebensbereiche aktuell mehr oder weniger Raum einnehmen, ziehen Sie bitte mit einem Stift jeweils einen Querstrich auf der Höhe Ihrer Bewertung und schraffieren den inneren Bereich bis zu Ihrer Bewertung aus, siehe Abb. 2.2 als Beispiel.*

So bekommen Sie, wenn Sie von oben auf Ihr Lebensrad schauen, einen Überblick aus der Vogelperspektive, mit welchen Lebensbereichen Sie sich derzeit bereits schon wohl fühlen und mit welchen noch nicht. Letztere haben somit noch Luft nach oben bis zur vollen Punktzahl von 10.

Haben Sie dies für sich beendet? Prima. Dann geht es jetzt mit der Übung weiter. Denn in jedem dieser Lebensbereiche

2 Ihr Selbstcoaching Prozess bei ADHS im ... 203

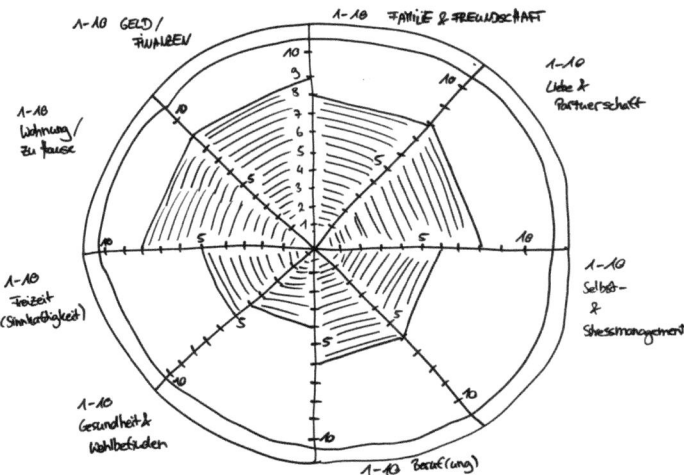

Abb. 2.2 Fiktive Beispielabbildung für ein Lebensrad. (Eigene Darstellung 2023)

*nehmen Sie unterschiedliche **Rollen** ein, zum Beispiel Mutter, Kollege, Freundin, Chefin, Yogaschülerin, Handballspieler, Fußballfan oder ehrenamtliche Kinderschwimmtrainerin. Sie haben jedoch auch noch inoffizielle Rollen inne, zum Beispiel die eigene Putzfrau zu sein zu Hause, der Koch der Familie, bei der Arbeit die Kümmerin oder der Feuerlöscher des Teams. Sie haben sich bereits schon ein wenig mit genau den Rollen auseinandergesetzt, die Sie ganz spontan in Ihrer Übung 22 (Eine Woche freie Zeit) losgeworden sind für mehr Wohlbefinden.*

- *Bitte schreiben Sie jetzt für jeden Lebensbereich genau diese **losgewordenen Rollen jeweils auf einen Haftnotizzettel** und markieren Sie dort, ob Sie diese nur minimieren oder gänzlich ablegen möchten.*
- *Wenn letzteres der Fall ist, dann streichen Sie jetzt bitte die Rollenbezeichnung auf dem Haftnotizzettel durch.*

- *Danach schärfen Sie bitte Ihr Bewusstsein für Ihre Rollen noch weiter.*
- *Notieren Sie dazu jetzt bitte **alle offiziellen und inoffiziellen Rollen auf Haftnotizzettel**, die Sie darüber hinaus noch in den verschiedenen Lebensbereichen innehaben und kleben diese dazu.*
- *Gehen Sie dazu bitte jeden Lebensbereich nacheinander durch.*
- *Lassen Sie sich bitte ausreichend Zeit, bis Sie all Ihre Rollen in den verschiedenen Bereichen ergänzt haben.*
- *Auch Ihre bisherigen Notizen aus Ihren Übungen können Ihnen jetzt noch Impulse geben.*

Schauen Sie sich bitte final Ihre Standortbestimmung nun einmal ganz in Ruhe von oben an:

- *Was fällt Ihnen spontan auf bei der Betrachtung?*
- *Wie sehen Ihre Lebensbereiche aus?*
- *Wie zufrieden sind Sie mit dieser Lebensgestaltung?*
- *Sind die Bereiche im Gleichgewicht oder Ungleichgewicht?*
- *Wer sind Sie in den jeweiligen Lebensbereichen?*
- *Welche offiziellen und inoffiziellen Rollen haben Sie dort inne?*
- *Welcher Lebensbereich erfordert aktuell von Ihnen die meiste Aufmerksamkeit?*
- *Passen die Lebensbereiche so zueinander oder nimmt einer oder mehrere zu viel Raum ein und andere zu wenig?*
- *Beeinflussen sich die Bereiche gegenseitig?*
- *Welche Rollen erleben Sie als herausfordernd?*
- *Was sehen Sie für sich noch für Lernfelder?*
- *Gibt es eine Rolle oder mehrere Rollen, in die Sie sich mehr hinein entwickeln möchten?*
- *Welche Rolle raubt Ihnen Energie oder erzeugt Leidensdruck?*
- *Gibt es Rollen, die Sie reduzieren oder loslassen möchten?*
- *Welche Rollen geben Ihnen Energie?*

- *Gibt es vielleicht auch eine Rolle, in die Sie zukünftig gerne hineinwachsen möchten, die aktuell noch gar nicht existiert?*

Notieren Sie sich Ihre Erkenntnisse doch bitte direkt auf den schon klebenden Haftnotizzetteln der Rollen oder auf weiteren Haftnotizzetteln direkt neben den Lebensbereichen außerhalb des Rades (Schmid, 1990/2002, o. J.).

Danach gehen Sie bitte noch einen Schritt weiter. Sie leuchten sozusagen Ihren inneren Keller aus, um auch wirklich alle relevanten Salatsamen an Bedürfnissen dort sichtbar zu machen und sie ans Licht zu holen. Also Spot on. Schauen Sie sich dazu bitte jetzt nochmals in Ruhe alle Rollen in Ihren verschiedenen Lebensbereichen an. Spüren Sie bitte in sich hinein, welche Bedürfnisse bei jeder Rolle genährt werden und auch genauso welche Bedürfnisse frustriert werden. Vor allem, wenn Sie sich Ihre Rollen anschauen, die Ihnen Stress und Konflikte verursachen:

- *Was sind hier vielleicht auch Erwartungen, die Sie an sich selbst haben, die diesen Stress auslösen?*
- *Was sind Erwartungen anderer, die Sie in Ihrer Wahrnehmung meinen erfüllen zu müssen in diesen Rollen?*
- *Welche Ihrer Bedürfnisse werden dadurch frustriert und vernachlässigt?*
- *Notieren Sie sich jetzt bitte all diese Bedürfnisse, auch die unerfüllten frustrierten, in Ihr Notizbuch.*

Denn besonders diese unerfüllten Bedürfnisse könnten der Grund sein, warum Sie sich in einzelnen Lebensbereichen unzufrieden und vielleicht sogar unglücklich fühlen und es deswegen nicht hoch oder nicht mit einer 10 bewertet haben. Nutzen Sie zur Inspiration auch hier gerne wieder die beispielhafte Bedürfnisliste aus Übung 20, und nehmen Sie sich dazu bitte ganz in Ruhe Zeit (INeKO Institut, 2020b).

Sie sind fertig? Klasse! Wirklich super, dass Sie so beharrlich dranbleiben. Denn wir gehen jetzt mit Ihrer

Standortbestimmung noch einen Schritt weiter in die Detektivarbeit. Wir bleiben im schon gut ausgeleuchteten Keller Ihrer Bedürfnisse. Sie machen sich jetzt jedoch dort noch *Flutlicht* an in allen Lebensbereichen, um sich Ihre Bedürfnisse noch mehr bewusst zu machen und auch die letzten Salatsamen in Ihren Kellerregalen des Unterbewusstseins ans Licht zu bringen. Denn manchmal kann es sein, dass Bedürfnisse ganz tief in uns schlummern und erst noch an die Oberfläche geholt werden möchten. Sie fördern genau dies jetzt weiter mit einer kleinen kreativen Aufstellungsübung. Es wird jetzt ein wenig aktiv. Viel Spaß dabei!

Übung 29 – Aufstellungsübung

Wenn Sie sich Ihre Standortbestimmung Ihres Lebens jetzt noch einmal anschauen mit all Ihren Rollen, dann schauen Sie doch bitte noch einmal wirklich fokussiert auf die Rollen, die gerade so gar nicht rund laufen oder die Sie vielleicht sogar am liebsten ablegen möchten:

- *Legen Sie dazu bitte Ihr Tonpapier oder Flipchart auf die Erde.*
- *Jetzt stellen Sie sich bitte auf einen Haftnotizzettel mit einer solchen Rolle und fühlen sich einmal wirklich physisch in die Rolle hinein.*
- *Stellen Sie sich vor, Sie haben sie gerade jetzt inne und sind umgeben von allen relevanten Personen in diesem Kontext mit all Ihren Erwartungen an Sie.*
- *Schließen Sie, wenn Sie möchten, dazu die Augen und spüren Sie einmal ganz intuitiv, wie Sie sich hier fühlen.*
- *Welche Körperhaltung nehmen Sie ein?*
- *Was spüren Sie wo in Ihrem Körper?*
- *Wie fühlt sich das an?*
- *Hat das Gefühl eine Bewegung, eine Farbe, eine Form?*
- *Haben Sie selbst einen Bewegungsimpuls, den Sie verspüren?*
- *Wie würden Sie sich hier in dieser Rolle viel lieber fühlen?*
- *Welche Erwartungen haben andere an Sie in dieser Rolle?*
- *Wie fühlen Sie sich mit diesen Erwartungen?*

2 Ihr Selbstcoaching Prozess bei ADHS im …

- *Was haben Sie selbst für Erwartungen an sich in dieser Rolle?*
- *Wie fühlen Sie sich damit?*
- *Damit Sie sich hier wirklich wohl fühlen mit klaren 10 von 10 Punkten, was müsste dazu in dieser Rolle konkret anders sein?*
- *Wovon wäre mehr da, wenn Sie sich hier weniger unwohl fühlen?*
- *Abschließend fragen Sie sich bitte wieder, welche Bedürfnisse Sie daraus für sich ableiten können.*

Vielleicht sind Sie hier auch zwiegespalten in einer Rolle und ein Teil in Ihnen hat ein anderes Bedürfnis als ein anderer Teil von Ihnen. Erinnern Sie sich dann bitte an die streitenden (B) Engelchen-Anteile in Ihnen mit ihren verschiedenen Bedürfnissen aus Übung 23. Diese geben Ihnen vielleicht noch einmal wichtige Informationen für unerfüllte Bedürfnisse, die in Ihnen schlummern und jetzt Aufmerksamkeit bekommen möchten. Spüren Sie, wenn das so ist, bitte jetzt hier noch einmal in Ruhe in sich hinein. Wenn Sie fertig sind, schütteln Sie sich bitte einmal kurz aus mit Ihrem ganzen Körper und notieren Sie sich bitte Ihre Erkenntnisse ergänzend zu den Bedürfnissen, die Sie schon in Ihrem Notizbuch festgehalten hatten. Weiter geht es dann mit der nächsten Rolle. Verfahren Sie so bitte weiter bis Sie sich auf alle Rollen gestellt und sich in sie hinein gefühlt haben. Vielleicht schenkt Ihnen diese Übung noch einmal einen tieferen intuitiveren Zugang zu Ihren aktuell noch unerfüllten frustrierten Bedürfnissen (INeKO Institut, 2020a).

Sie haben die Übung komplett beendet? Klasse. Somit haben Sie jetzt in Ihrer *Standortbestimmung* bereits erfolgreich Ihre aktuelle Lebenssituation mit Ihrer ADHS beleuchtet und wunderbare Bedürfnis-Detektivarbeit für sich geleistet. Richtig gut. Darauf können Sie jetzt aufbauen. Denn nun geht es im Abschnitt *Neuausrichtung* für Sie darum, auf dieser Basis Ihren individuellen Lebenskompass mit ADHS für sich neu und selbstwirksam auszurichten. Nehmen Sie sich dazu bitte jetzt ein weiteres *Din-A3-Tonpapier oder Flipchart* zur Hand, und los geht es.

2.5 Neuausrichtung mit Ihrem bedürfnisorientierten Lebenskompass mit ADHS

Los geht es jetzt mit Ihrer Neuausrichtung. Sie gestalten sich jetzt Ihren ganz persönlichen Lebenskompass mit ADHS. *Wie ein Kompass Ihnen auch in der Natur Orientierung schenkt, wenn Sie einmal wieder vom Weg abgekommen sind oder sich vielleicht sogar völlig verfranzt haben, so gibt Ihnen Ihr Lebenskompass im Alltag eine ganz klare Orientierung.* Er zeigt Ihnen, wie Sie Ihre *Resilienz* durch Ihr ganz individuelles bedürfnisorientiertes Stress- und Selbstmanagement selbst für sich stärken können. Und zwar *durch eine Lebensgestaltung, die stimmig auf Ihren wichtigsten Bedürfnissen basiert.* Denn diese finden sich zukünftig in Ihren verschiedenen Lebensbereichen wieder, sodass Sie sie dort regelmäßig in Ihrem Alltag nähren werden. Damit das nachhaltig gelingen kann, werden Sie gleich nochmals ein feines Augenmerk darauf legen, Ihre offiziellen und inoffiziellen Rollen in Ihren verschiedenen Lebensbereichen genauer unter die Lupe zu nehmen. Sie werden für jede Rolle nochmals kritisch prüfen, ob diese mit Ihren Bedürfnissen in Einklang ist, oder ob Sie die Rolle nur inne haben, um die Erwartungen Ihres Umfeldes zu erfüllen, welche vielleicht jedoch gar nicht Ihre Bedürfnisse nähren.

Sie entscheiden danach dann final, welche Rollen Sie in Ihrem Leben loslassen möchten oder reduzieren, weil Sie Ihnen so nicht guttun. Und Sie entscheiden, welche Rollen Ihre Bedürfnisse nähren und Sie diese deswegen stärken möchten, oder welche Rollen Sie ganz neu in Ihr Leben integrieren und hineinwachsen möchten. In diesem Zuge werden Sie zudem Ihren einzelnen Lebensbereichen und auch Ihren Rollen genauso viel Raum einräumen, wie es sich für Sie stimmig und im Einklang mit Ihren Bedürfnissen anfühlt. Wenn Sie Ihr

Leben zukünftig so gestalten, und Sie zudem regelmäßig inne halten, und auf Ihren Kompass schauen, um zu checken, ob Sie noch auf Kurs sind, stärken Sie so Schritt für Schritt Ihre Selbstwirksamkeit und Resilienz. Sie werden auf diese Weise die Wellen im Auf und Ab Ihres Lebens mit ADHS so immer besser surfen lernen.

2.5.1 Platzierung Ihrer wichtigsten Bedürfnisse im Zentrum Ihres Lebenskompass

Es werden dazu zunächst noch zwei Übungen folgen, um final Ihre *Top-6-Bedürfnisse* für sich herauszukristallisieren. Darauf aufbauend nehmen Sie dann im Detail nochmals Ihre verschiedenen inoffiziellen und offiziellen Rollen unter die Lupe und justieren sie final stimmig für Sie aus. Anschließend werden Sie dann wieder kreativ und erstellen sich final Ihren neuen Lebenskompass mit ADHS. Im Abschn. 2.6 des Buches, Ihrem *Selbstmanagement*, wird Sie dann Ihr Selbstcoaching weiter dabei unterstützen, *dran* zu bleiben, und Ihren Kompass regelmäßig im Alltag zur Hand zu nehmen und Ihren Kurs zu überprüfen. In diesem Sinne, weiter geht es!

> **Übung 30 – Die Eiszeit tritt ein**
>
> *Sie sind kurz davor, Ihre Top-6-Bedürfnisse herauskristallisiert zu haben. Stellen Sie sich dazu jetzt bitte final vor, eine neue Eiszeit bricht ganz plötzlich aus und dies exakt in zwei Wochen. Die komplette Welt wird von heute beginnen sich zu vereisen und löscht so sämtliches Leben auf der Erde aus.*
>
> - *Was tun Sie innerhalb der kommenden zwei Wochen?*
> - *Wie verbringen Sie Ihre letzten beiden Wochen in Ihrem Leben?*

Nehmen Sie sich für diese Frage bitte wieder in Ruhe Zeit, und spüren Sie in sich hinein (INeKO Institut, 2020a, d; Kitz & Tusch, 2010). *Sie sind ja mittlerweile schon ein Bedürfnisexperte für sich. Bitte leiten Sie abschließend dann daraus wieder für sich ab, welche Bedürfnisse für Sie wirklich wichtig sind und notieren Sie diese bitte. Denn diese scheinen Ihnen in Ihren letzten zwei Wochen auf der Erde ganz besonders am Herzen zu liegen.*

Wenn Sie diese Übung beendet haben, priorisieren Sie nun final Ihre notierten Bedürfnisse und kristallisieren so Ihre *Top-6-Bedürfnisse* für sich heraus, die zukünftig im Zentrum Ihrer Lebensgestaltung stehen werden.

Denn wenn Sie Ihre wichtigsten Bedürfnisse wie Ihre Salatsamen aus dem Keller wieder bewusst ans Licht holen und sie in Ihren verschiedenen Lebensbereichen ab jetzt regelmäßig und ausreichend nähren, kann dies *einer Ihrer Schlüssel zu einer stärkeren Resilienz und mehr Lebensqualität mit ADHS* sein.

Auch in einem zukünftigen inneren oder äußeren Konflikt können Ihnen Ihre wichtigsten Bedürfnisse so ein Schlüssel werden. Sie können Ihnen hilfreiche Impulse geben, Entscheidungen zu treffen, die sich für Sie kongruent anfühlen, also im Einklang mit Ihren Bedürfnissen. Wenn Sie Ihre wichtigsten Bedürfnisse kennen, kann dies zudem auch wertvoll sein, um anderen Menschen um Sie herum besser zu erklären, was Ihnen guttut und warum und was nicht. Dies kann auch ein Schlüsselmoment für Ihr Umfeld sein, da es beginnen kann, in Ihre Welt einzutauchen und aus Ihrer Brille mit Ihrer ADHS zu verstehen. Es kann nachvollziehen, warum Sie zum Beispiel vielleicht gewisse Verhaltensweisen und Situationen mehr bevorzugen und warum Sie andere vielleicht meiden möchten oder sogar müssen, da sie Ihnen Energie rauben und gegebenenfalls Ihre ADHS-Symptomatik verstärken und sie dies krank machen kann. Ein solch klares *Nein* zu etwas zu verdeutlichen als klares *Ja* für Sie selbst kann bei Ihrem Gegenüber zu mehr Verständnis führen und ebnet den Weg, einen gemeinsamen Konsens zu finden.

Leiden Sie zum Beispiel aufgrund Ihrer ADHS-Symptomatik an einem schwachen Reizfilter und so an Reizüberflutung, haben Sie aufgrund dessen vielleicht das Bedürfnis, den ersten gemeinsamen Urlaub mit Ihrem neuen Partner oder einer neuen Freundin wie immer lieber in einer reizarmen Umgebung mit viel Natur zu verbringen, statt mitten in der Stadt. Alles andere würde Sie sonst extrem unter Stress setzen, statt erholsam zu sein. Dies weiß Ihr Gegenüber jedoch vielleicht noch nicht. Dieses Bedürfnis nachvollziehen zu können, kann für Ihr Gegenüber in der Diskussion um die Wahl des Urlaubsortes ein Schlüsselmoment sein. Er hat so die Gelegenheit *aus Ihrer Brille heraus* zu verstehen, dass dies ein klares *Ja* für Sie selbst und *Ihre* Gesundheit und *Ihr* Wohlbefinden ist, statt nur stoisch Vorschläge von ihm zu City-Trips abzulehnen, ohne dies näher zu erklären und auf Urlaub in der Natur zu beharren.

> **Übung 31 – Ihre Top-6-Bedürfnisse**
>
> *Schauen Sie sich doch nun bitte final Ihre notierten Bedürfnisse aller Übungen in Ihrem Notizbuch an. Sie haben sich im ersten Teil des Buches auch bereits Ihre persönliche Wohlfühlliste erstellt und aktualisieren diese idealerweise bereits täglich für sich (siehe Übung 12). Nutzen Sie bitte jetzt auch diese noch ergänzend, um Ihre wichtigsten Bedürfnisse daraus abzuleiten. Prüfen Sie bitte danach dann für jedes Bedürfnis, das Sie im Rahmen Ihres bisherigen Selbstcoachings für sich aufgeschrieben haben, was Ihr Bauchgefühl sagt:*
>
> - *Welche sind Ihre Top-6-Bedürfnisse, die sich herauskristallisieren?*
> - *Die Häufigkeit der Nennungen, wie oft Sie diese über alle Übungen hinweg in Ihrem Notizbuch notiert haben, kann*

- *ein Hinweis darauf sein, dass ein Bedürfnis für Sie sehr wichtig ist.*
- *Erstellen Sie so vielleicht eine Rangliste und leiten Sie so Ihre Top 6 am häufigst genannten Bedürfnisse für sich ab.*
- *Sollten Sie sich noch unsicher sein und sich nicht entscheiden können, lade ich Sie nochmals zu einer kurzen Übung ein: Schreiben Sie bitte intuitiv, ohne groß nachzudenken, auf einer Skala von 0–10 (10 steht dafür, dass das Bedürfnis Ihnen absolut wichtig ist, 0 bedeutet, es ist nicht wichtig) für jedes Bedürfnis, die für Sie stimmige Zahl daneben und bringen Sie sie so in eine absteigende Reihenfolge.*
- *Sollten am Ende mehr als sechs Bedürfnisse überbleiben mit ähnlich hohen Zahlen, dann wiederholen Sie die Übung einfach nochmal mit diesen auf einem neuen Zettel bis final ungefähr sechs übrig bleiben (INeKO, 2020a). Es können auch zwei oder drei mehr sein.*

Geschafft? Herzlichen Glückwunsch! Die Detektivarbeit für Ihre *Top-6-Bedürfnisse* ist somit hiermit final beendet. Klasse! Sie haben Ihre Salatsamen erfolgreich aus Ihrem Keller geholt und können Sie jetzt einpflanzen, damit diese ab sofort *die* zentrale Rolle spielen bei Ihrer Lebensgestaltung. Doch dazu benötigen wir natürlich noch frische Erde und ein gut angelegtes Salatbeet. Schauen Sie sich dazu nun im nächsten Schritt in den verschiedenen Lebensbereichen Ihrer aktuellen Standortbestimmung bitte noch einmal ganz in Ruhe Ihre *Rollen* und Ihre *externen und internen eigenen Erwartungen* an sich an.

2.5.2 Die bewusste Wahl kongruenter Rollen für Ihre neue Lebensgestaltung

Bezüglich Ihrer *internen eigenen Erwartungen*, erinnern Sie sich bitte nochmals an das Konzept der durch Prägungen und Erfahrungen *unbewusst erworbenen Muster im Leben*

(Roediger, 2010). Wenn Sie sich jetzt fokussiert darauf Ihre Rollen in Ihrer Standortbestimmung nochmals anschauen in den verschiedenen Lebensbereichen, welche sind wirklich von Ihnen *intrinsisch,* also bedürfnisorientiert motiviert gewählt, und welche *extrinsisch,* das heißt durch negative Erfahrungen im Laufe Ihres Lebens?

Stellen Sie sich vor, Sie hätten Ihr Leben und Ihre Rollen darin bis dato nur selbstwirksam nach intrinsisch motivierten Bedürfnissen gestaltet. Das wäre, verglichen mit einem Schuhkauf, heute also ein richtig bequemes Paar Schuhe in genau der richtigen Größe für Sie, das perfekt an Ihnen sitzt und für Sie super bequem ist, und gefühlt für Sie und andere auch einfach umwerfend ausschaut. Hätten Sie hingegen auch sehr viele extrinsisch motivierte Bedürfnisse Ihr Leben gestalten lassen, die im Grunde die von Ihnen internalisierten Bedürfnisse anderer Menschen darstellen, hätte dies vielleicht zur Folge, dass die Schuhe Ihnen gar nicht richtig passen und Sie nach kurzer Zeit des Tragens immer wieder Schmerzen bekommen. Vielleicht sind sie einfach viel zu groß oder zu klein, vielleicht zu kurz oder zu lang. Die Schuhe wären dann einfach nicht bequem für Sie. Sie würden Ihnen nach längerem Tragen vielleicht Blasen an den Füßen oder Rückenschmerzen verursachen. Sie wären einfach nicht kongruent auf Ihre Bedürfnisse ausgerichtet. Genauso wie Ihr bisher gestaltetes Leben ebenso nicht kongruent wäre. Vielleicht sähen Sie damit sogar noch todschick aus und Sie bekämen von anderen regelmäßig Feedback, wie umwerfend Sie darin aussehen. Und vielleicht deswegen haben Sie das Paar auch trotz körperlicher Beschwerden bis heute viel zu lange getragen. Doch es wäre einfach nicht *ihr* Paar Schuhe, das für Sie allein geschustert ist und Sie glücklich macht.

*Wie würde es sich für Sie anfühlen, dieses für Sie durch inkongruente Rollen und inkongruente intrinsische und extrinsische Erwartungen an Sie einfach so gar nicht mehr passendes Paar Schuhe einfach auszuziehen und sich stattdessen bequeme neue Wohlfühl-Schuhe zu schustern, die wie angegossen sitzen, für **Sie** gefühlt wunderbar aussehen und **Sie** langfristig glücklich machen?*

Einen Schritt in diese Richtung werden Sie jetzt gehen. Und zwar mit Ihrem neu gestalteten Lebenskompass mit Ihrer ADHS. Denn diesen werden Sie auf Ihren wichtigsten *Top-6-Bedürfnissen* aufbauen, die in die Gestaltung Ihrer Lebensbereiche kongruent mit einfließen und so dort regelmäßig genährt werden. Los geht es! Viel Spaß dabei.

Übung 32 – Rollenklärung

*Zunächst legen Sie bitte Ihr weiteres Tonpapier oder Flipchart neben Ihre Standortbestimmung, Ihr Ist-Bild Ihres Lebens. Bitte **notieren Sie in der Mitte auf einem Haftnotizzettel Ihre Top-6-Bedürfnisse**. Ihre Lebensbereiche werden Sie jetzt nicht mehr dort herum in der Form eines Rades angeordnet gestalten. Sie sollten diesen nun den Bereich der verfügbaren Fläche geben, den Sie sich wünschen und der sich am Ende stimmig für Sie anfühlt. Das komplette Blatt steht hier für 100 % Ihrer Lebensgestaltung. **Sie können die Lebensbereiche auf dem Blatt jetzt ganz frei für sich anordnen, so wie es sich für Sie passend anfühlt**, siehe Abb. 2.3 als fiktives Beispiel. Legen Sie die Grenzen der Lebensbereiche jetzt jedoch bitte noch nicht final fest. Diese werden im Gestaltungsprozess entstehen und sich dann final ergeben, wenn sich Ihr Lebenskompass für Sie stimmig anfühlt.*

*Schauen Sie sich jetzt bitte nochmals Ihre verschiedenen **Rollen** in Ihren Lebensbereichen auf dem Ist-Bild, Ihrer*

2 Ihr Selbstcoaching Prozess bei ADHS im ... 215

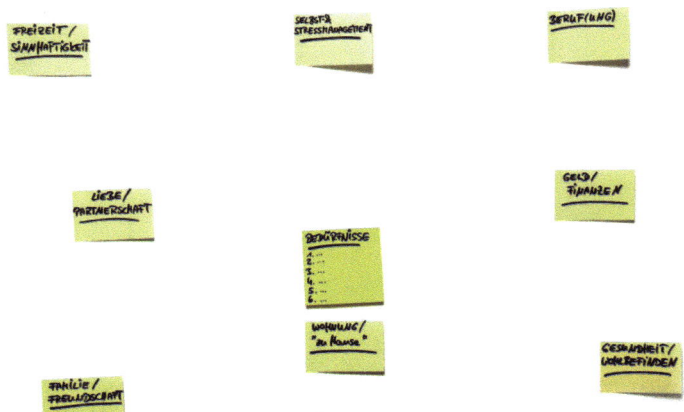

Abb. 2.3 Fiktive Beispielabbildung für einen Lebenskompass mit ADHS. (Eigene Darstellung 2023)

Standortbestimmung an. Sehen Sie sich ebenso bitte auch die **Erwartungen** *von anderen Menschen sowie auch Ihre eigenen Erwartungen an sich an. Horchen Sie bitte mit der Hand auf dem Herzen und einem Blick auf Ihre Top-6-Bedürfnisse in der Mitte Ihres neuen Lebenskompasses nochmal final in sich hinein* (Schmid, 1990/2002, o. J.)*:*

- *Nähren diese Rollen und die Erfüllung der Erwartungen wirklich Ihre Bedürfnisse?*
- *Welche Erwartungen möchten Sie nicht mehr oder weniger erfüllen?*
- *Welche Rollen möchten Sie reduzieren oder vielleicht auch komplett loslassen in Ihrem Leben?*
- *Nehmen Sie sich bitte wieder ausreichend Zeit und gehen Sie jeden Lebensbereich dazu in Ruhe durch.*
- *Achten Sie bitte auch auf Ihre inneren Erwartungen an sich, Ihre im Laufe Ihres Lebens innerlich übernommen Muster Ihres Umfeldes.*

Übung 33 – Innere Antreiber

*Diese im Laufe der Zeit unbewusst übernommenen Muster unserer inneren Erwartungen an uns können sich auch als **innere Kritiker** in uns gefestigt haben. Sie zeigen sich besonders dann, wenn wir unter Stress stehen als unsere **inneren Antreiber** wie zum Beispiel **perfekt sein zu müssen, stark zu sein, es allen recht zu machen, sich anzustrengen oder schnell zu sein**. Das Konzept dieser inneren Antreiber kommt ursprünglich aus der Transaktionsanalyse. Wenn wir gestresst sind, kann dies dann dazu führen, dass wir noch perfekter, noch stärker, es den anderen noch mehr recht machender, noch angestrengter oder noch schneller sein möchten (Studentenwerk Oldenburg, o. J.; INeKO Institut, 2020b).*

- *Kommt Ihnen das bekannt vor?*
- *Welche der oben genannten Antreiber in Ihren verschiedenen Rollen können Sie zusätzlich zu Ihren bisherigen Erkenntnissen zu Ihren Mustern für sich erkennen?*
- *Ich lade Sie ein, sich die folgenden Fragen zu beantworten, um nochmals weitere Erkenntnisse für sich zu gewinnen:*
- *In welchen Situationen spüren Sie diese Antreiber besonders?*
- *Welcher ist besonders dominant?*
- *Wie spüren Sie es körperlich, wenn Sie sich in einem Ihrer Antreiber befinden?*
- *Ist es verbal oder körpersprachlich spürbar, dass Sie sich in einem Antreiber befinden?*
- *Wie sieht die Interaktion mit anderen aus, wenn Sie sich in Ihrem Antreibern befinden?*
- *Was würde Ihnen guttun, wenn Ihre Antreiber wieder aktiv werden, um in Ihrer Balance zu bleiben?*
- *Wovon wäre in Ihrem Leben mehr da, wenn Sie diese inneren Antreiber reduzieren oder gar loslassen würden?*
- *Was wäre dann noch mehr da?*
- *Was wäre dann darüber hinaus noch mehr da?*
- *Und was noch?*

Für die Antreiber, die Sie auf ein für Sie stimmiges Maß reduzieren möchten, lade ich Sie jetzt zu folgender kleinen Übung ein. Lassen Sie sich bitte in Ruhe Zeit dazu. **Wählen Sie sich bitte den entsprechenden inneren Antreiber aus, den Sie reduzieren möchten.** *Nehmen wir als Beispiel den Perfektionismus:*

- *Schließen Sie bitte die Augen, atmen Sie tief durch, spüren Sie in sich hinein und sagen Sie sich:* **Ich „muss" immer perfekt sein.**
- *Horchen Sie in sich hinein, wie sich das anfühlt.*
- *Was passiert in Ihrem Köper?*
- *Wo genau spüren Sie dies?*
- *Bitte öffnen Sie einmal kurz die Augen.*
- *Wenn Sie mögen, schütteln Sie sich einmal aus oder atmen tief durch.*
- *Bitte entspannen Sie sich nochmal, schließen die Augen und sagen sich:* **Ich „kann" immer perfekt sein.**
- *Horchen Sie bitte wieder in sich hinein, wie sich diese Aussage im Vergleich zur letzten Aussage für Sie anfühlt.*
- *Spüren Sie jetzt einen Unterschied in Ihrem Körper?*
- *Was spüren Sie und wo?*
- *Wie fühlt es sich jetzt an?*

Wenn Sie mit Ihrer Übung zu Ihren inneren Antreibern zum Ende gekommen sind, übernehmen Sie bitte aus Ihrer Standortbestimmung, Ihrem Ist-Bild, nur noch die für Sie stimmigen Rollen in Ihre Lebensbereiche Ihres Kompasses, die Ihre Top-6-Bedürfnisse nähren. *Alles andere übernehmen Sie bitte nicht. Weder die unstimmigen Rollen, noch die unstimmigen inneren und äußeren Erwartungen und Antreiber, die Sie loslassen möchten. Fragen Sie sich bei jeder Rolle, die Sie übernehmen bitte jedes Mal nochmal, ob Ihre Top-6-Bedürfnisse durch diese Rolle wirklich genährt werden und Sie sich hier kongruent verhalten, oder – auch das wird der Fall sein – ganz bewusst inkongruent* (Schmid, 1990/2002, o. J.).

Sie haben alles Relevante in Ihren neuen Lebenskompass übertragen? Klasse. Dann heißt es jetzt in der folgenden Übung final Abschied nehmen von allem, was von Ihrer Standortbestimmung, Ihrem Ist-Bild, jetzt noch übrig ist.

2.5.3 Abschied nehmen von Einflussfaktoren, die Sie bisher ausgebremst haben

Jetzt ist es an der Zeit, Abschied zu nehmen von Ihren unerwünschten Bedürfnissen, Rollen, Erwartungen und inneren Antreibern, von denen Sie spüren, sie tun Ihnen nicht mehr gut, und im Herzen möchten Sie das einfach gar nicht mehr so in Ihrem Leben. Wichtig ist es hier, für alles, was Sie loslassen möchten, sich noch einmal deren *positive Absicht* für Sie und Ihr Leben vor Augen zu führen.

Übung 34 – Positive Absicht

Denn diese positive Absicht, die sollte idealerweise erhalten bleiben und auf einem anderen Wege erfüllt werden. Auch hier zu Ihrer inneren Reflexion einige Fragen zur Unterstützung:

- *Angenommen, eine gute Freundin wäre an Ihrer Stelle, wie würde Sie „xy" loslassen?*
- *Wovon wäre mehr da, wenn „xy" weniger wäre oder gar nicht mehr Teil Ihres Lebens?*
- *Angenommen, „xy" wäre kein Teil mehr Ihres Lebens, was müsste dann da sein, damit Sie auch ohne „xy" leben können?*
- *Wäre das eine bestimmte Sache, die dann alternativ da sein müsste, oder gäbe es da mehrere Alternativen, die möglich wären?*
- *Stellen Sie sich vor, es sind 5 Jahre vergangen und Sie blicken zurück, wie sind Sie „xy" losgeworden?*
- *Woran können Sie festmachen, dass „xy" in Ihrem Leben weniger Relevanz hat?*

2 Ihr Selbstcoaching Prozess bei ADHS im ...

*Angenommen, Sie haben nun für sich herausgefunden, wie Sie „xy" am besten loslassen. Prüfen Sie dann jetzt bitte auch nochmals, ob die **positive Absicht** von „xy" ab jetzt auf einem anderem Wege sichergestellt werden kann. Dieser **sollte sich auch in Ihrem neuen Lebenskompass wiederfinden und bitte jetzt noch ergänzt werden*** (INeKO Institut, 2020a).

Danach lade ich Sie ein, ein kleines Lebewohl-Ritual daraus zu machen, jedem einzelnen Bedürfnis, jeder Rolle, Erwartung oder inneren Antreiber, die sich im Laufe der Jahre in Ihr Leben geschlichen haben, lebe wohl zu sagen, indem Sie einen wertschätzenden Abschiedsbrief schreiben.

Übung 35 – Lebe wohl Ritual

Verabschieden Sie sich so von jedem einzelnen dieser Nervensägen und Stressmacher. Würdigen Sie in diesem Brief nochmal die positive Absicht und verzeihen Sie sich und anderen, die in diesem Zusammenhang relevant sind. Bedanken Sie sich zum Beispiel bei Ihrem Perfektionismus, dass er Ihnen lange gute Dienste getan hat und dafür gesorgt hat, dass Sie nicht anecken und negatives Feedback vermeiden. Erklären Sie ihm dann zum Beispiel, dass Sie ihn jetzt nicht mehr brauchen, oder nicht mehr in dem Ausmaß, da Sie jetzt zum Beispiel bereit sind, eben nicht allen Menschen auf diesem Planeten zu gefallen und es selbstwirksam verarbeiten können, sollten sie aufgrund der Tatsache, dass Sie nicht perfekt sind, auch einmal negatives Feedback bekommen. Nehmen Sie sich in Ruhe Zeit dafür. Wenn Sie fertig sind, lade ich Sie ein, diesen Brief an einem (für ein kleines Mini-Feuer sicher geeigneten) Ort zu verbrennen, der sich für Sie sicher und stimmig anfühlt, und ihn so dem Feuer und dem Wind zu übergeben. Verbrennen Sie Ihren Brief und lassen Sie so Ihre Störenfriede auch physisch los (Uhlenbrock, o. J.).

Sie haben sich gebührend verabschiedet? Herzlichen Glückwunsch! Super, dass Sie immer noch für sich dabei sind. Sie können wirklich zufrieden mit sich sein. Denn jetzt wird es final richtig kreativ. Im nächsten Schritt gestalten Sie sich Ihren kongruenten, ganz auf Ihren wichtigsten Bedürfnissen aufgebauten Lebenskompass. Lassen Sie sich überraschen.

2.5.4 Die Gestaltung Ihres bedürfnisorientierten Lebenskompass mit ADHS

Ihre *Top-6-Bedürfnisse* haben Sie sich *bereits ins Zentrum Ihres Lebenskompasses* auf einen Haftnotizzettel geschrieben. Diese sollten jetzt idealerweise bestmöglich mit Ihren verschiedenen Lebensbereichen *verwoben* werden, sodass sie durch Ihre Rollen und Aktivitäten dort wirklich regelmäßig und *ausreichend genährt* werden. Auf diese Weise gestalten Sie sich selbstwirksam ein Leben mit Ihrer ADHS, dass sich für Sie ganz persönlich *kongruent* anfühlt. So stärken Sie Ihre *Resilienz* und schaffen sich mehr Lebensqualität.

> ***Übung 36 – Ihr neuer Lebenskompass mit ADHS***
>
> *Sie haben dazu in die verschiedenen Lebensbereiche bereits die Rollen übernommen aus Ihrer Standortbestimmung, die auf Ihre Top-6-Bedürfnisse eingehen und Sie diese somit beibehalten möchten. Bitte übertragen Sie nun auch Ihre **ADHS-Life-Hacks** mit Haftnotizzetteln in den Lebensbereich „Selbst- und Stressmanagement", die Sie sukzessive in Ihrem Leben verinnerlichen möchten. Ihre gewählte **achtsame Entspannungstechnik** und den für Sie stimmigen **Sport** übernehmen Sie bitte im Bereich „Gesundheit und Wohlbefinden". Haben Sie alles übertragen? Klasse.*

Schauen Sie sich nun Ihre einzelnen Lebensbereiche in Ihrem Kompass bitte einmal von oben an. Stellen Sie sich bitte die folgenden Fragen und nehmen Sie sich wieder in Ruhe Zeit dazu.

- *Sind die Lebensbereiche so stimmig für Sie von der Flächenaufteilung?*
- *Ist Ihre Work-Life-Balance so stimmig für Sie?*
- *Möchten Sie etwas verändern?*
- *Welchen Lebensbereichen möchten Sie zukünftig mehr Aufmerksamkeit schenken?*
- *Welche Lebensbereiche möchten Sie vielleicht reduzieren?*
- *Was bedeutet dies für die Rollen in den jeweiligen Lebensbereichen?*
- *Gibt es hier bestehende Rollen, die Sie stärken möchten?*
- *Was möchten Sie zukünftig dafür tun?*
- *Gibt es auch Rollen, die in Ihrem bisherigen Leben noch keine Relevanz hatten und in die Sie hineinwachsen möchten?*
- *Was und wen benötigen Sie dazu?*

Nehmen Sie bitte entsprechend Ihrer Erkenntnisse durch diese Übung Ergänzungen in Ihren Lebensbereichen vor. Prüfen Sie in diesem Zuge bitte auch, ob die Rollen, die Sie zukünftig in Ihrem Leben innehaben möchten, auch wirklich Ihre Top-6-Bedürfnisse nähren (Schmid, 1990/2002, o. J.).

Immer eine 100 %ige Bedürfnisbefriedigung eines Ihrer *Top-6-Bedürfnisse* in allen Lebensbereichen zu erlangen, ist wenig realistisch, genauso wie das Meer nicht immer nur spiegelglatt ist und die Sonne scheint. Im Auf und Ab des Lebens sehen Sie sich immer wieder mit Herausforderungen, Krisen, Ihrer ADHS- Symptomatik und Schicksalsschlägen konfrontiert. Und auch ein Job, der uns zu 100 % erfüllt, eine Partnerschaft, die immer nur zu 100 % rosig ist und Freundschaften, in denen es niemals knirscht, sind wenig realistisch. Es wird immer Bereiche geben, in denen trotz eines kongruent aufgesetzten Lebenskompasses unsere Bedürfnisse nicht 100 % erfüllt werden. Laut der Psychologen Kitz und Tusch (2010) brauchen wir dies jedoch auch nicht für unser Glück und unsere Zufriedenheit. Sie haben ein *Modell der Bedürfniskompensation* entwickelt. Aus Ihrer Sicht kompensieren sich Bedürfnisse wechselseitig in den verschiedenen Lebensbereichen. Ist jemand zum Beispiel in einem sehr strukturierten geordneten Job tätig, der voll auf das *Top-6-Bedürfnis* von *Struktur und Sicherheit* einzahlt, zum Beispiel ein Lokführer, in dem sein anderes *Top-6-Bedürfnis* von *Kreativität* kaum genährt wird, lässt sich dies zum Beispiel durch kreative Freizeitbeschäftigungen kompensieren und stärken. Er könnte beispielsweise in seiner Freizeit in einer Band spielen. Ein anderes Beispiel wäre, wenn jemand in der Stadt arbeitet, obwohl er das Bedürfnis nach *Ruhe und Natur* hat. Hier kann zum Beispiel ein Zuhause am grünen Stadtrand oder noch weiter draußen im Grünen, mit mehreren Tagen arbeiten von zu Hause, eine Möglichkeit zur Kompensation sein.

Die Befriedigung von Ihren Top-6-Bedürfnissen kann somit von einem in den anderen Lebensbereich übertragen werden. Final sollte sich auf diese Weise für Sie ein stimmiges Bild an Rollen und Aktivitäten in Ihrem Leben ergeben, die ausbalanciert miteinander harmonieren (Kitz & Tusch, 2010). Bitte behalten Sie dies jetzt bei der weiteren Gestaltung Ihres Lebenskompass im Hinterkopf, wenn Sie abgleichen, ob die Gestaltung Ihrer Lebensbereiche voll auf Ihre Top-6-Bedürfnisse eingeht.

Um Ihr kreatives visionäres Potenzial für Ihre Lebensgestaltung mit Ihrem Kompass jetzt noch weiter zu aktivieren, lade ich Sie zu folgender Übung ein. Diese ist angelehnt an die sogenannte *Disney-Strategie* (Dilts et al., 1994).

2 Ihr Selbstcoaching Prozess bei ADHS im ...

Übung 37 – Disney-Strategie

Nehmen Sie sich bitte sieben Haftnotizzettel und notieren Sie bitte Folgendes darauf: ideale Lebensgestaltung, Visionär, Realist, Kritiker, kleines Tier, großes Tier und weise Person.

- *Dann fragen Sie sich bitte, wer in Ihrem Umfeld ein absoluter Visionär ist, dies kann auch ein Träumer oder Künstler sein. Diese Person steht dann für diesen Visionär.*
- *Wer in Ihrem Umfeld ist am ehesten ein Realist?*
- *Wer ist eher der Kritiker? Es kann auch eine bekannte Persönlichkeit sein?*
- *Welches kleines Tier kommt Ihnen spontan in den Sinn, das die Welt ganz klein von unten wahrnimmt?*
- *Welches große Tier fällt Ihnen spontan ein?*
- *Die weise Person hingegen sollte eine fiktive intuitive weise Person sein.*

Kleben Sie dann bitte den Haftnotizzettel „ideale Lebensgestaltung" auf den Boden und mit etwas Abstand die sechs anderen Haftnotizzettel darum herum.

- *Treten Sie nun bitte auf den Haftnotizzettel „ideale Lebensgestaltung".*
- *Fühlen Sie sich dort hinein.*
- *Fühlen Sie sich hinein in Ihre zukünftige Lebensgestaltung.*
- *Denken Sie hier groß, wirklich grenzenlos, träumen Sie, alles ist möglich.*
- *Treten Sie dann von diesem Haftnotizzettel herunter auf einen anderen Ihrer Wahl und nehmen Sie dann diese Sichtweise ein und fühlen sich dort hinein.*
- *Auch hier lassen Sie sich voll darauf ein.*
- *Alles ist möglich.*
- *Denken Sie groß und befreit.*
- *Schließen Sie gerne die Augen.*
- *Welchen Rat würde Ihnen diese Person geben zu Ihrer zukünftigen Lebensgestaltung?*

- *Merken Sie sich diesen Rat, treten Sie von dem Haftnotizzettel herunter und schütteln sich einmal kräftig aus.*
- *Wählen Sie jetzt den nächsten Haftnotizzettel und wiederholen den Ablauf, schütteln sich wieder aus, wählen den nächsten und so weiter.*
- *Wenn Sie auf dem Haftnotizzettel „kleines Tier" stehen, kann es hilfreich sein, in die Hocke zu gehen oder sich auf den Boden zu setzen, um auch körperlich den Blickwinkel von unten einzunehmen.*
- *Bei der Position der „weisen Person" horchen Sie ganz besonders auf die feinen intuitiven Botschaften, die Sie bekommen.*
- *Wenn Sie alle Positionen durchgespielt haben, schütteln Sie sich final noch einmal aus, und stellen Sie sich bitte wieder wie zu Beginn auf Ihre „ideale Lebensgestaltung".*
- *Fühlen Sie hier wieder in sich hinein. Wie fühlen Sie sich jetzt nach den Erkenntnissen und Botschaften der anderen Positionen?*
- *Dann bitte nehmen Sie noch einmal der Reihe nach (ohne Ausschütteln) alle Positionen ein und fühlen sich noch einmal in die jeweiligen Positionen hinein.*
- *Stellen Sie sich dann final wieder auf Ihre „ideale Lebensgestaltung".*
- *Fragen Sie sich hier bitte: Welche Erkenntnisse haben Sie gewinnen können?*
- *Wie wirken sich diese Erkenntnisse auf die Gestaltung Ihres Lebenskompasses aus?*
- *Welche Erkenntnisse möchten Sie in Ihren Lebenskompass übernehmen?*
- *Ergänzen Sie diese jetzt bitte gerne dort.*

Haben Sie die Übung beendet? Prima. Dann kann es weiter gehen mit der weiteren Entfaltung Ihrer Kreativität. Viel Spaß dabei.

Übung 38 – Far far away

Stellen Sie sich bitte vor, Sie befinden sich ganz weit weg an einem Urlaubsziel Ihrer Träume. Hier wollten Sie schon immer einmal hin. Sie sind wunderbar gelöst und erholt und denken über Ihren Lebenskompass mit seinen verschiedenen Lebensbereichen nach (INeKO Institut, 2020a).

- *Aus dieser räumlichen Distanz, was würden Sie jetzt in den einzelnen Lebensbereichen noch verändern wollen?*
- *Gehen Sie gedanklich aus dieser Haltung doch einmal alle Bereiche und die Life Hacks durch und integrieren Sie Ihre Erkenntnisse danach in den jeweiligen Bereichen Ihres Lebenskompasses.*

Schweifen Sie bitte anschließend in die Zukunft. Es sind 5 Jahre vergangen. Sie blicken zurück auf den heutigen Tag. Sie sind gerade dabei, sich Ihren neuen Lebenskompass zu gestalten (INeKO Institut, 2020a).

- *Was raten Sie sich rückblickend selbst?*
- *Was hat sich in den 5 Jahren verändert?*
- *Wie hat sich der Umgang mit Ihrer ADHS in Ihrem Leben verändert?*
- *Wie haben Sie die Life Hacks verinnerlicht?*
- *Wie haben Sie sich eine achtsame Lebenshaltung angeeignet?*
- *Wie haben Sie regelmäßig Ihren Sport in Ihr Leben integriert?*
- *Wie haben Sie das gemacht?*
- *Wie schaut Ihr Leben in 5 Jahren aus?*
- *Was macht Sie glücklich in 5 Jahren?*
- *Was hat Sie in den 5 Jahren beim Managen Ihrer Symptomatik vorangebracht?*
- *Welche Erkenntnisse können Sie bereits heute daraus für sich ziehen für die Gestaltung Ihres Lebenskompasses?*

Ergänzen Sie jetzt bitte Ihre Erkenntnisse, die Sie übernehmen möchten, ebenfalls in den jeweiligen Bereichen Ihres Lebenskompasses.

Bitte gehen Sie nun jetzt noch einmal zu den *Ergebnissen* der Übung zurück, bei der Sie sich Gedanken dazu gemacht haben, was Ihre Freunde Ihnen für *Stärken und Talente* zusprechen (Übung 26 – Fragen über Fragen an Ihre besten Freunde – was macht Ihre Persönlichkeit aus?).

Übung 39 – Stärken stärken

- *Finden sich die Stärken und Talente, die sich für Sie stimmig anfühlen, bereits in der Gestaltung Ihrer Lebensbereiche wieder?*
- *Was sind Ihre besonderen ADHS-Stärken, Ihre Superpower?*
- *Was möchten Sie noch in Ihren Lebenskompass übernehmen und stärken?*
- *Reflektieren Sie dies bitte einmal in Ruhe für sich, und nehmen Sie dann bitte noch Ihre Ergänzungen vor.*

Gehen Sie dann bitte noch einen Schritt weiter. Schauen Sie bitte zurück auf Ihr Leben, und zwar auf für Sie emotional bedeutsame Situationen in Ihrem Leben. Dies können Situationen sein, in denen Ihre ADHS eine Relevanz hatte, oder andere Situationen, in denen Ihre ADHS weniger relevant war für den damaligen Kontext. Das können positive Erlebnisse sein oder auch herausfordernde:

- *Welche Menschen waren damals bedeutsam für Sie im Rahmen dieser Situationen?*
- *Was haben diese damals in Ihnen gesehen, welche Stärken und Talente haben Ihnen Menschen aus Ihrem Umfeld zugesprochen?*
- *Wie haben Sie herausfordernde Situationen bewältigen können?*

2 Ihr Selbstcoaching Prozess bei ADHS im ...

- *Lassen Sie sich hier bitte in Ruhe Zeit für diese kleine Zeitreise und notieren Sie sich doch bitte daraus abgeleitet Ihre Stärken und Talente.*
- *Finden sich diese bereits wieder in Ihren Lebensbereichen oder inspirieren sie Sie vielleicht jetzt für weitere Ergänzungen, wie Sie diese in den einzelnen Lebensbereichen zukünftig mehr nutzen möchten?*

Eine ähnliche Übung wurde Ihnen bereits vorgestellt, um sich selbstwirksam aus Ihren Weltschmerz-Phasen heraus zu begleiten (Übung 5 – Biografischer Lebensverlauf). Falls Sie diese Übung daher bereits für sich gemacht haben, holen Sie diese jetzt gerne einfach noch einmal hervor und stellen Sie sich dann gerne nochmals die obigen Fragen (Hinkelmann, 2016b). Fragen Sie sich bitte zudem auch nochmal ganz spezifisch für den Umgang mit Ihrer ADHS und Ihrer Symptomatik (INeKO Institut, 2020a):

- *Gab es schon einmal Momente oder sogar längere Zeiträume, wo Ihr Leben mit Ihrer ADHS schon einmal so war, wie Sie es sich gewünscht haben?*
- *Oder besser als heute?*
- *Gab es diese Situationen vielleicht sogar vor Ihrer Diagnose im Erwachsenenalter?*
- *Wie haben Sie das gemacht?*
- *Was war da anders als heute bezüglich Ihrer Symptomatik, wenn Sie sich Ihre verschiedenen Lebensbereiche anschauen?*
- *Wie haben Sie das gemacht?*
- *Was war da anders?*
- *Fragen Sie sich bitte auch hier noch einmal: wer war in den Situationen da?*
- *Was haben hier andere in Ihnen gesehen?*
- *Wie können Sie auch diese Erkenntnisse in Ihren neuen Lebenskompass mit einweben, um sich zukünftig zufriedener und glücklicher zu fühlen?*

Nehmen Sie bitte die Ergänzungen Ihrer Erkenntnisse dieser Übung in Ihrem Lebenskompass vor.

Vom Horror-Szenario zu Ihren Bedürfnissen
*Erinnern Sie sich bitte an Ihr **Horror-Szenario** (Übung 19 – Was muss passieren, damit es noch schlimmer wird? Was ist Ihr Horror-Szenario?). Holen Sie sich doch bitte Ihre Notizen dazu auch noch einmal hervor. Sie hatten sich dort notiert, was Sie ganz proaktiv machen müssten, damit es noch schlechter wird in Ihrer Lebensgestaltung als es aktuell ist. Bitte gehen Sie gedanklich doch jetzt noch einmal alle Lebensbereiche durch und stellen sich die gleiche Frage. **Denken Sie dabei bitte speziell auch an den Umgang mit Ihrer ADHS und dem Management Ihrer Symptomatik:***

- *Was müssten Sie tun, damit es in diesem Lebensbereich noch schlechter wird?*

Bitte lesen Sie noch nicht weiter und machen sich dazu in Ihrem Notizbuch zunächst Ihre Notizen. Wenn Sie fertig sind kommt der nächste Schritt dieser Übung:

- *Alles was Sie notiert haben, drehen Sie jetzt bitte einmal um ins Positive.*
- *Zum Beispiel wäre „Ich sorge für noch weniger Schlaf in meinem Leben." dann positiv gedreht „Ich sorge für ausreichend Schlaf in meinem Leben."*
- *So erstellen Sie sich für jeden Lebensbereich nochmal Impulse für zukünftige positive Veränderungen.*
- *Achten Sie bitte darauf, hier nur so zu formulieren, dass Sie selbst betroffen sind, denn andere Menschen oder Ihr Umfeld können Sie nicht ändern* (INeKO Institut, 2020a).

Wenn Sie damit fertig sind, gleichen Sie diese Impulse doch bitte noch einmal mit Ihren einzelnen Lebensbereichen ab. Übernehmen Sie bitte die Elemente, die Sie dort noch nicht berücksichtigt hatten, die jedoch wichtig für Sie sind, und die Sie zukünftig in Ihr Leben integrieren möchten und die auch voll auf Ihre Top-6-Bedürfnisse einzahlen.

2 Ihr Selbstcoaching Prozess bei ADHS im …

Nehmen Sie sich bitte wieder in Ruhe Zeit dafür, und dann machen Sie sich bitte bereit für die nächste und *letzte Übung*, bevor Sie Ihren Lebenskompass finalisieren: das Wunder.

Übung 40 – Das Wunder

Jetzt zünden Sie zum Abschluss Ihre Kreativitätsrakete noch einmal so richtig: Angenommen, Sie wachen morgen auf, und es ist ein Wunder geschehen. Das Wunder besteht darin, dass die Herausforderung, (noch) kein zufriedenstellendes Selbst- und Stressmanagement für Ihr Leben mit Ihrer ADHS etabliert zu haben, was Sie dazu motiviert hatte, sich dieses Buch zu kaufen, einfach nicht mehr besteht. Klar hat sich an Ihrer ADHS und Ihrer Symptomatik an sich nichts geändert, doch Ihre Herausforderung, sich ein effizientes Stress- und Selbstmanagement damit zu verinnerlichen, ist auf magische Weise: gelöst. Sie wachen in Ihrem Zuhause auf, in Ihrem Bett, nachdem über Nacht das Wunder geschehen ist:

- *Woran würden Sie das bemerken?*
- *Woran würde Ihr Umfeld das bemerken?*
- *Was wäre anders in Ihrem Leben?*
- *Was wäre anders im Bereich Freunde und Familie?*
- *Woran würden Ihre Freunde erkennen, dass ein Wunder geschehen ist?*
- *Wo spüren Sie eine Veränderung in der Liebe?*
- *Was ist plötzlich mit Ihrem Stress- und Selbstmanagement passiert, nachdem das Wunder geschehen ist?*
- *Wie managen Sie Ihre Symptomatik?*
- *Was ist jetzt konkret anders?*
- *Wie hat das Wunder sich auf Ihren Beruf ausgewirkt?*
- *Woran erkennen Sie das konkret?*
- *Woran bemerken Sie gesundheitlich und hinsichtlich Ihres Wohlbefindens, dass ein Wunder geschehen ist?*
- *Wie macht sich das genau bemerkbar?*
- *Was ist jetzt anders im Umgang mit Ihrer ADHS?*
- *Wie bemerkt das Ihr Umfeld?*

- *Wie bemerken Sie hinsichtlich Ihrer Freizeitgestaltung, dass ein Wunder geschehen ist?*
- *Woran merken Sie das konkret?*
- *Was hat sich hier verändert?*
- *Was ist jetzt anders in Ihrem Zuhause?*
- *Woran merken Sie dies?*
- *Auch bezüglich Ihrer finanziellen Situation und dem Umgang mit Geld ist ein Wunder geschehen. Woran merken Sie hier, dass sich etwas verändert hat?*
- *Woran würden Sie und Ihr Umfeld das Wunder noch bemerken?*
- *Woran noch?*

Fragen Sie sich bitte danach zu Ihren Erkenntnissen, was davon so realistisch ist, und vor allem durch Sie selbst erreichbar, dass Sie es vielleicht jetzt schon umsetzen könnten oder zumindest beginnen könnten, um die Weichen dafür zu stellen (Sydow & Borst, 2018). Behalten Sie dabei bitte immer im Hinterkopf: **Sie können nur sich ganz allein ändern, nicht die Menschen um Sie herum, sondern nur Ihre Haltung diesen Menschen gegenüber.** *Ergänzen Sie Ihre Erkenntnisse dann bitte final in Ihrem Lebenskompass.*

Übung 41 – Finalisierung Ihres Lebenskompass mit ADHS

Sie können wirklich stolz auf sich sein, wenn Sie so lange die Konzentration und Aufmerksamkeit gefunden haben und so zielstrebig drangeblieben sind über all Ihre Selbstcoaching-Übungen. Richtig klasse!

Sie haben jetzt Ihren Lebenskompass schon reichlich gefüllt. Sehr gut. Ihre Top-6 Bedürfnisse finden sich in der Mitte, und zu den einzelnen Lebensbereichen haben Sie auch aus den Übungen Ihre Erkenntnisse ergänzt. Sie haben jetzt schon eine gute Idee davon, welche Rollen und Bedürfnisse die verschiedenen Lebensbereiche ausfüllen sollen. Jetzt geht es darum, das Ganze einmal mit dem Helikopterblick von oben zu betrachten und strukturiert final fine zu tunen.

Fragen Sie sich bitte Folgendes dazu:
- *Ist der Raum, den Sie Ihren Lebensbereichen gegeben haben, für Sie so stimmig oder möchten Sie nochmal eine Veränderung vornehmen und einzelne Lebensbereiche doch noch vergrößern und andere dafür reduzieren?*
- *Möchten Sie vielleicht auch Rollen nochmals stärken, um Ihre Top-6-Bedürfnisse noch mehr zu nähren, und anderen Rollen dafür weniger Bedeutung geben?*
- *Lassen Sie Ihren Kompass noch einmal in Ruhe mit dem Blick von oben auf sich wirken und nehmen Sie dann die entsprechenden Veränderungen vor (Schmid, 1990/2002, o. J.).*

Dann schauen Sie sich jetzt im Detail bitte noch einmal jeden einzelnen Lebensbereich an zum Fine Tuning. Fragen Sie sich dazu bitte Folgendes für jeden Lebensbereich sowie auch final die abschließenden Fragen ganz unten. **Nehmen Sie bei Bedarf bitte beim Bearbeiten der Übung direkt Ergänzungen in Ihrem Lebenskompass vor, idealerweise jedoch immer mit einem eigenen Haftnotizzettel pro Aktivität oder Ziel.**

1. Familie und Freundschaft von 1–10

Hier fallen die Beziehungen und Rollen zu Ihrer Ursprungsfamilie darunter, jedoch gegebenenfalls auch die zu Ihrer aktuellen Familie sowie auch die zu Ihren Freunden.

- *Wie möchten Sie hier aus Ihren Rollen heraus agieren?*
- *Für was stehen Sie?*
- *Welche Bedürfnisse und Werte sind Ihnen hier wichtig?*
- *Wie steht es um Ihr Bedürfnis nach Nähe, Distanz und Kommunikation?*
- *Wie möchten Sie andere Menschen hier behandeln und wie möchten Sie selbst behandelt werden?*
- *Was muss für den Bereich Familie und Freundschaft erfüllt sein, um jede Woche im Rückblick hier eine 10 vergeben zu können. Notieren Sie sich Ihre Ziele für diesen Bereich jetzt ganz konkret und SMART mit Haftnotizzetteln.*

2. Liebe und Partnerschaft von 1–10

Dieser Bereich bezieht sich auf die Beziehung(en) und Rollen in Ihrem Liebesleben, egal ob Sie Single sind oder in einer Partnerschaft oder eine anderweitige Beziehungsform leben.

- *Wie möchten Sie hier aus Ihren Rollen heraus agieren?*
- *Für was stehen Sie?*
- *Welche Bedürfnisse und Werte sind Ihnen hier wichtig?*
- *Wie steht es um Ihr Bedürfnis nach Nähe, Distanz und Kommunikation?*
- *Wie möchten Sie in einer Partnerschaft behandelt werden und wie mit Ihrem Partner umgehen?*
- *Was muss für den Bereich Liebe und Partnerschaft erfüllt sein, um jede Woche im Rückblick hier eine 10 vergeben zu können. Notieren Sie sich Ihre Ziele für diesen Bereich Liebe und Partnerschaft jetzt ganz konkret und SMART mit Haftnotizzetteln.*

3. Selbst- und Stressmanagement von 1–10

Hier bewerten Sie, wie gut Sie für sich aktuell bereits die Rolle Ihres internen Coaches einnehmen, und für sich selbstfürsorglich ein gutes Selbst- und Stressmanagement anwenden und Ihr Leben konsequent danach gestalten. Hier sollten sich auch die Life Hacks befinden, die Sie sukzessive in Ihr Leben integrieren möchten. Denken Sie daran, wie beschrieben, zunächst nur an Ihren Top-3-Life-Hacks zu arbeiten und dann sukzessive erst an den anderen.

- *Was muss für den Lebensbereich Selbst- und Stressmanagement erfüllt sein, um jede Woche im Rückblick hier eine 10 vergeben zu können? Notieren Sie sich Ihre Ziele für diesen Bereich jetzt ganz konkret und SMART mit Haftnotizzetteln.*

4. Beruf(ung) von 1–10

Unter diesen Punkt fällt Ihr aktueller Beruf den Sie ausüben, und die verschiedenen Rollen die Sie hier inne haben.
- *Wie möchten Sie hier aus Ihren Rollen heraus agieren?*
- *Für was stehen Sie?*
- *Welche Bedürfnisse und Werte sind Ihnen hier wichtig?*
- *Wie möchten Sie andere Menschen behandeln und wie möchten Sie selbst behandelt werden?*
- *Was muss für den Lebensbereich Beruf(ung) erfüllt sein, um jede Woche im Rückblick hier eine 10 vergeben zu können. Notieren Sie sich Ihre Ziele für diesen Bereich jetzt ganz konkret und SMART mit Haftnotizzetteln.*

5. Gesundheit und Wohlbefinden von 1–10

Dieser Bereich spiegelt wider, wie wohl und gesund Sie sich fühlen und was sie konkret dafür tun. Hier sollten sich auch die Life Hacks zum Thema Gesundheit befinden wie regelmäßiger Sport und tägliche achtsame Entspannungsübungen, die Sie sukzessive in Ihr Leben integrieren möchten, wenn Sie diese nicht bereits schon im Lebensbereich Selbst- und Stressmanagement mit aufgeführt haben.

- *Was möchten Sie hier ganz konkret für sich umsetzen, um jede Woche in dem Bereich Gesundheit und Wohlbefinden auf eine 10 zu kommen?*

Notieren Sie sich Ihre Ziele für diesen Bereich jetzt bitte ganz konkret und SMART mit Haftnotizzetteln.

6. Freizeit (Sinnhaftigkeit) von 1–10

Wie zufrieden Sie mit der (sinnvollen) Gestaltung Ihrer Freizeit sind, findet sich in diesem Bereich wieder. Hier finden sich Ihre Rollen, die sich aus Ihrer Freizeitgestaltung ergeben oder auch aus einem Ehrenamt.

- *Welche Aktivitäten begeistern Sie, die sich hier wiederfinden?*
- *Was sind Ihre Leidenschaften in Ihrer Freizeit?*
- *Gibt es etwas, was Sie gerne neu erfahren möchten wie zum Beispiel einen Kochkurs, ein Instrument lernen oder ähnliches?*
- *Falls Sie Ihre Wohlfühlliste noch nicht in Ihren Lebenskompass integriert haben, lade ich Sie ein, dies jetzt zu tun. Sie werden davon natürlich nie alles auf einmal tun können. Es geht vielmehr darum, hier einen Blumenstrauß an Aktivitäten zu wissen, die Ihnen guttun, und die Sie immer wieder für sich aktiveren können. Vielleicht betreffen diese Wohlfühlaktivitäten auch andere Lebensbereiche. Dann ergänzen Sie diese Elemente aus der Wohlfühlliste bitte einfach jetzt auch noch dort.*
- *Was muss hier erfüllt sein, um jede Woche im Rückblick hier eine 10 vergeben zu können?*
- *Notieren Sie sich Ihre Ziele für diesen Bereich Freizeit (Sinnhaftigkeit) ganz konkret und SMART mit Haftnotizzetteln.*

7. Wohnung/Zuhause von 1–10

Wie wohl Sie sich in Ihrem aktuellen Zuhaue fühlen, zeigt Ihnen dieser Bereich. Auch Ihre Rollen in diesem Kontext Zuhause finden sich hier wieder.

- *Was muss hier erfüllt sein, um jede Woche hier eine 10 zu vergeben?*
- *Denken Sie bitte auch hier an Ihre Life Hacks, die sich hier wiederfinden sollten wie zum Beispiel (wenn dies auf Sie zu trifft) eine ruhige Umgebung.*
- *Notieren Sie sich Ihre Ziele für diesen Bereich Wohnung/Zuhause ganz konkret und SMART mit Haftnotizzetteln.*

8. Geld/Finanzen von 1–10

Den Umgang mit Geld und das Managen Ihrer Finanzen bewerten Sie hier für sich und auch Ihre Rollen in diesem Be-

reich. Hier sollten sich die Life Hacks zum Thema Finanzen befinden, die Sie sukzessive in Ihr Leben integrieren möchten.

- *Was muss hier erfüllt sein, um jede Woche im Rückblick hier eine 10 vergeben zu können.*
- *Notieren Sie sich Ihre Ziele für diesen Bereich Geld/Finanzen ganz konkret und SMART mit Haftnotizzetteln.*

Stellen Sie sich bitte für jeden Lebensbereich darüber hinaus jeweils auch die folgenden Fragen. Nehmen Sie sich bitte immer nur einen Lebensbereich einzeln, einen nach dem anderen vor. Vielleicht haben Sie sich diese Fragen so noch nie gestellt und bekommen auf diese Weise auch nochmals neue Erkenntnisse und Impulse:

- *Welche Zahl auf der Skala von 1–10 haben Sie diesem Bereich in Ihrer Standortbestimmung, Ihrem Ist-Bild, ursprünglich gegeben?*
- *Was hat sich bis jetzt für Sie verändert während Ihres Selbstcoachings in diesem Bereich?*
- *Wie würden Sie diesen Bereich jetzt, nach den Übungen in Ihrem Buch und Ihrem jetzigen Entwurf für diesen Lebensbereich, bewerten?*
- *Dies wird nicht für alle Bereiche eine 10 sein oder in Richtung 10 gehen. Die 10 werden Sie oftmals erst noch durch Zwischenziele und -schritte erreichen in den nächsten Wochen, Monaten und Jahren.*
- *Doch was hat sich hier neben der Integration Ihrer ADHS-Life-Hacks und Ihrer Wohlfühlliste noch konkret verändert, sodass Sie den Bereich jetzt höher bewerten?*
- *Gibt es darüber hinaus noch etwas, was Sie tun könnten, damit es aus Ihrer aktuellen Sicht noch besser würde, sodass Sie den Bereich jetzt gerade noch höher für sich bewerten würden?*
- *Oder ist die Gestaltung so aktuell stimmig für Ihre weitere Lebensplanung?*
- *Welche Konsequenzen hätte es, wenn Sie Ihrem jetzt so stimmigen Gefühl für diesen Lebensbereich weiter Vertrauen schenken?*

Achten Sie bitte in jedem Fall darauf, nur aus einer Haltung Ihr Leben zu planen, sodass Sie es so gestalten und **Veränderungen initiieren, die ausschließlich Sie selbst vornehmen** *können. Denn andere Menschen oder Ihr Umfeld können Sie nicht ändern. Sie können nur sich ändern oder Ihre Einstellung: love it, change it or … leave it. Bleiben Sie daher bitte in jedem Falle bei sich bei der neuen Gestaltung Ihres Lebens* (INeKO, 2020a; Kogon et al, 2016).

Was Ihnen jedoch dabei helfen könnte, wenn eine Person „xy" oder Ihr Umfeld „xy" in einem Lebensbereich Ihnen Stress verursacht, ist sich Folgendes zu fragen (INeKO Institut, 2020a):

- *Davon ausgehend, Person „xy" – was nicht in Ihrer Macht steht – hätte sich so verändert, wie Sie sich das wünschen. Was könnten Sie dann tun, was Sie jetzt nicht tun können?*
- *Was fällt Ihnen hier ein?*
- *Das heißt, es wäre eventuell möglich, dass Sie davon schon jetzt Teile dieser Erkenntnisse in Ihren Lebensentwurf mit einbeziehen könnten, die Sie selbst angehen könnten?*
- *Wenn ja, nehmen Sie dies doch bitte noch mit auf.*

Prüfen Sie bitte auch noch einmal final für jeden Lebensbereich, ob Ihre neue Lebensgestaltung mit Ihrem Kompass gesamtgesehen wirklich Ihre Top-6-Bedürfnisse dauerhaft nährt und vor allem auch nachhaltig realistisch umsetzbar ist (INeKO Institut, 2020c):

- *Sind die von Ihnen angestrebten Veränderungen in dem System, dem Umfeld in dem Sie sich befinden und leben, wirklich realistisch möglich?*
- *Wie wirkt sich Ihr neuer Lebenskompass auf Ihr Umfeld aus?*
- *Angenommen, Sie stellen jetzt fest, dass die ein oder andere Wunschvorstellung für die Gestaltung in diesem Lebensbereich aufgrund ihres Umfeldes aktuell leider (noch) nicht*

möglich ist: Was könnte hier (zunächst) eine 2. Wahl-Alternative sein, die ebenfalls Ihre Top-6-Bedürfnisse nährt, jedoch in Ihrem Umfeld auch nachhaltig umsetzbar ist und für Sie (erstmal) einen gangbaren Weg darstellt? Horchen Sie hier für eine Plan-B-Alternative in sich hinein, die dennoch auf Ihre Bedürfnisse eingeht und notieren Sie sich diese bitte in Ihrem Lebenskompass.

- *Schauen Sie sich abschließend jeden Lebensbereich und Ihren kompletten Lebenskompass gesamtgesehen von oben dann nochmals an und fühlen Sie in sich hinein, ob sich dieser nun stimmig für Sie anfühlt.*
- *Wenn nein, drehen Sie bitte in jedem Fall nochmals eine Runde. Nehmen Sie die einzelnen Rollen und Bedürfnisse dann nochmals sorgfältig unter die Lupe. Fragen Sie sich „Was brauche ich konkret noch, damit sich dieser Bereich für mich stimmig anfühlt?". Nehmen Sie auch hier gerne nochmals Ihre bisherigen Notizen als Inspiration zur Hilfe.*

*Spüren Sie hier vielleicht an der ein oder anderen Stelle, wenn Sie Ihren Lebenskompass von oben betrachten, einen **inneren Widerstand** oder fühlt sich jetzt etwas unangenehm anders an, dann horchen Sie bitte noch einmal in sich hinein und fragen sich jetzt bitte* (INeKO Institut, 2020a)*:*

- *Was ist die **positive Absicht** dieses Widerstands?*
- *Könnten Sie dennoch eine Veränderung vornehmen, die jedoch diese positive Absicht beibehält?*
- *Wie könnte diese aussehen?*
- *Was wäre das Schlimmste, das passieren würde, wenn Sie dies einfach einmal versuchen würden?*
- *Was wäre dann weniger, wenn Sie es ausprobieren?*
- *Was wäre dann mehr da?*
- *Schauen Sie sich auch noch einmal Ihr Horror Szenario an (Übung 19 – Was muss passieren, damit es noch schlimmer wird? Was ist Ihr Horror-Szenario?).*
- *Wollen Sie wirklich riskieren, dass es so weit kommt?*

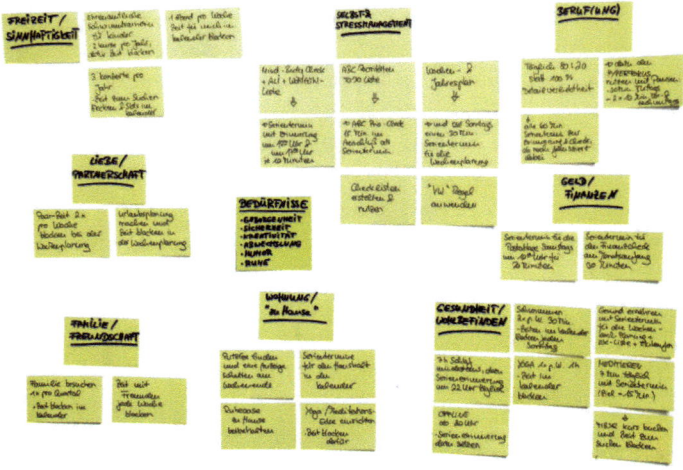

Abb. 2.4 Fiktive Beispielabbildung für einen Lebenskompass mit ADHS. (Eigene Darstellung 2023)

Wenn Sie final das Gefühl haben, dass sich alle Lebensbereiche jetzt stimmig für Sie anfühlen, schauen Sie bitte dann noch einmal auf Ihren gesamten Kompass, ob sich dieser ebenfalls stimmig für Sie anfühlt. Und falls es bei der Befriedigung Ihrer wichtigsten sechs Bedürfnisse immer noch haken sollte, dann drehen Sie final einfach noch einmal eine Schleife durch die Lebensbereiche, und zwar so lange, bis sich alles stimmig für Sie anfühlt bezüglich Ihres neuen Lebenskompasses (Kogon et al, 2016; Schmid, 1990/2002, o. J.). *Einen gefüllten Kompass als fiktive Beispielabbildung finden Sie auch in Abb. 2.4.*

Wenn dem final so ist, haben Sie wirklich guten Grund, richtig stolz auf sich zu sein. Sie haben schon so viel für sich geschafft mit Ihrem Selbstcoaching. Richtig gut! Bleiben Sie jetzt so selbstwirksam für sich dran, denn jetzt gehen Sie in die Umsetzung. *Etablieren Sie für sich jetzt ein konsequentes Selbstmanagement, um Ihren Lebenskompass im Alltag erfüllt zu leben und zu verinnerlichen.* Sie stärken so

Ihre Resilienz, Ihre Selbstwirksamkeit, und kreieren sich so ein bedürfnisorientiertes, zufriedenes Leben mit möglichst vielen Glücksmomenten. *So steigern Sie jetzt Ihre Lebensqualität mit Ihrer ADHS und zünden Ihre Superpower.* Los geht's!

2.6 Selbstmanagement mit Ihrer ADHS – so bleiben Sie auf Kurs

Sie haben wirklich schon eine ganze Menge geschafft auf dem Weg zu mehr Lebensqualität mit Ihrer ADHS. *Ihr Lebenskompass ist erstellt. Klasse. Jetzt geht es darum, ihn richtig anzuwenden und ihn so Schritt für Schritt für Ihre neue bedürfnisorientierte Lebensgestaltung zu verinnerlichen.* So kann er Sie zukünftig bei Sonnenschein und auch bei Sturm und Regen über Ihr Meer des Lebens steuern. Und das Schritt für Schritt.

2.6.1 Realistische Zwischenziele definieren und priorisieren

Ihr Zauberwort dazu heißt, wie schon in den ADHS-Life-Hacks erwähnt: Zwischenziele, Zwischenziele und … Zwischenziele – und leider nicht Spontanheilung à la „ich setze alle Veränderungen sofort um und das gleich und das natürlich auch noch super perfekt" oder aber „oh nein, ich weiß gar nicht, wo ich anfangen soll, ich will ja so viel auf einmal verändern und bin völlig überfordert".

Eine enge Freundschaft mit Zwischenzielen mit klaren Teilschritten aufzubauen, ist daher jetzt sehr wichtig, damit Sie für sich Ihren Kompass und so Ihr individuelles Stress- und Selbstmanagement verinnerlichen. Nur so erreichen Sie Ihr langfristiges Ziel, mit Ihrem Lebenskompass rückblickend jede Woche in Richtung 10 von 10 Wohlfühl-Punkten mit Ihrer Lebensgestaltung mit ADHS zu kommen: Schritt für Schritt mit Selbstdisziplin und *dranbleiben*.

Übung 42 – Zwischenziele

Damit das gelingt, definieren Sie sich in dieser Übung für Ihre einzelnen Lebensbereiche bitte noch dort realistische, umsetzbare Zwischenziele für Ihren Alltag, wo das jeweilige Ziel ohne diese Zwischenziele nicht innerhalb der kommenden Wochenplanung erreichbar ist.
Wenn Sie das erledigt haben, geht es dann darum, klar zu **priorisieren**, *was Sie als erstes, als wichtigste Hebel an Routinen in Ihren Alltag übernehmen möchten.*

Doch identifizieren Sie jetzt bitte zunächst erst einmal, für welche Ziele Sie noch Zwischenziele benötigen. Gehen Sie dazu bitte Lebensbereich für Lebensbereich durch. Fragen Sie sich dazu für jeden Lebensbereich bitte zu den SMARTen Zielen, die Sie sich im letzten Kapitel gesetzt haben (INeKO Institut, 2020a):

- *Läuft hier schon jetzt alles so rund wie ich mir das wünsche, oder ist hier noch Luft nach oben auf einer Skala von 1–10 und 10 steht für „So soll es idealerweise sein, so wünsche ich mir das."?*
- *Wenn noch Luft nach oben ist, wo stehen Sie jetzt auf der Skala statt auf 10?*
- *Ist Ihre aktuelle Einschätzung zum Beispiel eher bei 3, und Sie halten es für unrealistisch innerhalb einer Woche hier auf eine 10 zu kommen, dann fragen Sie sich bitte, ob hier jeweils noch Teilschritte als Zwischenziele hilfreich und nötig sind.*

Formulieren Sie diese dann bitte ebenfalls SMART. Stellen Sie sich dazu vielleicht folgende Fragen:

2 Ihr Selbstcoaching Prozess bei ADHS im ...

- *Was könnte für die kommende Wochenplanung ein erster Schritt sein, um dies in Ihrem neuen Leben zu einem festen Bestandteil zu machen?*
- *War es schon einmal von Ihnen höher bewertet in der Vergangenheit?*
- *Was war da anders?*
- *Wenn Sie am Ende der Woche ein wenig höher wären auf der Skala oder Sie hätten sogar schon eine volle 10 von 10 Punkten, was hätten Sie dann anders gemacht?*
- *Woran würden Sie am Ende jeder Woche, wenn Sie zurückblicken, erkennen, dass Sie sich der 10 erfolgreich genähert haben?*
- *Was oder wen benötigen Sie, um Ihr Ziel zu erreichen?*
- *Reflektieren Sie Ihre Erkenntnisse dazu bitte als konkrete Handlung(en), die Sie als Zwischenziele sukzessive vornehmen möchten, um hier Schritt für Schritt in Richtung einer 10 zu kommen.*
- ***Notieren Sie diese Handlungen auf einen Haftnotizzettel unter das jeweilige Ziel.***
- *Ihre Ziele und Zwischenziele sollten durchweg **positiv formuliert sein und SMART**, um erreichbar und überprüfbar zu sein, also spezifisch, messbar, attraktiv, realistisch und terminiert sein* (BWL-Lexikon.de, o. J.)
- *Fühlt sich der Lebensbereich, den Sie betrachtet haben, so stimmig an, dann gehen Sie bitte so mit jedem weiteren Lebensbereich vor.*

Wenn Sie final mit allen Lebensbereichen durch sind, und alle relevanten Handlungen als Zwischenziele definiert haben, dann legen Sie sich bitte doch noch einmal die Hand aufs Herz und schauen noch einmal aus der Vogelperspektive auf Ihren Kompass und was Sie sich insgesamt über alle Lebensbereiche vorgenommen haben. Denn Sie wissen ja, ADHSler sind sehr kreativ und sprudeln oft nur so vor Ideen und Wünschen und Zielen und da kann es schon einmal vorkommen, dass man sich verzettelt.

- *Wie fühlen Sie sich, wenn Sie Ihren Lebenskompass mit Ihren Zielen und Zwischenzielen nun betrachten?*
- *Fühlen Sie sich wohl mit Ihrer Gestaltung und Ihren Zielen?*
- *Haben Sie sich vielleicht zu viel vorgenommen?*
- *Löst der Gedanke, das alles umzusetzen, Motivation, Vorfreude und Wohlbefinden in Ihnen aus?*
- *Oder löst Ihre Planung Stress in Ihnen aus?*
- *Könnten Sie sich auf den ersten Blick gesehen vielleicht doch viel zu viel vorgenommen haben?*

Das heißt nicht, dass Ihr Kompass so nicht stimmig ist. **Jetzt ist bei der Umsetzung nur Obacht geboten, dass Sie sich konsequent jede Woche nur so viele neuen Routinen in Ihr Leben integrieren, dass Ihre Wochenplanung realistisch machbar ist und sich für Sie angenehm und motivierend anfühlt.** *Dabei ist Ihre regelmäßige Wochenplanung und Ihr Wochenrückblick mit Ihrem Kompass als Indikator, wo Sie aktuell stehen, ganz essenziell für Ihr Selbstmanagement. Dem widmen wir uns im Folgenden.* (Kogon et al, 2016; Schmid, 1990/2002, o. J.).

2.6.2 Dranbleiben mit Ihrem wöchentlichen Lebenskompass-Check

Sie nutzen dazu einfach den Termin, den Sie sich für Ihre Wochenplanung bereits im Kalender als Serientermin eingestellt haben, und werfen in diesem Termin genau wie oben beschrieben jede Woche auch einen Blick auf Ihre Lebensbereiche im Kompass. *So checken Sie Ihre Fortschritte, ob Sie Ihre anvisierten Ziele oder Teilziele für diese Woche erreicht haben. Sie sehen auch, wenn Sie etwas nicht erreicht haben und wo es noch hakt und wo Sie nochmal Anpassungen vornehmen sollten* (Kogon et al, 2016).

Übung 43 – wöchentlicher Lebenskompass-Check

*Dies ist dann kein Beinbruch, denn ein gesundes Selbst- und Stressmanagement mit Ihrem Lebenskompass ist **ein längerer Prozess**. Fragen Sie sich dann bitte* (INeKO, 2020a):

- *Was hat gefehlt, um auf eine 10 zu kommen oder um Ihr Zwischenziel zu erreichen?*
- *Was können Sie daraus für die Planung der kommenden Woche mitnehmen?*
- *Welche Top-6-Bedürfnisse wurden frustriert und wollen kommende Woche mehr genährt werden?*
- *Was sollten Sie weniger tun?*
- *Was mehr?*
- *Was brauchen Sie noch dazu?*
- *Wen brauchen Sie darüber hinaus noch dazu?*

*Seien Sie bitte milde mit sich und wertschätzen Sie sich für das, was Sie schon geschafft haben. **Sie setzen sich dann bitte für die Folgewoche einfach wieder neue, eventuell adaptierte realistische Ziele für Ihre Wochenplanung und übernehmen diese in Ihre Prio-B-To-do-Liste und Ihren Kalender.** So bringen Sie Ihren Kompass Schritt für Schritt in Richtung 10 von 10 Punkten in Ihren Lebensbereichen. Bleiben Sie dran für sich!*

*Denken Sie jedoch bitte daran, dass Sie bereits schon an Ihren **maximal 3 Life Hacks, Ihrer gewählten achtsamen Entspannungstechnik und dem für Sie stimmigen Sport** für die Verbesserung Ihrer ADHS-Symptomatik arbeiten möchten, wie im ersten Teil des Buches definiert. Ich empfehle Ihnen darüber hinaus daher zunächst **maximal an 3 weiteren Zielen oder Zwischenzielen über all Ihre Lebensbereiche hinweg** zu arbeiten, bis Sie ein Gefühl dafür bekommen haben, wie viel Veränderung pro Woche für Sie realistisch zu verinnerlichen ist.*

Vielleicht sind das bei Ihnen nur insgesamt 3 Ziele pro Woche, vielleicht jedoch auch 5. Jeder Mensch ist da sehr in-

dividuell. **Finden Sie für sich hier mit der Zeit den stimmigen Mix heraus.** *Und erst wenn ein Ziel für Sie davon auch erreicht ist, dann nehmen Sie sich aus Ihrem Kompass bitte ein neues Ziel vor, das Sie umsetzen möchten. Denn gut Ding will Weile haben. Sie werden Ihr Leben nicht von heute auf morgen komplett umkrempeln können.* **Planen Sie Ihre Wochen in jedem Falle so, dass Sie immer noch genug Puffer, Zeit für sich, Zeit zum „nichts tun" und auch Flexibilität einplanen.** *All Ihre Lebensbereiche und Ziele und Zwischenziele bedürfnisorientiert in Richtung einer 10 zu bekommen, wird ein längerer Prozess von Wochen und Monaten, vielleicht sogar Jahren sein.* **Sie schaffen das, nur eben nicht alles auf einmal.**

> *Planen Sie also bitte zunächst Ihre Top-3-Life-Hacks, Ihre achtsame Entspannungstechnik, Ihren Sport und maximal 3 weitere (Zwischen-)Ziele in Ihre Prio-B-To-do-Liste und in Ihre Wochenplanung in Ihren Kalender ein, und setzen Sie sich dafür bitte auch immer eine Erinnerung. Markieren Sie sich diese Ziele oder Zwischenziele, die Sie in dieser Woche erreichen möchten, mit zum Beispiel* **kleinen Haken daneben** *in Ihrem Lebenskompass, und schreiben Sie sich auf der Skala von 1–10 auf, wo Sie zu Beginn der Woche stehen und am Ende der Woche, wo Sie rückblickend jetzt stehen.*

Sie sollten diese Wochenreflexion jede Woche einplanen, bis Sie an all Ihren noch offenen (Zwischen-)Zielen in Ihrem Kompass gearbeitet haben und das Gefühl haben, Sie können sich im Wochenrückblick überwiegend in Richtung 10 von 10 Punkte für alle einzelnen Lebensbereiche einschätzen, was die Erfüllung Ihrer Top-6-Bedürfnisse angeht. Doch auch hier seien Sie bitte geduldig. **Betrachten Sie das Ganze als Lern- und Reflexionsprozess für sich, um sich besser kennenzulernen. Und dieser kann einige Wochen oder sogar Monate bis Jahre dauern.**

2.6.3 Identifizieren Sie Ihre Leuchttürme, die Sie auch in stürmischen Zeiten leiten

Auf dem Weg dahin wird Ihnen von Woche zu Woche mehr auffallen, wo Sie in Ihrem Kompass in jedem Falle auf eine 10 kommen sollten, damit Ihre wichtigsten Bedürfnisse genährt werden und Sie sich so in Ihrer Mitte und kraftvoll fühlen. Es müssen nicht immer alle Themen eines Lebensbereiches sein, die eine 10 erreichen sollten. Es werden sich vielmehr die wichtigsten Elemente für Sie herauskristallisieren, die Ihre wichtigsten Eckpfeiler in Ihrem Lebenskompass für mehr Lebensqualität mit Ihrer ADHS darstellen.

> *Das sind Ihre ganz persönlichen **Leuchttürme auf Ihrer Reise zu mehr Lebensqualität**. Ihre **Wohlfühlpfeiler** in den einzelnen Bereichen, die Sie in jedem Falle jede Woche aufs Neue in Richtung einer 10 bewegen und nähren sollten.*

> **Übung 44 – Identifikation Ihrer Leuchttürme durch Wohlfühlpfeiler in Ihrem Leben**
>
> *Markieren Sie sich diese bitte besonders, vielleicht mit einem **Stern**. Denn sollte es einmal wieder eine Krise in Ihrem Leben geben, dann haben Sie schon einmal einen guten Wegweiser, dass diese mit einem Stern markierten Elemente Ihres Lebenskompasses die wichtigsten sind, die Sie jetzt am schnellsten wieder auf Kurs mit 10 Punkten bekommen sollten, um so Ihren Akku an Bedürfnisbefriedigung wieder aufzuladen.*
>
> *Die mit einem Stern markierten Elemente könnten zum Beispiel so aussehen:*
>
> *Wohlfühlpfeiler (Beispiele):*
> - *Life Hack Mind-Body-Check + ALI + Wohlfühlliste*
> - *Life Hack ABC-Prioritäten To-do-Liste*
> - *Life Hack Wochen-/und Jahresplan*

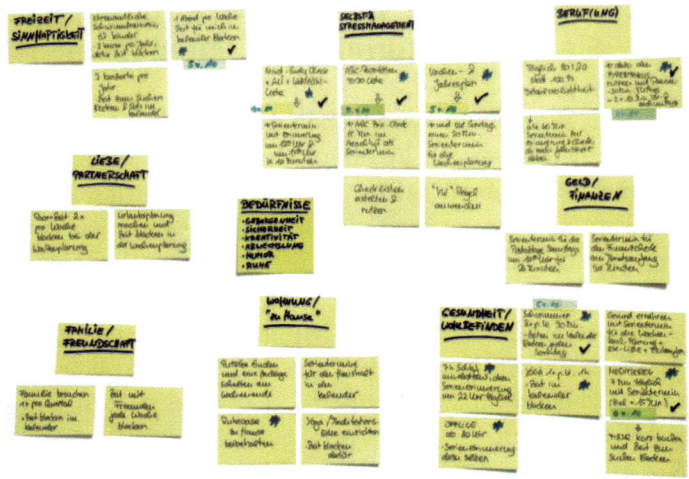

Abb. 2.5 Fiktive Beispielabbildung für einen Lebenskompass mit ADHS. (Eigene Darstellung 2023)

- *mindestens 7 h schlafen*
- *Zeit nur für mich einplanen 1 Abend pro Woche*
- *Abends offline sein ab 20 Uhr*
- *30 min Mittagspause einhalten*
- *morgens + nachmittags 10 min Pause*
- *meditieren jeden Tag (zunächst 7 min)*
- *Yoga 1 × pro Woche 1 h*
- *Schwimmen 2 × pro Woche 30 min*

Einen fiktiven, final gefüllten Kompass als Beispiel mit markierten Leuchttürmen als Wohlfühlpfeiler finden Sie auch in Abb. 2.5.

Wenn Sie Ihre Wohlfühlpfeiler für sich herauskristallisiert haben nach einiger Zeit, und in Ihr Leben integriert haben, dann ist das ein Riesenschritt, den Sie gemacht haben. Sie haben dann nicht nur Ihren Lebenskompass fine getuned, son-

dern Sie haben auch sehr gut für sich erspürt, welche Wohlfühlpfeiler aus Ihrem Lebenskompass Sie in Krisenzeiten als erstes wieder für sich aktivieren sollten, um sich wieder zufriedener und glücklicher zu fühlen. Sie haben dann idealerweise sich und Ihre Bedürfnisse im Leben jetzt viel besser kennengelernt als noch vor dem Start Ihres Selbstcoachings und spüren diese jetzt und leben danach. Dies können Sie wirklich feiern!

Denn wenn Sie dies erreicht haben über mehrere Wochen und Monate, dann reflektieren Sie Ihren Lebenskompass, wenn Sie möchten, nur noch alle 2 Wochen. Wenn Sie merken, das reicht auch und Sie sind stabil in Richtung einer 10 in allen Lebensbereichen unterwegs, dann irgendwann nur noch alle 4 Wochen. Wenn Sie jedoch hingegen merken, Sie schlittern in eine Krise, dann erhöhen Sie bitte die Taktung wieder auf einmal pro Woche. Setzen Sie sich auch hier bitte einen entsprechenden Serientermin in Ihren Kalender mit Erinnerungsfunktion. So erspüren Sie immer wieder sukzessive neu, was Sie wirklich aktuell brauchen und wie Sie Ihr Leben selbstwirksam gestalten müssen, um glücklich zu leben mit Ihrer ADHS.

Und da das Leben immer im Fluss ist, wird sich Ihr Kompass natürlich auch verändern. Die Bedeutung von Lebensbereichen, Bedürfnissen und Rollen ist im stetigen Wandel. Durch den fortwährenden regelmäßigen Check, ob Ihr Kompass zum einen noch stimmig ist mit Ihren Top-6-Bedürfnissen in der Mitte und zum anderen, ob Sie ihn auch in Richtung 10 von 10 Punkten umsetzen, behalten Sie so auch in Phasen der Veränderung das Steuer für Ihr Leben mit Ihrer ADHS mit innerer Sicherheit in der Hand. Denn Sie lernen Ihre Symptomatik durch die regelmäßigen Checks immer besser in Schach zu halten.

2.6.4 Ihre Jahresplanung als hilfreicher Überblick

Unterstützen kann Sie dabei zudem ergänzend noch Ihre Jahresplanung, die Sie bereits im Abschn. 1.5.5.3 mit den Life Hacks kennengelernt haben.

Übung 45 – Ihre Jahresplanung

Nutzen Sie parallel idealerweise auch Ihre Jahresplanung, die Sie in dem Abschnitt Life Hacks beschriebenen Jahreskalender und in Ihrem Handy Kalender vornehmen (Übung 7). Hier hatten Sie bereits Geburtstage, fixe Termine wie Konzerte, Urlaub oder Wochenendtrips eingeplant. Denn Sie werden durch die Reflexion Ihrer Wochenplanungen auch ein feineres Gespür dafür bekommen, wie häufig Sie unterwegs sein möchten oder sich am Wochenende verplanen möchten und wie häufig Sie zu Hause sein möchten, damit Sie sich wohlfühlen. Auch für Ihre Urlaubsplanung werden Sie womöglich ein anderes Gespür bekommen. Vielleicht waren Sie bisher jedes 2. Wochenende unterwegs und rastlos getrieben davon, etwas Spannendes verpassen zu können. Sie haben so Ihr Bedürfnis nach neuen Erfahrungen genährt, und spüren nun jedoch, dass dies leider immer wieder mit Ihrem Bedürfnis nach Ruhe und Entspannung kollidiert. Daher nehmen Sie sich jetzt vielleicht vor, nur noch 1× pro Monat wegzufahren und auch Ihren Urlaub generell ruhiger und für Sie bedürfnisorientierter zu gestalten, statt jedes Mal eine gefühlte Alpenüberquerung zu planen oder mit dem Auto vollgepackt mit der ganzen Familie nachts bis nach Spanien zu fahren. Oder aber Sie haben festgestellt, dass Ihr Bedürfnis nach neuen Erlebnissen und Abenteuer bisher viel zu wenig genährt wurde und Sie planen daher einfach einmal eine Rucksacktour durch Asien ein oder mieten für die Familie ein Wohnmobil und machen damit Urlaub entlang der französischen Atlantikküste, statt wie immer nach Holland in den gleichen Bungalowpark zu fahren (Kogon et al, 2016).

2.6.5 Gestaltung Ihres Lebenskompass mit ADHS als kreative Visionstapete

Wenn Sie kreativ veranlagt sind – die Wahrscheinlichkeit ist hoch, denn Sie haben ADHS – kann es auch sehr hilfreich und bereichernd sein, Ihren Lebenskompass gestalterisch als Visionstapete zu visualisieren. Wenn Sie dies anspricht und Sie über die Erstellung Ihres Lebenskompass hinaus noch Lust haben auf einen kreativen Prozess: los geht's! Wenn nicht, dann lade ich Sie ein, einfach nur die Visualisierungsübung, wie im Folgenden beschrieben, für sich zu machen.

> *Übung 46 – Ihre Visionstapete*
>
> *Sammeln Sie für Ihre Visionstapete zunächst einen Stapel Zeitschriften, und nehmen Sie sich Kleber und Schere und ein Din-A3-Tonpapier oder Flipchart. Zeichnen Sie wie für Ihren Lebenskompass einen Bereich in der Mitte für Ihre Top-6-Bedürfnisse und darum herum die Lebensbereiche mit dem entsprechenden Platzanteil, den Sie diesen gegeben haben.*
>
> *Legen Sie sich Ihren Lebenskompass am besten direkt daneben oder hängen Sie ihn in Sichtweite auf. Schaffen Sie sich eine Wohlfühlatmosphäre und nehmen Sie eine entspannte Haltung ein. Visualisieren Sie vor Ihrem inneren Auge, wie es sich anfühlt, wenn Sie Ihren Kompass mit vollen 10 von 10 Punkten umgesetzt haben* (INeKO Institut, 2020a).
>
> - *Wie fühlt sich das an?*
> - *Was sehen Sie?*
> - *Was hören Sie?*
> - *Wie fühlen Sie sich?*
> - *Was riechen und schmecken Sie?*
>
> *Schweifen Sie durch Ihre einzelnen Lebensbereiche und tauchen Sie ein in dieses neue Leben mit der Lebensqualität mit ihrer ADHS, wie Sie es sich von Herzen wünschen und so,*

wie es Ihren Bedürfnissen entspricht. Schwelgen Sie eine Weile in diesem Zustand und kommen dann langsam wieder im Hier und Jetzt an.

Und nun geht es los mit Ihrer Visionstapete:

- *Schneiden oder reißen Sie intuitiv alle Bilder, Wörter, alles was Ihnen gefällt aus den Zeitschriften aus und visualisieren so Ihren Lebenskompass kreativ in Bildern in einer Collage.*
- *Vertrauen Sie hier Ihrer Intuition und Kreativität.*
- *Hängen Sie den Kompass und auch Ihre Visionstapete gut sichtbar in Ihrer Wohnung auf, sodass Sie sie täglich immer wieder wahrnehmen.*
- *Sie nutzen so den Effekt, sich zu **primen**, das heißt, Ihre unbewusste Wahrnehmung beeinflusst Ihre nachfolgenden Wahrnehmungen, Gedanken und Entscheidungen.*

Sie kennen dies sicher aus der Werbung oder Product Placements von Markenartikeln in Filmen oder von der Eiswerbung im Kino, bevor dann in der Tat der Eismann durch die Gänge läuft und Eis verkauft. Dies können Sie sehr gut für sich nutzen, um sich selbst positiv zu beeinflussen, Ihren neuen Lebenskompass mit ADHS zu verinnerlichen und so Schritt für Schritt dranzubleiben und umzusetzen in Richtung von 10 von 10 Punkten (NLP-Zentrum Berlin, o. J.). Eine Visionstapete als Beispiel finden Sie auch in Abb. 2.6.

Übung 47 – Ihr Selbstcoaching 2.0

Den Selbstcoaching-Prozess in diesem Buch macht man in der Regel nicht nur einmal, denn eine zufriedene und glückliche Lebensgestaltung mit ADHS erfordert lebenslange Selbstdisziplin und dranzubleiben.

Sie wiederholen Ihr Selbstcoaching idealerweise regelmäßig, um so immer wieder den Kompass Ihres Lebens für sich neu auszurichten und sich so selbstwirksam und effizient durch Ihr Leben zu steuern. Das Ziel hier ist es nicht einen völlig fixen Endpunkt mit Endergebnis zu erreichen, sondern Ihre

2 Ihr Selbstcoaching Prozess bei ADHS im ... 251

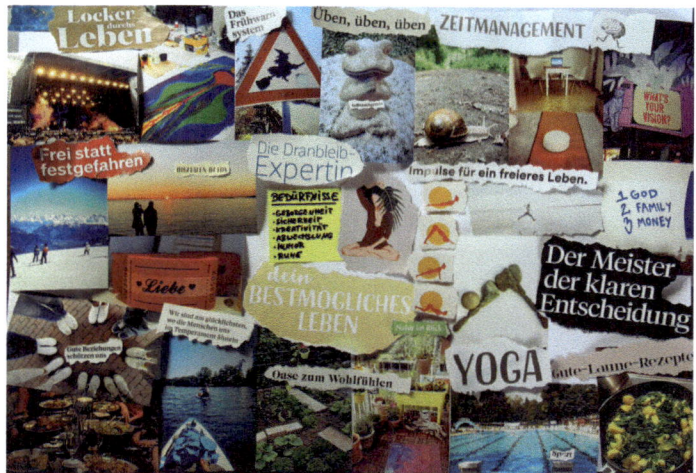

Abb. 2.6 Fiktive Beispielabbildung für eine Visionstapete. (Eigene Darstellung 2023)

Resilienz, Ihre psychische Widerstandskraft, so zu stärken, dass Sie im Auf und Ab des Lebens Ihr Boot sicher durch das Auf und Ab der Wellen auf dem Meer steuern. Empfehlenswert wäre, sich einmal im Jahr, vielleicht passend zum Jahreswechsel, ausreichend Zeit dafür nur für sich einzuplanen. Setzen Sie sich auch hier vielleicht einen Serientermin zur Erinnerung in Ihren Kalender.

Denn in einem Jahr kann viel passieren. Viel kann sich wandeln und verändern. Vielleicht haben Sie einen neuen Job, einen neuen Partner oder eine Trennung oder einen Verlust hinter sich. Vielleicht sind die Kinder jetzt immer mehr aus dem Haus oder Sie haben welche bekommen. Dies hat auch einen Einfluss auf Ihre aktuellen Bedürfnisse. Nehmen Sie sich doch dann einfach nochmal dieses Buch zur Hand für Ihren Tapetenwechsel für die Seele 2.0. Ihr Selbstcoaching-Prozess beginnt dann wieder von vorn.

Sie checken so, ob Ihr Kompass noch stimmig für Sie ist oder adaptiert werden muss.

Sie sind jetzt schon geübt darin, und aktualisieren so einfach Ihren bestehenden Lebenskompass für Ihre derzeitige Lebenssituation hinsichtlich Ihrer aktuellen Top-6-Bedürfnisse und deren Umsetzung in den einzelnen Lebensbereichen. So bleiben Sie fortlaufend für sich im Flow und gleichzeitig in Balance für eine stimmige Gestaltung Ihres Lebens, das im stetigen Wandel ist.

Natürlich können Sie Ihren Tapetenwechsel für die Seele 2.0 auch wieder mit dem kreativen Teil Ihrer Visionstapete kombinieren und diese ebenfalls aktualisieren oder sogar gänzlich neu erstellen. Lassen Sie Ihrer Kreativität hier freien Lauf.

Seien Sie, vor allem in Zeiten einer Krise oder wenn alles einmal wieder droht aus dem Ruder zu laufen, bitte milde mit sich. Diese Phasen gehören zum Leben und es sind *Phasen*. Und das Gute ist: *Phasen gehen vorbei*. Denken Sie dann an *Ihre Leuchttürme in Ihrem Kompass, Ihre Wohlfühlpfeiler,* die Sie sich markiert haben, und konzentrieren Sie sich zunächst fokussiert auf diese, um so auf Kurs zu bleiben. Der Grand Canyon ist auch nicht in drei Wochen entstanden. Auch unser Gehirn und das Verinnerlichen von Gewohnheiten benötigt einfach Zeit, Übung und Wiederholung. Schauen Sie sich bei Bedarf auch noch einmal Ihr Horror-Szenario an und fragen sich, ob Sie wirklich wollen, dass es so kommt (Übung 19).

Übung 48 – Dranbleiben

Wenn Sie einen Widerstand spüren, Ihren Kompass wöchentlich zu checken und so sukzessive umzusetzen, fragen Sie sich bitte (INeKO Institut, 2020a)*:*

2 Ihr Selbstcoaching Prozess bei ADHS im ...

- *Was ist die positive Absicht hinter diesem Widerstand?*
- *Was wäre dann weniger da, wenn Sie Ihren Kompass jetzt beginnen, konsequent umzusetzen?*
- *Wie können Sie genau dies dennoch beibehalten, indem Sie Ihren Kompass jetzt beginnen beharrlich umzusetzen?*
- *Wie können Sie diese positive Absicht in Ihre Lebensgestaltung mit Ihrem neuen Lebenskompass übernehmen?*

Justieren Sie Ihren Kompass dann gegebenenfalls nochmal. Alternativ oder ergänzend können Sie sich auch Unterstützung durch Ihren Partner oder einen guten Freund suchen, der Sie wohlwollend auf Ihrem Weg des Selbstcoachings mit Ihrem Lebenskompass unterstützt und dieses Buch zusammen mit Ihnen durcharbeitet.

Zufriedenheit mit Ihrem Selbstcoaching

Sie befinden sich jetzt am Ende Ihres Selbstcoaching-Prozesses. Erinnern Sie sich bitte jetzt eingangs an die Frage, was die Erwartungshaltung an Ihr angeleitetes Selbstcoaching in diesem Buch ist, wenn Sie es final durchgearbeitet haben.

Übung 49 – *Zufriedenheit mit Ihrem Selbstcoaching*

Schauen Sie doch bitte noch einmal in Ihre Notizen zur Übung 17, der Erwartungshaltung an Ihr Selbstcoaching in diesem Buch.

- *Wurde Ihre Erwartungshaltung erfüllt?*
- *Was waren besonders wichtige Erkenntnisse für Sie?*

Sie hatten zudem auf einer Skala von 0–10, wobei 0 für absolute Unzufriedenheit steht und die 10 für völlige Zufriedenheit, in Übung 18 bewertet, wie zufrieden auf dieser Skala Sie zu Beginn Ihres Selbstcoaching-Prozesses mit Ihrem Selbst- und Stressmanagement mit Ihrer ADHS in Ihrem Leben waren. Schauen Sie auch hier bitte noch einmal in Ihren Notizen nach (INeKO Institut, 2020a).

- *Wo würden Sie sich heute auf dieser Skala nach der Erstellung Ihres Lebenskompasses mit ADHS und Ihrer Visionstapete einschätzen?*
- *Was waren besonders wichtige Erkenntnisse für Sie für diese Entwicklung?*
- *Bitte notieren Sie sich diese.*

Ich bedanke mich an dieser Stelle ganz herzlich für Ihr Vertrauen und hoffe, Sie haben sich wohl gefühlt und gut begleitet durch dieses Buch, auf Ihrem ganz individuellen Weg des Selbstcoachings zu mehr Lebensqualität mit Ihrer ADHS. Wenn Sie dennoch einmal das Gefühl haben sollten, Sie kommen alleine nicht weiter mit Ihrem Selbstcoaching, es hakt irgendwie und Sie treten auf der Stelle, und auch gute Freunde, der Partner oder Kollegen als Motivatoren und Sparrings-Partner stoßen an ihre Grenzen, Sie zum täglichen und wöchentlichen Dranbleiben zu motivieren, dann begleite ich Sie gerne auch durch 1:1-Coachings weiter. Sie haben alternativ auch die Möglichkeit, Ihren kompletten Selbstcoaching-Prozess in diesem Buch begleitet durch 1:1-Coachings mit mir vorzunehmen über einen längeren Zeitraum, wenn Ihnen dies alleine zu viel erscheint für sich. Mein aktuelles Angebot dazu finden Sie auf meiner Website www.tapetenwechsel.me. Ich unterstütze Sie sehr gerne online oder persönlich weiter auf Ihrem Weg im Umgang mit Ihrem Selbst- und Stressmanagement mit Ihrer ADHS. Denn manchmal hat man einfach selbst blinde Flecke oder Blockaden, die man ganz alleine für sich in einem Selbstcoaching nicht lösen kann, und die so die eigene Entwicklung und das Vorankommen behindern.

Vielleicht haben Sie jedoch auch zu einschränkende ADHS-Symptome, um Ihr Selbstcoaching in diesem Buch selbstständig diszipliniert durchzuführen und dranzubleiben. Oder Sie haben bis heute negative Erfahrungen durch Ihre ADHS-Symptomatik gemacht, die Ihr Selbstwertgefühl und Selbstbewusstsein sehr beeinträchtig haben, und Ihnen mangelt es deswegen noch an Mut zu Veränderungen, Ihr Leben inspiriert durch dieses Buch bedürfnisorientiert zu gestalten. *In diesen Fällen kann zunächst eine Psychotherapie für Sie empfehlenswert sein, und nochmal zu überdenken, ob eine (temporäre) medikamentöse Therapie Ihrer ADHS eine Möglichkeit für Sie darstellen könnte.*

Stellen Sie sich bitte einmal vor, alle Menschen, die gesund sind und ohne ADHS leben, sind von Natur aus mit einem E-Bike ausgestattet, dessen Akku sich immer wieder automatisch auflädt und sich so niemals entleert. Sie nehmen so Täler und Höhen immer mit links. ADHS-Betroffene haben leider keine E-Bike-Ausstattung von der Natur bekommen, bei der sich ihr Akku immer automatisch von alleine wieder auflädt. Die gleiche Strecke am Tag zu bewältigen wie die anderen kostet sie so Unmengen mehr an Energie und Kraft. Sie können dies kompensieren, indem Sie hart trainieren jeden Tag, und sich ein gutes Selbst- und Stressmanagement mit Ihrer ADHS aneignen, und sich zudem ihr Leben bedürfnisorientiert gestalten. Sie fahren dann vielleicht überwiegend liebe flache Strecken statt rauf und runter, oder sie finden ganz neue Wege für sich. Medikamente können in dieser Zeit des Trainings wie ein nachgerüsteter Akku für Ihr Fahrrad wirken, der sich dann auch automatisch immer wieder auflädt. Sie sind dann so auch eine Zeit lang als immer aufgeladenes E-Bike unterwegs und haben so mehr Kraft und Energie, sich ein neues gesundes Selbst- und Stressmanagement überhaupt erst anzueignen und dafür die nötigen Veränderungen in Ihrem Leben vorzunehmen. Wenn Medikamente bei Ihnen wirken, was nicht immer der Fall ist, und Sie sie gut vertragen, dann kann dies eine enorme Unterstützung auf Ihrem Weg sein. Wenn Medikamente nicht wirken, oder Sie die Einnahme ablehnen, was ebenso völlig verständlich ist, dann kann es sein, dass Ihr Training eben einfach länger dauert und sehr viel mehr Anstrengung für Sie erfordert. Doch auch das gleiche Ergebnis kann so möglich sein. Wichtig ist in jedem Falle, dass Sie *dranbleiben* mit Ihrem Selbstcoaching.

Sie schaffen das!

Literatur

Academy of Sports GmbH. (o. J.). Tai Chi/Qi Gong. https://www.academyofsports.de/de/lexikon/tai-chi-qi-gong/. Zugegriffen: 24. Okt. 2021.
ADHS Deutschland e. V. (o. J.). Unser Angebot Selbsthilfegruppen. https://www.adhs-deutschland.de/unser-angebot/selbsthilfegruppen. Zugegriffen: 18. Juni 2023.
ADHSpedia® Enzyklopädie. (o. J.a). Yoga. https://www.adhspedia.de/wiki/Yoga. Zugegriffen: 24. Okt. 2021.
ADHSpedia® Enzyklopädie. (o. J.b). Progressive Muskelrelaxation nach Jacobson. https://www.adhspedia.de/wiki/Progressive_Muskelrelaxation_nach_Jacobson. Zugegriffen: 7. Mai 2023.
ADHSpedia® Enzyklopädie. (o. J.c). Sport. https://www.adhspedia.de/wiki/Sport. Zugegriffen: 7. Mai 2023.
ADHSpedia® Enzyklopädie. (o. J.d). Musizieren. https://www.adhspedia.de/wiki/Musizieren. Zugegriffen: 7. Mai 2023.
AOK-Bundesverband GbR. (2021). Motivation. Selbstwirksamkeit steigern. https://www.aok.de/pk/magazin/wohlbefinden/motivation/der-glaube-an-sich-warum-selbstwirksamkeit-wichtig-ist/. Zugegriffen: 15. Juli 2023.
AOK-Bundesverband GbR. (2022). Autogenes Training: Wie es wirkt und wie man es erlernt. https://www.aok.de/pk/magazin/wohlbefinden/achtsamkeit/autogenes-training-wie-es-wirkt-und-wie-man-es-erlernt/. Zugegriffen: 17. Juni 2023.

Berufsverband der Yogalehrenden in Deutschland e. V. (BDY). (2013). Yoga wirkt/Yoga und Meditation in der ADHS-Therapie. https://www.verbaende.com/news.php/Yoga-wirkt-Yoga-und-Meditation-in-der-ADHS-Therapie?m=89980. Zugegriffen: 17. Juni 2023.

Besser-Siegmund-Institut für praxisbezogene psychologische Programme GmbH. (o. J.a). Was ist wingwave? https://wingwave.com/ueber-wingwave/was-ist-wingwave/. Zugegriffen: 24. Okt. 2021.

Besser-Siegmund-Institut für praxisbezogene psychologische Programme GmbH. (o. J.b). Magic Words. https://wingwave.com/magicwords/. Zugegriffen: 24. Okt. 2021.

Besser-Siegmund-Institut für praxisbezogene psychologische Programme GmbH. (o. J.c). So wirkt die wingwave-Musik. https://wingwave-shop.com/pages/so-wirkt-wingwave-musik. Zugegriffen: 24. Okt. 2021.

Besser-Siegmund-Institut für praxisbezogene psychologische Programme GmbH. (o. J.d). Selbstcoaching-Musik. https://wingwave.com/medien-presse/wingwave-medien/selbstcoaching-musik/. Zugegriffen: 24. Okt. 2021.

Besser-Siegmund-Institut für praxisbezogene psychologische Programme GmbH. (o. J.e). wingwave-App. https://wingwave.com/wingwave-app/. Zugegriffen: 24. Okt. 2021.

bildungsurlaub.de. (o. J.). Anerkannte Seminare, Infos und praktische Tipps rund um den Bildungsurlaub. www.bildungsurlaub.de. *Zugegriffen: 7. Mai 2023.*

BWL-Lexikon.de. (o. J.). SMART Ziele. https://www.bwl-lexikon.de/wiki/smart-ziele/. Zugegriffen: 15. Juli 2023.

Byron Katie International. (2012). Anleitung zu The Work. https://thework.com/wp-content/uploads/2019/03/AnleitungzuTheWork.pdf. Zugegriffen: 24. Okt. 2021.

DER PROZESSMANAGER. (o. J.). Pareto-Prinzip: Die 80/20-Regel verstehen und anwenden! https://der-prozessmanager.de/aktuell/wissensdatenbank/pareto-prinzip. Zugegriffen: 15. Juli 2023.

Die Techniker. (2021). Autogenes Training. https://www.tk.de/techniker/gesundheit-und-medizin/behandlungen-und-medizin/alternativ-heilen/autogenes-training-2016240. Zugegriffen: 17. Juni 2023.

Die Techniker. (2023a). Meditationsexperte Ulrich Ott im Interview. https://www.tk.de/techniker/magazin/life-balance/aktiv-entspannen/meditationsexperte-ulrich-ott-interview-2007132. Zugegriffen: 17. Juni 2023.

Die Techniker. (2023b). Download Progressive Muskelentspannung. https://www.tk.de/techniker/magazin/life-balance/aktiventspannen/progressive-muskelentspannung-zum-download-2021142?tkmcg=112701986524_529876749745&tkkwg=b_112701986524_progressive%20muskelentspannung&wt_cc1=k[progressive%20muskelentspannung]m[b]n[g]c[529876749745]p[]d[c]a[112701986524]t[kwd-302722403212]&gclid=EAIaIQobChMI-vK8nt3q_wIVAwmLCh0HuAUdEAAYASAAEgJ13_D_BwE. Zugegriffen: 17. Juni 2023.

Dilts, R. B., Eppstein, T., & Dilts, R. W. (1994). *Tools for dreamers: Strategies for creativity: Strategies for creativity and the structure of innovation.* Paderborn.

Dreher, J. (2019). ADHS im Erwachsenenalter – Anleitung zur Diagnostik und erste Therapieschritte. https://drive.google.com/file/d/1HbSy9SHi7Tzg5vwjKou7mM-qVgl2hFvc/view. Zugegriffen: 12. Apr. 2021.

Feltes, P. (o. J.). ADHS – Sport fördert die innere Ausgeglichenheit. https://angefeuert.com/adhs-sport/. Zugegriffen: 12. Apr. 2021.

Geiser, E. (2022). ADHS – Wer meditiert, verbessert seine Konzentrationsfähigkeit. https://www.nzz.ch/wissenschaft/adhs-entspannung-hilft-ld.1683878. Zugegriffen: 2. Juli 2023.

GEO.de. (o. J.). BIG-FIVE-MODELL. https://www.geo.de/magazine/geo-kompakt/15836-rtkl-big-five-modell-fuenf-charakterzuege-die-jeder-hat-so-entschluesseln. Zugegriffen: 15. Juli 2023.

Grawe, K. (2000). *Psychologische Therapie.* Hogrefe.

Gutknecht, L. (o. J.). 10 Yoga-Arten im Check: Welcher Stil passt zu dir? https://m.fitforfun.de/sport/weitere-sportarten/yoga-arten-welches-yoga-passt-zu-mir_aid_14058.html. Zugegriffen: 24. Okt. 2021.

Hery-Moßmann, N. (2021). Vegetatives Nervensystem und Stress: So arbeitet der Sympathikus in Ausnahmesituationen. https://praxistipps.focus.de/vegetatives-nervensystem-und-stress-so-arbeitet-der-sympathikus-in-ausnahmesituationen_97754. Zugegriffen: 24. Okt. 2021.

Hinkelmann, R. (2016a). *Coach statt Couch? Ein Konzept für die Beratung von Klienten mit ADHS-Symptomen.* Coaching-Magazin. Ausgabe 2. https://www.coaching-magazin.de/hr/coaching-adhs. Zugegriffen: 2. Okt. 2020.

Hinkelmann, R. (2016b). *Coach statt Couch: Wie Coaching Menschen mit ADHS-Symptomen wirksam unterstützen kann.* Springer Fachmedien.

Hinkelmann, R. (2016c). *ADHS bei Erwachsenen. Coaching als innovativer Beratungsansatz für Ärzte und Therapeuten.* Elsevier.

Huggenberger, Dr. phil. R. (o. J.). Ursachen der ADHS. https://www.adhs-info-schweiz.ch/adhs/ursachen-und-behandlung-der-adhs/. Zugegriffen: 4. Okt. 2020.

INeKO Institut a. d. Universität zu Köln – für die Entwicklung personaler und interpersonaler Kompetenzen. (2020a). *INeKO-Skript der Ausbildung Systemisches Coaching und Veränderungsmanagement, Modul 2 – Der Aufbau von Coaching-Sitzung und Coaching-Prozess.*

INeKO Institut a. d. Universität zu Köln – Für die Entwicklung personaler und interpersonaler Kompetenzen. (2020b). *INeKO-Skript* der *Ausbildung Systemisches Coaching und Veränderungsmanagement, Modul 3: Coaching in Teams und Gruppen.*

INeKO Institut a. d. Universität zu Köln – Für die Entwicklung personaler und interpersonaler Kompetenzen. (2020c). *INeKO-Skript* der *Ausbildung Systemisches Coaching und Veränderungsmanagement, Modul 5 – Change Management: Von der Ebene der Person auf die Ebene der Organisation.*

INeKO Institut a. d. Universität zu Köln – Für die Entwicklung personaler und interpersonaler Kompetenzen. (2020d). *INeKO-Skript* der *Ausbildung Systemisches Coaching und Veränderungsmanagement, Modul 6: Hypnosystemisches Coaching: Inneres Team, Intuition und Alltagsdenken.*

Kabat-Zinn, J. (2006). *Gesund durch Meditation: Das große Buch der Selbstheilung.* Fischer.

Kitz, V., & Tusch, M. (2010). *Ich will so werden wie ich bin.* Campus.

Klinik Friedenweider. (o. J.). Sport & Depression – Auswirkungen, Effekte und Therapieformen. https://www.klinik-friedenweiler.de/blog/sport-depression-auswirkungen-effekt-therapieformen/. Zugegriffen: 13. Apr. 2021.

Klinik Sonnenhalde AG. (o. J.). Maltherapie. https://www.sonnenhalde.ch/behandlung/behandlungsarten/tagesklinik/. Zugegriffen: 17. Juni 2023.

Kneubühler, B. (o. J.). Tipps zur Stressbewältigung mit ADHS. https://der-psychologe.ch/2017/02/03/tipps-zur-stressbewaeltigung-mit-adhs/. Zugegriffen: 18. Mai 2023.

Kogon, K., Merrill, A., & Rinne, L. (2016). *Die 5 Entscheidungen: Prinzipien für außergewöhnliche Produktivität.* Gabal.

Löllgen, Prof. Dr. H. (o. J.). Die zehn Goldenen Regeln für gesundes Sporttreiben. https://www.dgsp.de/seite/375183/bewegung.html. Zugegriffen: 13. Apr. 2021.

Lux, Prof. Dr. S., Rosen, H., Aslan, B., & Philipsen, A. (2020). Nichtpharmakologische Therapiemöglichkeiten der Aufmerksamkeitsdefizit-/Hyperaktivitätsstörung im Erwachsenenalter: Ein Update. Zeitschrift Der Nervenarzt 7/2020. https://www.springermedizin.de/adhs/psychotherapie/nichtpharmakologische-therapiemoeglichkeiten-der-aufmerksamkeits/17975340. Zugegriffen: 3. Okt. 2020.

Mauritz, S. (2021). Der Butterfly Hug – Schnell und einfach Stress regulieren. https://www.resilienz-akademie.com/butterfly-hug/. Zugegriffen: 24. Okt. 2021.

MBSR-MBCT Verband e. V. (o. J.). ACHTSAMKEIT MIT MBSR. https://www.mbsr-verband.de/achtsamkeit/mbsr. Zugegriffen: 15. Juli 2023.

Meyer, C. (2015). Positionsbestimmung mit dem Lebensrad. https://www.christianhmeyer.de/positionsbestimmung-mit-dem-lebensrad/. Zugegriffen: 26. Okt. 2021.

Mobil Krankenkasse. (2016). Yoga-Arten: Welches Yoga passt zu wem? https://mobil-krankenkasse.de/magazin/02-2016/yoga-arten.html. Zugegriffen: 15. Apr. 2021.

Morrison, M. (o. J.). Yoga, Fitness, Lifestyle. You Tube Kanal. https://www.youtube.com/c/MadyMorrison/videos. Zugegriffen: 7. Mai 2023.

Müller, M. (o. J.). Shake it! – Kundalini Meditation. https://www.yoga-aktuell.de/yoga-praxis/shake-kundalini-meditation/. Zugegriffen: 21. Mai 2023.

Müller, T. (2013). Depressionen – Sport hilft so gut wie Antidepressivum. https://www.aerztezeitung.de/Medizin/Sport-hilft-so-gut-wie-Antidepressivum-280307.html. Zugegriffen: 12. Apr. 2021.

Neurologen und Psychiater im Netz. (o. J.). Entspannungsverfahren: Progressive Muskelentspannung. https://www.neurologen-und-psychiater-im-netz.org/psychiatrie-psychosomatik-psychotherapie/therapie/entspannungsverfahren/progressive-muskelentspannung/. Zugegriffen: 12. Apr. 2021.

Neuromedizin. (2019). ADHS: Neue Pilotstudie zur Musiktherapie bei erwachsenen Patienten. https://www.neuromedizin.de/Neurologie/ADHS--Neue-Pilotstudie-zur-Musiktherapie-bei-erwachsenen-Pat.htm. Zugegriffen: 24. Okt. 2021.

Neuy-Bartmann, A. (2019). *ADHS – Erfolgreiche Strategien für Erwachsene und Kinder*. Klett-Cotta.

NLP-Zentrum Berlin. (o. J.). Der Priming Effekt – Teil I. https://nlp-zentrum-berlin.de/infothek/nlp-psychologie-blog/item/der-priming-effekt. Zugegriffen: 24. Okt. 2021.

Ohlmeyer, M., & Roy, M. (2021). *ADHS bei Erwachsenen – Ein Leben in Extremen. Ein Praxisbuch für Therpeuten und Betroffene*. Kohlhammer.

Pichler, S. (2013). Psychologische Wirkungen des Tanzens. Eine Untersuchung am Beispiel des 5 Rhythmen-Tanzes. https://netlibrary.aau.at/obvuklhs/content/titleinfo/2416061/full.pdf. Zugegriffen: 15. Juli 2023.

Psychologie-Aktuell.com. (o. J.). Selbstheilung durch Meditation und Selbstaufmerksamkeit: Depression, chronischen Schmerz, Zwangsgefühle überwinden. https://www.psychologie-aktuell.com/news/aktuelle-news-psychologie/news-lesen/selbstheilung-durch-meditation-und-selbstaufmerksamkeit-depression-chronischen-schmerz-zwangsgefuehl.html. Zugegriffen: 10. Apr. 2021.

Ratgeber ADHS – Das Infoportal für Erwachsene mit ADHS. (o. J.a). ACHTSAMKEITSÜBUNGEN BEI ADHS. https://www.adhs-ratgeber.com/adhs-achtsamkeit.html. Zugegriffen: 5. Apr. 2021.

Ratgeber ADHS – Das Infoportal für Erwachsene mit ADHS. (o. J.b). ADHS im Alltag. Die besten Strategien für ein besseres Selbstmanagement. https://www.adhs-ratgeber.com/www/adhs_selbstmanagement.pdf. Zugegriffen: 24. Okt. 2021.

Ratgeber ADHS – Das Infoportal für Erwachsene mit ADHS. (o. J.c). ADHS: STÄRKEN ENTDECKEN. https://www.adhs-ratgeber.com/adhs-selbstwahrnehmung-staerken-erkennen.html. Zugegriffen: 5. Mai 2023.

Resilienz Akademie. (2023). Sieben Säulen der Resilienz. https://www.resilienz-akademie.com/sieben-saeulen-der-resilienz/. Zugegriffen: 5. Mai 2023.

Roediger, E. (2010). *Raus aus den Lebensfallen!* Junfermann.

Schmid, B. (o. J.). Das Drei-Welten-Modell der Persönlichkeit. https://bibliothek.isb-w.eu/alfresco/d/d/workspace/SpacesStore/601767f8-64fa-40fc-9fcd-459c9315293e/015_das_drei-welten-modell.pdf. Zugegriffen: 3. Okt. 2020.

Schmid, B. (1990/2002). *Persönlichkeitscoaching – Beratung der Person in ihren Organisations-, Berufs- und Privatwelten. (Schrift Nr. 06) Band I der Handbuchreihe, Kap. 3.2.3.*

School of Movement Medicine. (o. J.). https://www.schoolofmovementmedicine.com/. Zugegriffen: 21. Mai 2023.

Schulz von Thun Institut für Kommunikation. (o. J.). Das Innere Team. https://www.schulz-von-thun.de/die-modelle/das-innere-team. Zugegriffen: 13. Mai 2023.

Simon, C. P., & Kirady, M. (o. J.). Yoga hat auf vielen Ebenen verblüffende gesundheitliche Wirkungen. https://www.geo.de/wissen/gesundheit/22822-rtkl-medizinforschung-yoga-hat-auf-vielen-ebenen-verblueffende?fbclid=IwAR2Af6dEuYi-9lXSVJw1PvBhbRF3uCpoD0hYcGWSMmR49R-TYdZTPY1lnwuc. Zugegriffen: 24. Okt. 2021.

Spitzer, M. (2018). *Rotkäppchen und der Stress (Wissen & Leben): (Ent-)Spannendes aus der Gehirnforschung.* Schattauer.

Stern, N. (o. J.). Endlich Ruhe in meinem Kopf – ADHS und Meditation. https://www.nicolestern.de/ruhe-kopf-adhs-meditation/. Zugegriffen: 7. Apr. 2021.

Stern, N. (o. J.a.). Endlich Ruhe in meinem Kopf – ADHS und Meditation. https://www.nicolestern.de/ruhe-kopf-adhs-meditation/. Zugegriffen: 07.04.2021.

Studentenwerk Oldenburg. (o. J.). Selbsttest – Die inneren Antreiber. https://www.studentenwerk-oldenburg.de/de/beratung/psychologischer-beratungsservice/themen-und-materialien/dokumente-zum-download/349-selbsttest-innere-antreiber/file.html. Zugegriffen: 24. Apr. 2022.

Suter, Dr. Med. A. (2018). Sport zur Depressionsbehandlung – Fast gleich wirksam wie Psychotherapie und Medikamente. InFo NEUROLOGIE & PSYCHIATRIE 2015; 13(3). https://www.hohenegg.ch/wp-content/uploads/2018/05/150528_Fast-gleich-wirksam-wie-Psychotherapie-und-Medikamente.pdf. Zugegriffen: 13. Apr. 2021.

Sydow, K., & Borst, U. (2018). *Systemische Therapie in der Praxis.* Beltz.

Trökes, A. (2018). Die wichtigsten Yogastile im Überblick. https://www.yogaeasy.de/artikel/welcher-yoga-stil-passt-zu-mir. Zugegriffen: 24. Okt. 2021.

Uhlenbrock, P. (o. J.). Therapeutische Zeremonien. https://www.seminare-beratung-coaching.de/texte-und-inspiration/therapeutische-zeremonien/. Zugegriffen: 14. Apr. 2022.

Voss, H. (2020). Die 4 Klassiker der Stressreaktion: Fight, Flight, Freeze, Fawn. https://hannavoss.de/gedanken/f/das-abc-meiner-arbeit-f-wie-fight-flight-freeze-fawn. Zugegriffen: 26. Okt. 2021.

Weber, Dr. H.-J. (2013). Yoga und Meditation als neuer Therapieansatz bei ADHS. 3 neue AKZENTE Nr. 94 1/2013. https://www.adhs-deutschland.de/pdf/2_3_therapie/Diffy_Yoga_und_ADHS1.pdf. Zugegriffen: 18. Juni 2023.

Whitworth, L., Kimsey-House, K., Kimsey-House, H., & Sandahl, P. (2007). Wheel of life exercise. In *Co-active coaching: New skills for coaching people toward success in work and life* (S. 222 f.). Davies-Black Publishing.

5Rhythms. (2023). Gabrielle Roths 5 Rhythmen. Was sind die 5 Rhythmen? https://www.5rhythms.com/gabrielle-roths-5rhythms/what-are-the-5rhythms/. Zugegriffen: 14. Juli 2023.

7mind GmbH. (o. J.a). Bewusster und entspannter leben. https://www.7mind.de/. Zugegriffen: 7. Mai 2023.

7mind GmbH. (o. J.b). Einstieg in Meditation: Wie sitze ich richtig? https://www.7mind.de/magazin/meditation-fuer-einsteiger-wie-sitze-ich-richtig. Zugegriffen: 1. Juli 2023.

Zürcher Ressourcen Modell ZRM® (o. J.a.). ZRM® Online Tool. https://zrm.ch/zrm-online-tool-deutsch/. Zugegriffen: 24.10.2021.

Nachwort

Ein schönes Bild zum Thema *Dranbleiben* bot sich mir in meinem letzten Urlaub auf meiner Lieblingsinsel La Gomera. Dort gibt es einen Ort, den ich sehr schätze, genauso wie die Menschen, die dort leben. Dieser ist nur über einen ein Kilometer langen Schotterweg zu erreichen, der direkt am Meer an einer hohen, steilen Felswand entlangläuft. Wie die Natur es wollte, kam es zu einem recht großen Felsabbruch und dieser stürzte auf den Weg und zerbrach in viele einzelne Steinbrocken. Selbst ein Darüberklettern war zunächst unmöglich. Unter anderem wohnt dort auch ein Mann, der nicht gewartet hat, bis offizielle Hilfe kommt. Er hat ein paar Wochen nach dem Felssturz angefangen, *sich selbst zu helfen* und einen Weg zu bauen über diese riesigen Steinbrocken. *Er hat jeden Tag einen dieser Steine bearbeitet und so klein gemeißelt, dass er nach einem Jahr tatsächlich einen Weg über diesen Felssturz gebaut hatte.* Es war noch ein schmaler Weg, und mit dem Auto war er noch nicht passierbar, als ich zuletzt dort war.

Doch es ist ein Weg, den man jetzt wieder (auf eigene Gefahr) gehen kann. Als ich das gehört und gesehen habe, war ich absolut beeindruckt von so viel Ausdauer und Disziplin und innerem Antrieb, dieses fast Unmögliche schaffen zu wollen. Das Ziel muss für ihn so groß und so wichtig gewesen sein, dass er jeden Tag aufs Neue mit enorm viel Kraft und Ausdauer *drangeblieben* ist.

Und dann musste ich an dieses Buch denken und wie es sich anfühlt, eine ADHS-Diagnose im Erwachsenenalter zu bekommen. Vielleicht wie ein solcher Felssturz. Ich habe mich daran erinnert, wie es ist, nach diesem vielleicht sogar Schock oder aber der Erleichterung, jetzt endlich zu wissen, was los ist, sich dann zu schütteln und sich helfen zu lassen. *Sich helfen zu lassen, um sich dadurch selbst helfen zu können,* sich neu auszurichten und sich sein Leben so zu gestalten, dass man so seine Bedürfnisse nährt und sich ein Selbst- und Stressmanagement erschafft, das zufrieden und glücklich macht. Und das erfordert eben dieses konsequente Dranbleiben. Jeden Tag. Jeden Tag einen neuen Stein bearbeiten auf dem Weg dorthin, um sich selbstwirksam am Ende einen kompletten Weg freigemeißelt zu haben, den man selbst erschaffen hat und ihn gegangen ist. Stellen Sie sich vor Ihre Version von sich, die es geschafft hat, Ihr innerer Coach steht jetzt schon am Ende des Weges und wartet dort auf Sie. Jeden Tag. Er wartet auf Sie und motiviert Sie, und wenn Sie dort angekommen sind, legen Sie erschöpft und glücklich und stolz Ihren Meißel weg und Ihren Hammer, und er nimmt Sie von Herzen in den Arm und Sie sind dann … eins. Denn Sie haben es dann geschafft. Sie sind überglücklich. Gemeinsam schauen Sie zurück auf heute, auf den Anfang Ihres Weges zum *Dranbleiben mit Ihrem neuen Lebenskompass.* Was geben Sie sich aus dieser Haltung heraus mit als Tipp, wie Sie es ab heute schaffen dranzubleiben? Fühlen Sie in sich hinein und notieren Sie sich doch noch Ihre Erkenntnis. Integrieren Sie diese bitte auch noch in Ihrem Lebenskompass oder in eine Erinnerung, die Sie jeden Tag aufs Neue ansehen und die Sie motiviert. *Denn: Sie schaffen das. Egal wie lange es dauert. Sie nehmen sich jetzt die Zeit, die Sie brauchen. Ich wünsche Ihnen das Allerbeste dabei auf Ihrem Weg.*

Und jetzt: legen Sie los! Schießen Sie Ihre ADHS-Superpower-Rakete ab. Machen Sie sich auf die Reise und erkunden Sie Ihre Galaxie. Denn die Welt ist schön, weil *Sie* mit drauf sind! Machen Sie sie jetzt noch bunter und erfüllter für sich! Die Welt freut sich darauf!

MIX
Papier aus verantwortungsvollen Quellen
Paper from responsible sources
FSC® C105338

If you have any concerns about our products,
you can contact us on
ProductSafety@springernature.com

In case Publisher is established outside the EU,
the EU authorized representative is:
**Springer Nature Customer Service Center GmbH
Europaplatz 3, 69115 Heidelberg, Germany**

Printed by Libri Plureos GmbH
in Hamburg, Germany